한방의학 百科

한방·민간요법·지압

李喆鎬 / 著

이 책을 내면서

우리 인류는 아주 오랜 옛날부터 질병의 고통에서 벗어나려는 염원과 이를 달성하기 위한 끊임없는 노력을 기울여 왔다. 그리하여 지난날 우리 조상들은 생활 주변에 자생(自生)하고 있는 초목을 써보고 약효를 얻어 생명을 보호하는 희망을 갖기도 했지만 때로는 초목의 뿌리, 잎, 열매 등으로 병을 고치려다 독(毒)때문에 오히려 생명을 빼앗긴 일도 많았다.

이와 같이 수천년에 걸친 온갖 노력과 희생의 결과로 약의 사용 방법과 약의 효능을 얻게 된 것이다.

이런 약의 사용 방법은 어떤 과학적인 논리나 학문적인 체계가 없이 경험상으로 얻어진 지식을 그대로 구전(口傳)했던 것인데 이것이 곧 민간약인 동시에 약의 역사이기도 하다.

이러한 온갖 역경을 헤치며서 개발해 온 민간약은 약의 모체(母體)가 되었으며, 세계 어느 민족에게도 그 민족 고유의 약을 갖게 된 것이다. 오늘날 동식물을 통털어 상약으로써 인정을 받고 있는 인삼이라던가 녹용이 잘 알려지고, 아편이 마약이라고 판단을 받은 것은 모두가 임상적인 과학에의 규명 결과이며, 그 근원을 살펴본다면 역시 민간약인 것이다.

세월이 흐르는 동안 되풀이 된 희생의 댓가가 헛되지 않고 그릇된 민간약은 점차 체에 걸러서 도태되어 실효성 있는 민간요법만 전래하게 된 것이다.

민간요법은 동물실험 이전에 인체실험을 통하여 다면적 요소가 얽혀진 치료법이기 때문에 때로는 우리가 미처 찾지 못했던 과학적 근거가 숨겨져 있는 수도 있어서 때로는 포함된 물질들의 상승 효과로 신약을 무색케 하는 놀라울 만한 성과를 얻게 되는 것이다.

앞에서 말한 바와 같이 민간요법은 경험적, 체험적 치료이기 때문에 개인의 체질과 개인에 주어진 환경을 중시하고 몸을 전체적으로 생각하여 처리한다는 것이 최대의 특징으로 볼 수 있다.

한마디로 말해서 '현대의학은 병질환을 대상으로 하고 있지만 민간요법은 병자인 사람을 대상으로 한다'라고 말할 수 있다. 여기에 민간요법의 특징이 있으며 큰 차이가 있는 것이다.

지금 소개하는 민간요법은 5천년의 역사를 통해서 얻어진 결과이며, 본인의 연구와 체험을 통해서 얻어진 결론을 한방의학적인 기저로 종합한 것이다. 부작용도 없고 안정된 마음에서 적은 비용으로 치료할 수 있는 최선의 방법적인 것이라고 생각한다. 아울러 원인과 증세 및 한방치료법을 참고했기 때문에 더욱 실질적인 가정의료원이 될 수 있을 것이다.

그러기 때문에 이 책에 소개한 민간요법을 당신의 증상에 적응시켜서 치료한다면 옛날 우리 조상의 슬기로웠던 신비한 비방이 나와 당신의 병이 치유되고 건강의 길잡이가 되며, 특히 여성에게는 건강미에 넘치는 아름다움이 이룩된다면 저자로서는 이 이상의 기쁨은 없겠다.

著 者

한방의학百科 · 차례

1. 한방이란 무엇인가?

한방의 역사 / 17 한방약은 대자연의 선물 / 22
침술, 그 오묘한 신비 / 27 한방의는 관상도 보는가? / 31
체질에 따른 처방 / 38 체질감별법 / 43
한방약의 올바른 복용법 / 49

2. 건강 · 장수비법

누가 어떤 병에 잘 걸리나? / 57 야윈 쥐가 살찐 쥐 조상 간다 / 62 체질에 따른 식사법 / 67 체질과 성격 / 74 인삼 · 녹용의 사용법 / 79 우황청심환의 효용 / 84 스트레스 추방론 / 89 선인들의 장수비법 / 96 선도의 장생법 / 103 비전 강정법 / 107 한방적 유아법 / 114 자연식이란? / 121 오과차의 약효 / 128

3. 상식의 허실

게장과 꿀을 같이 먹으면? / 149 돼지와 새우젓은 상극인가? / 152 목쉰데는 달걀이 좋다? / 156 납중독엔 돼지고기라는데? / 159 감기엔 고추가루? / 163 중이염에 피마자씨는? / 166 홍역에 가재즙을 먹으면 / 170

4. 한방과 민간요법

1) 한방의 정력 강장 비결

한방의 특징 / 177 한방 치료의 비결 / 179

2) 정신신경 계통 질환

불면증 189	노이로제 / 190
신경쇠약증 / 192	간질 / 194
건망증 / 194	강정·강장제 / 196
어깨가 결리고 아픈데 / 196	야뇨증 / 197
관절염 / 198	뇌일혈 / 199
신경통 / 201	요통 / 203
두통 / 205	심장병 / 206
고혈압 / 208	뇌졸중 / 210
현기증 / 211	신장병 / 213

3) 소화기 계통 질환

위염 / 215	음식체 / 217
가슴앓이 / 223	서체 / 224
건위 / 225	위하수·위무력증 / 226
위궤양 / 227	위암 / 230
위경련 / 231	식욕부진 / 233
구토 / 234	토혈 / 236
각혈 / 237	장염 / 237

설사 / 239	변비 / 242
황달 / 245	간염 / 246
회충 / 248	채독 / 249
요충 / 250	촌충 / 250
위통 / 252	딱꼭질 / 252
복막염 / 253	맹장염 / 254
최토 / 255	비장이 부었을 때 / 256
여름을 탈 때 / 256	

4) 호흡기 계통 질환

감기 / 258	인플루엔자(독감) / 259
폐렴 / 262	기침 / 265
기관지염 / 268	폐결핵 / 270

5) 구강 치아 계통 질환

이가 황색이 나는데 / 274	치통 / 274
치은염 / 277	입안이 헐었을 때 / 278
입술이 터진데 / 279	입안에서 냄새가 날때 / 280

6) 비뇨기 계통 질환

당뇨병 / 282	신염 / 284
방광염 / 285	오줌소태 / 287
이뇨 / 287	산증 / 288
요로속도 / 288	음위 / 289

정력결핍증 / 289 유정과 몽정 / 290
임질 / 291 매독 / 293

7) 피부과 계통 질환

두드러기 / 295 여드름 / 297
무좀 / 298 기계충 / 301
도장부스럼 / 302 습진 / 303
사마귀 / 304 티눈 / 306
검은점 / 307 땀띠 / 308
농포진 / 309 동상 / 310
손발이 트거나 터졌을 때 / 313 옴 / 314
기미 / 316 죽은깨 / 318
살갗이 햇볕에 탔을 때 / 319 얼굴에 멍이 생겼을 때 / 321
탈모증 / 321 머리털 미용 / 323
완선병 / 325 종기 / 325
옷 / 328 비듬 / 329
혹 / 330 면종 / 331
생인손 / 331 단독 / 333
태독 / 334 화상 / 334
구두에 닿은 상처와 물집 / 337 버짐 / 338
주부습진 / 339

8) 안과 계통 질환

다래끼 / 341 결막염 / 342
삼눈 / 343 백내장 / 344

도라홈 / 344   야맹증 / 345
눈 짓무른 병 / 346   시력증진, 근시 / 347

9) 이비인후과 계통 질환

외이도염 / 349   내이염 / 350
중이염 / 351   귀가 우는데 / 352
귀가 동상에 걸렸을 때 / 353   비염 / 353
코피 / 354   축농증 / 355
코가 붉은데 / 357   코의 알레르기 / 358
편두선염 / 358   인후병 / 361
후두염 / 362   코안이 헐었을 때 / 362
눈·귀·코·목에 이물이 들어갔을 때 / 363
목소리가 쉬었을 때 / 364

10) 여성미용의 10대 비결

여성의 미용을 위한 한방 미용요법 / 366
아름다운 살결을 이루는 비결 / 367
마늘 목욕으로 기미, 여드름을 없애고 거치른
살결을 윤택하게 / 368
뜸질로 암내를 없애고 행복한 생활을 / 369
살갗을 아름답게 하고 머리카락이 윤이나게 / 370
휴식은 건강과 미용의 최선의 방법 / 371
비만증을 예방하고 고운 살결을 만들며 사마귀를
없애는 미용 / 371
서태후의 아름다운 살결의 비결 / 372

부인에게 많은 위장병 질환에 특효가 있는 민들
레 / 372
음료수로도 좋은 여드름, 입내를 없애는 산매탕 /
373
젊어지며 살결에 광택을 찾게 되는 닭찜 / 373
피부병에 특효가 있는 현미즙 / 374

11) 부인과 계통 질환

자궁내막염 / 367 　자궁암 / 377
자궁경부염 / 377 　대하증 / 378
습관성 유산 / 379 　입덧 / 381
유선염 / 381 　유종 / 383
월경불순 / 384 　불임증 / 386
난산과 후산 불능 / 388 　산후복통 / 388
젖부족 / 389 　자궁출혈 / 390
부인하혈 / 391 　유암 / 393
젖을 안나게 하는 법 / 393 　자궁경련 / 393
월경과다증 / 394 　국부다한증 / 395
월경시 요통 / 395 　분만시 아이가 다리부터 나올때 / 395
음부가 가려울 때 / 395

12) 미용지압

미용과 지압 / 397 　소화기 계통 지압 / 398
설사를 멎게 하려면 / 400 　변비증 / 401
간장 강화 / 402 　운동기 계통지압 / 404

타박·염좌 / 406　　신경계통 지압 / 406
요부신경통 / 406　　두통·편두통 / 408
노이로제·불면증 / 410　안면 신경마비 / 411
비뇨기 계통지압 / 413　　부부지압 / 415
여성불감증 / 415　피부의 감각기관 지압 / 416
두드러기·습진·무좀 / 416　눈의 이상이 있을 때 / 417
비염·축농증 / 418　부인과 지압 / 419
월경이상 / 419　　입덧이 나면 / 421
피로회복 / 423　　비만증 / 425

13) 소화과 계통 질환

항아리손님 / 427　　역리병 / 428
소아 습진 / 428　　경풍 / 429
야뇨증 / 430　　소아 소화불량 / 431
코가 메었을 때 / 432　땀띠 / 432
홍역 / 433　　백일해 / 434
소아마비 / 437　　경련 / 438

14) 일반외과 계통 질환

타박상 / 440　　찰과상 / 444
찔렸을 때 / 446　　손발을 벤데 / 446
골절 / 448　　개에 물린데 / 449
쥐에 물린데 / 449　뼈골이 쑤시고 아픈데 / 450
뱀에 물렸을 때 / 450　절상출혈 / 450
치질 / 451　　탈홍 / 454

암내 / 454

15) 기타 계통 질환

개스중독 / 456   복쟁이알 중독 / 456
학질 / 457   쥐약을 먹었을 때 / 457
아편을 먹었을 때 / 458   임파선염 / 458
각기 / 458

1 한방이란 무엇인가?

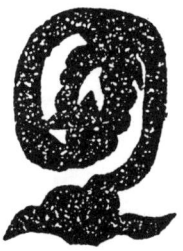

한방(漢方)이란 무엇인가?

* 한방(漢方)의 역사

'판도라(Pandora)의 상자'가 열릴 때 그 속에서 온갖 불행과 함께 질병도 튀어나왔다는 그리스 신화도 있지만, 인류는 질병과 더불어 역사를 시작했다고 해도 과언은 아니다.

최초의 인류 때부터 인간은 그들을 위협하는 온갖 자연조건 뿐만 아니라 질병과도 싸워야 했던 것이다.

동물은 자기 몸에 상처가 나거나 병이 생겼을 때 그 상처를 핥거나 굶어서 고통으로부터 벗어나려는 본능적 행동을 한다. 이와 마찬가지로 인간도 어떤 병에 걸렸을 때 그 병을 물리치고 스스로의 목숨을 지키려는 본능이 있다. 그러나 인간은 동물과는 달리 자연계에 널려 있는 여러 가지 것들을 이용해서 질병을 퇴치하려고 했다.

몸이 아프거나 몸에 상처가 났을 때 주위에 널려 있는 풀이나 나무 잎사귀 같은 것들을 가져다 먹거나, 짓찧어 상처난 곳에 바르기도 했다.

때로는 병이 난 동물이 어떤 풀이나 나무 잎사귀를 먹고 낫는 걸 보고는 그것을 활용하기도 했을 것이다.

또한 뜨거운 돌을 아픈 곳에 갖다대거나 뾰족한 돌이나 짐승뼈 같은 것으로 아픈 곳을 자극하여 통증을 가라앉혔다. 그리고 인간의 지혜가 발달되고 불을 사용할 줄 알게 되면서 부터는 그동안의 경험을 바탕으로 여러 가지 약재(藥材)로 약을 만들어 먹고 뜸도 뜨게 되었다. 이것이 오늘날의 한약과 침(鍼), 뜸의 시초라 할 수 있다.

따라서 한방의학의 역사가 아주 오래되고, 또 한방의학이 자연발생적으로 생겨난 원시적 경험의술에서 비롯되었음을 알 수 있다. 그러나 한방의학이 오늘날처럼 체계적인 면모를 갖추기까지는 장구한 세월에 걸쳐 무수한 경험과 시행착오, 변천 그리고 수많은 한방의(漢方醫)들의 노력과 집념이 뒤따랐음을 결코 간과해서는 안된다.

고대 중국에 있어서 원시적 경험의술이 체계적인 임상의학(臨床醫學)으로 발전된 것은, 지금으로부터 약 2200여 년 전으로 추측된다. 예로부터 전해 내려오던 의술이 춘추전국시대에 와서야 비로소 체계적으로 정리되어 기록된 것이며, 한방의학의 최고원전(最古原典)으로 불리우는 《황제내경(黃帝內經)》이 음양오행설(陰陽五行說)에 입각한 철학적 논리를 바탕으로 독특한 의술 체계를 수립한 것도 바로 이 무렵이다.

이 《황제내경》의 저사는 분명치 않지만, 그 형식은 전설적인 가상인물의 황제(皇帝)와 기백(岐伯)·뇌공(雷公) 등 여섯 명의 명의(名醫)들의 의술에 관한 질의체로 되어 있으며, 고대 의술사상이 집대성되어 있다. 여기에는 인체의 생리(生理)·병리(病理)·치료·섭생과 양생법(養生法) 등이 논의되어 있는데, 영추편(靈樞篇)에는 해부·생리·경락(經絡)·침구(鍼灸)치료가 기록되어 있다.

한편 천연자원이 풍부한 중국 서쪽의 산악지역에서는 일찍부터 초근목피(草根木皮)의 신비한 효능을 깨달아 본초학(本草學 : 한약을 통틀어 본초라 하며, 이것을 연구하는 학문을 본초학이라고 한다)이 발달했다. 즉 여러 가지 약재의 효능과 성분을 파악하여 이를 서로 배합한 처방이 병을 치료하는 약으로써 널리 쓰이고 있었던 것이다.

비록 전설상이긴 하나, 본초학의 근본이자 의약의 시초를 이룬 사람은 신농씨(神農氏)로 전해져 오고 있다. 중국 전설시대의 삼황오제(三皇五帝)로 불리우는 성현 가운데 한분으로서 명의의 첫손가락으로 손꼽히는 신농씨는 백초(百草)를 직접 맛보아 독초와 약초를 구분하고 그 효능과 특성을 파악하여 약으로 제정했다고 하는데, 독초때문에 하루에도 백번씩 죽었다 깨어났으며, 마침내는 독초를 먹고 목숨을 잃었다고 전해 온다.

신농씨는 또 몸은 사람이고 머리는 소의 형상을 닮았으며, 그의 재위 기간은 무려 140년이나 되었다고 한다. 최초의 명의로서 신농씨는 중국 고대의 여러 문헌에 나타나고 있다.

그중 가장 오래된 것은 《주역(周易)》이며, 사서(四書)의 하나인 《맹자(孟子)》에도 신농씨에 대한 언급이 있다.

결국 신농씨는 유목사회에서 농경사회로 넘어가는 과도기의 제왕이었으며, 인간이 본능적이고도 경험적인 의료의 단계를 탈피하는 과정에서 등장한 전설적 인물이라 할 수 있다.

이런 이유에서인지 중국의 의서(醫書)중 신비한 효험을 보인 것에는 으례 '신농'이란 이름이 머리에 붙어 있는 것을 볼 수 있다. 그 예로《신농본초경(神農本草經)》과《신농오장론(神農五臟論)》,《신농명당도(神農明堂圖)》등을 들 수 있다.

특히 본초서(本草書) 중에서 가장 오래된 것으로 불리어지는《신농본초경》은 후한(後漢)시대에 도홍경(陶弘景)이 신농씨의 이름을 빌어 지은 저서로서, 365종의 천연약물이 기재되어 있다.

이후 이《신농본초경》에 나오는 천연약물은 차츰 증가하여 365종에서 1,558종으로 크게 증가되었고, 명조(明朝)에 이르러 이시진(李時珍)은 여기에 374종을 추가하고 내용을 고치는 등 심혈을 기울여《본초강목(本草綱目)》을 완성하게(1590년) 됨으로써 본초학은 거의 완벽에 이르게 된다.

《황제내경》·《신농본초경》과 더불어 고대 한방의학의 중추적 위치를 차지하고 있는 책은, 서기 1세기 경에 장사태수(長沙太守) 장중경(張仲景)이 지은 《상한론(傷寒論)》과 그 자매편이라고 할 수 있는 《금궤요략(金匱要略)》이다.

《상한론》은 주로 급성 발열성 질병에 대한 증후 변화의 법칙과 그에 상응하는 치료 원칙과 기준을 논한 것이고, 《금궤요략》은 당시에 활용한 처방으로서 만성병 치료법을 논한 것이다.

이밖에도 한방의학의 기초와 임상에 관해 절요(切要)한 81개 항목을 발췌하여 질의체로 논한 편작(扁鵲)의 《난경(難經)》, 맥학(脈學)의 기본을 이루고 진단학상 빼놓을 수 없는 왕숙화(王叔和)의 《맥경(脈經)》, 침구학의 원전을 이루고 있는 항보밀(皇甫謐)의 《침구갑을경(鍼灸甲乙經)》 등 수많은 저서가 저술되었다. 또한 중국에는 전국시대의 명의 편작과 후한 때의 명의 화타(華陀)를 비롯한 수많은 명의들이 병자를 구하고 한방의학을 발전시켜 왔다. 특히 편작은 괵나라의 태자가 다 죽게 된 것을 살려 '천하의 명의'라는 명성을 얻었으며, 화타는 독화살을 맞은 관운장(關雲長)의 팔뼈를 수술하여 화살독을 제거한 것으로 유명하다.

이처럼 중국에서 발상(發祥)하고 발전된 한방의학은 맨처음 중국에서만 쓰여오다가 고구려 평원왕(平原王) 때부터 우리나라에도 전래되기 시작했다. 이어 중국의 한방의학은 백제와 신라에도 전해졌고, 자연발생적으로 전해오던 우리의 토속의술과 합쳐져 실용화되었다.

그러나 우리나라 사람들은 중국에서 받아들인 이 한방의학을 우리나라 사람 체질에 맞게 소화하고 자기 것으로 만들려고 노력했을 뿐만 아니라 삼국시대에 이미 독자적인 체계까지 세웠다.

이때 벌써 《신라법사방(新羅法師方)》·《백제신집방(百濟新集方)》

등의 의서가 나왔고, 멀리 일본에까지 의술을 전해줄 정도였다.

오늘날 일본의 오사카(大阪)가 세계적인 제약도시로 성장하게 된 것도 기실 따지고 보면, A.D 495년경 고구려 사람으로서 백제에 귀화한 덕래(德來)가 일본 국왕의 초청을 받아 그곳으로 가 의약에 대한 기술을 전수함으로써, 이를 대대로 계승시킨 데 있다는 사실만 봐도 삼국시대의 의약 발달 정도를 능히 알 수 있는 일이다.

이후 조선조에 이르러 국가의 적극적인 시책과 총예한 의인(醫人)들이 많이 나옴으로써 우리나라의 의술과 의약은 놀라운 발전을 거듭하게 되었다.

중국의 영향에서 탈피해 많은 이론과 학설을 검토 소화하여 경험과 실증을 바탕으로 예리한 비판을 가한 후 다시금 실제 임상의학으로 통합, 재정리한 실용의학으로서 독자적인 한방의학을 수립한 것이다.

조선조 초엽에 국내 약재를 위주로 해서 집대성한 《향약집성방(鄕藥集成方)》, 또 그 유명한 허준(許浚)의 《동의보감(東醫寶鑑)》을 비롯해 허임(許任)의 《침구경험방(鍼灸經驗方》, 조정준(趙廷俊)의 《급유방(及幼方, 소아과 서적)》, 임언국(任彦國)의 《치종비방(治腫祕方)》, 정경선(鄭敬先)・양예수(楊禮壽)의 《의림촬요(醫林撮要)》, 정다산(丁茶山)의 《마과회통(麻科會通)》, 황도연(黃道淵)의 《의종손익(醫宗損益)》과 《방약합편(方藥合編)》 등이 그 대표적인 것들이다.

그리고 근세조선에 이르러서는 명의(名醫) 이제마(李濟馬)가 한방의학에 대한 해박한 지식과 병자 치유의 오랜 경험 등을 토대로 독창적 의학서인 《동의수세보원(東醫壽世保元)》을 펴내고, 사람의 체질과 의약과의 놀라운 상관성을 밝혀 사상의학(四象醫學) 체계를 확립했다.

이 사상의학은 민족 주체성과 탁월한 독창성을 지닌 체질학으로 높이 평가받고 있으며, 한의학의 새로운 미래상을 제시한 것이기도 하다.

근대에 들어와 서양의학이 도래하면서 한방의학은 제도적으로 소외당하고, 한때 침체기에 빠진 듯했다. 한방의학과 서양의학이 열띤 논쟁을 벌이며 마찰을 빚기도 했다.

그러나 최근에는 한방의학의 우수성이 널리 입증되고 한방의학자들의 연구가 활발히 진행되면서 이에 대한 일반인의 관심 또한 날로 높아지고 있는 추세다.

뿐만 아니라 서양에서도 한방의학의 우수성을 인정하고, 이에 대해 높은 관심을 보이고 있다. 그렇지만 한방의학자들은 여기에 만족하지 않고, 한방의 과학화와 주체성을 지닌 새로운 의학으로 발전시키기 위해 계속 연구, 노력하고 있다.

* 한방약은 대자연의 선물

신(神)은 인간에게 여러 가지 질병도 주셨지만, 그와 더불어 질병을 물리칠 수 있는 약(藥)도 함께 주셨다고 생각된다. 그리고 그 약이란 광대한 대자연 속에서 얻을 수 있는 수많은 생약(生藥)일 것이다.

식물과 동물, 광물 등에서 얻은 천연 약재와 이것들을 약간 가공하여 건조시킨 약재들을 통털어 생약이라고 한다. 그러나 동물성 생약과 광물성 생약은 극히 적은 편이고, 생약의 대부분은 식물성 생약이 차지하고 있다.

인간이 자연 속에서 생약을 채취하여, 이를 의료 목적에 사용한 것은 아주 오랜 옛날부터이다. 역사상의 여러 기록과 발견물 등에 따르면, 고대의 슈메르인들은 B.C 2500년에 이미 약초에 대해 알고 있었고, 앗시리아인들은 약 260종의 식물성 생약과 약용식물의 재배법도 알고 있었다고 한다.

또 고대 이집트 사람들은 우황(牛黃)·돼지기름·올리브 기름·사프란·석류껍질·유향(乳香)·안식향(安息香)·꿀벌 등을 생약으로 사용했다고 하며, 고대의 그리스 사람들 역시 겨자(芥子)·계피·코니움 열매·대황(大黃)·아라비아 고무·미르라 등 수많은 생약들을 약재로 써왔다는 기록도 있다.

한편 중국에서도 아주 오랜 옛날부터 자연 속에서 얻은 생약이 약재로 쓰여 왔다. 그러다가 지금으로부터 약 2천 년 전인 후한(後漢)시대에 도홍경(陶弘景)에 의해 《신농본초경(神農本草經)》이 쓰여졌는데, 여기에는 365종의 천연 약물이 기재되어 있다. 그리고 이것은 그후 수정과 증보를 거듭하여 명조(明朝)에 이르러서 이시진(李時珍)이 《본초강목(本草綱目)》을 완성함으로써 본초학은 거의 완벽에 이르게 되는 것이다.

한방에서는 이미 오래 전부터 각 약재, 즉 생약 하나하나마다 독특한 약성(藥性)이 있고, 미(味)·기(氣)·색(色) 등 약재의 특성도 각기 다른 것으로 보아 왔다.

또 많이 먹어도 몸에 해롭지 않고 오히려 몸에 이로운 약재, 몸에 해롭지는 않으나 병이 치유되면 곧 사용을 중단해야 할 약재, 너무 많이 쓰면 오히려 몸에 해로운 약재, 특성이 있는 약재 등으로 분류하여 왔다.

그러나 한방에 있어서의 약은 어떠한 약재 하나만으로 조제하는 경우란 거의 없고, 여러 가지 약재들을 서로 배합하여 약을 만든다. 이것도 아무 약재나 서로 배합하는 것이 아니라 선현(先賢)들의 오랜 경험과 연구 등에 따른 처방에 입각한 것이며, 약재마다 다른 약성과 특성, 독성 등을 충분히 고려하여 만든 것이다.

다시 말해 약성과 특성이 각기 다른 약재들이 서로 배합되어 어떠한 약효를 나타내고, 부작용과 독성이 있는 약재를 쓸 때는 어떠한 약재를 함께 써야만 부작용과 독성을 다스릴 수 있고, 또 여러 가지 약재를 배합하여 만든 약이 인간의 체질 및 체력과 어떠한 상관성이 있는지를 면밀히 살펴 약으로 쓰고 있는 것이 한방약의 원리이다.

마황(麻黃)의 예를 들어보면, 마황과 행인(杏仁)을 배합하면 천해(喘咳)에 효과가 있고, 마황과 계지(桂枝)를 배합하면 발한작용을 하고, 마황과 백출을 배합하면 부종(浮腫)에 효과가 있으며, 마황과 석고(石膏)를 배합해서 쓰면 지한(止汗)작용을 하는 것 등이 그것이다.

또한 한방약에서 감초가 널리 쓰이고 있는 것도 감초가 다른 약재의 독성을 제거하고 여러 약재의 작용을 조화시켜 약효를 상승시켜 주기 때문이다.

특히 한방약은 특이한 약효를 지닌 천연 약재를 그대로, 혹은 약간만 가공한 상태에서 쓰는 것이므로 자연이 처방하여 자연이 조제한 종합적인 약물이라고 할 수 있다. 때문에 한방약은 일반 화학 의약품에 비해 부작용이 적다.

뿐만 아니라 한방약의 유효 성분은 인체 내에서 부담을 주지 않으며, 지속적으로 복용할 수 있는 장점도 있다. 그리고 그 효과 또한 복합적이다.

또한 천연 약재는 특정한 질병치료에 유효한 성분말고도 여러 가지의 성분이 복합적으로 들어 있는 경우가 많은데, 이것이 약재 스스로의 부작용을 막아 주는 역할도 한다.

그 예로 대황이라는 약재는 설사를 일으키게 하는 성분(옥시안

트라퀴논)과 약한 지사작용을 하는 성분(대황탄닌)이 함께 들어 있어, 변비에 좋은 완화제(緩和劑) 역할을 하는 동시에 오래 복용해도 병적인 설사를 일으키지 않는다. 이것만 보아도 천연 약재가 대자연의 고귀한 선물임을 알 수 있다.

우리나라에서는 이미 삼국시대 때 중국으로부터 한방의술과 더불어 각종 천연약재의 약효, 특성 등에 대한 지식도 함께 받아들였다. 그러나 한방의술과 마찬가지로 단순히 받아들이는 데 그치지 않고, 이를 좀더 연구하고 발전시켜 나갔다.

특히 백제 성왕(聖王) 31년에는 채약사(採藥師) 제도를 마련하여 천연 약재의 채약과 더불어 저장방법, 약성의 감별, 약미(藥味)의 조절 등 약재 연구를 활발히 하였으며, 신라의 의인(醫人)들도 약재에 대한 연구를 많이 하여 상당한 진전을 보았다.

뿐만 아니라 신라산 약재가 중국에 소개되는 한편 신라의 인삼(人蔘)이 당나라에 선사품으로 보내졌다는 기록도 찾아볼 수 있다.

또한 고려 공민왕(恭愍王) 16년(1367년)에는 안동약원(安東藥院)이 설치되었고, 지방에도 여러 종류의 약국이 있었다. 그리고 조선시대에 들어와서는 태조 이성계(李成桂)가 의약 정리에 힘썼으며, 세종 14년(1432년)에는 경기도의 내원(內院)에서 약초 재배가 행해졌다.

그후 약초 재배는 민간에도 널리 보급되었으며, 우리나라에서 나는 약재를 파악하고 그 특성을 연구하는 작업도 꾸준히 진행되었다.

우리나라는 비록 그 면적은 좁으나 위도상 남북으로 길게 뻗어 있어서 식물의 종류는 비교적 풍부한 편이다. 현재 우리나라의 식물 가지수는 약 4,500여 종으로 알려져 있는데, 그중 약 500여 종이 약용 식물로 간주되고 있다.

이 중에서도 인삼·은행잎·산수유(山茱萸)·황기(黃芪)·복령(茯苓)·오배자(五倍子)·당귀(當歸)·길경(桔梗) 등은 한국산이 최상급으로 평가받고 있다.

최근에는 천연 약재, 즉 생약에 대한 연구가 세계적으로 활발히 진행되고 있고, 이와 함께 신비에 싸여 있던 생약의 우수한 약효가 과학적으로 속속 입증되고 있다. 약효가 확실히 규명된 생약만 해도 상당수에 달한다.

이렇게 되자 생약에 대한 관심은 날로 커지고 있다. 종래 단순한 민간약 정도로 취급받던 생약이 중요한 의약품으로 부각되고 있으며, 예로부터 쓰여 오던 한방약이나 생약을 활용한 민간의 비방(祕方)들이 재평가를 받으며 깊은 관심의 대상이 되고 있는 것이다. 요즘 '생약제제'임을 애써 강조하는 약광고가 눈에 띄게 늘어나고, 많은 제약회사들이 생약제품 생산에 열을 올리고 있으며, 우황청심환(牛黃淸心丸) 같은 생약으로 만든 한방 약품들이 세계에 널리 수출되고 있는 것도 이러한 이유에서다.

그러나 생약의 신비한 약효에 대한 과학적 규명이 아직은 잘 되어 있지 않은 상태이고, 따라서 여러 가지 생약들을 배합하여 만든 한방약의 신비한 약효 또한 과학적으로는 풀기 어려운 수수께끼에 싸여 있는 경우가 많다.

그 한 예로 30여 가지의 생약재들로 만든 우황청심환이 강심(強心)·혈압강화·진정작용 등에 응급약으로서 탁월한 효능을 발휘한다는 것은 인정되면서도 그 원리는 아직 신비한 베일 속에 감춰져 있음을 들 수 있다.

그렇지만 과학적으로 규명되지 않은 이런 것들도 한방적인 견해에서 볼 때 충분히 근거가 있는 것이며, 한약방은 이러한 한방적 견해에 입각해서 조제하고 있다.

아뭏든 그 신비한 약효에도 불구하고 아직도 많은 부분이 베일속에 가려져 있는 생약의 정체를 명확히 파악하여, 이를 질병퇴치에 활용하기 위해서는 생약 연구가 좀더 활발히 진행되어야만 한다.
  그것이야말로 대자연이 인간에게 준 고귀한 선물을 가장 효과적으로 사용하는 길이며, 또 그렇게 되었을 때 인간은 그 무서운 질병에서 구원받게 될 것이다.

* 침술, 그 오묘한 신비

 "침(鍼)을 맞으면 과연 제 병을 고칠 수 있을까요?"
  간혹 환자에게 침술 치료를 해야 한다고 하면, 이렇게 반문부터 하는 사람들이 있다. 그러다가 침술치료를 통해 병이 씻은 듯이 나으면,
 "거참 신기하군요. 보기에는 아무 것도 아닌 것 같은 바늘이 고질병을 감쪽같이 낫게 하다니……."
하며 연신 혀를 내두르는 것을 볼 수 있다.
  이처럼 침의 효능은 직접 체험해 보지 않은 사람은 잘 모르는 경우가 많다. 그까짓 바늘이 무슨 효능이 있을까 하는 의구심때문일 것이다.
  또한 침이라 하면 으례 뻔 것을 연상하고, 뻔데에만 효험이 있는 걸로 잘못 알고 있는 사람들도 상당수에 이른다. 그러나 침술은 비단 뻔데만이 아니라 내과, 외과, 산부인과, 소아과, 이비인후과, 안과 등 그 치료의 활용 범위가 아주 넓다.
  또한 마취, 질병의 진단, 두통, 가축의 치료 등에도 침술이 쓰이며, 침으로 담배를 끊을 수도 있다.
  침은 특히 급성 질환에 빠른 효과를 볼 수 있다. 삐거나 체했을

때, 어린아이의 경기, 졸도 등 어지간한 급성 질환은 침을 맞으면 손쉽게 낫는다. 그렇지만 만성 질환, 즉 신경통·위무력증·중풍으로 인한 반신불수나 언어장애 같은 것들은 꽤 오랫동안 침을 맞아야 효과가 있다.

뿐만 아니라 침술은 이제 현대 문명병에도 도전하고 있다. 노이로제·비만증·약물중독·알콜중독 등을 침술 치료로 해결하려고 하는 것이다. 그러나 침술이 모든 병을 다 치료할 수 있는 것은 아니다.

침술의 기원은 상고시대 때부터 이미 인류가 돌침을 사용한 데에서 비롯되었다고 한다. 지금으로부터 약 2200여 년 전에 이루어진 한의학의 최고 원전(原典)이며, 중국에서 가장 오래된 의학서의 하나인 《황제내경(黃帝內經)》에 이미 침구(鍼灸)의 기원이 밝혀져 있는데, 이에 따르면 뜸은 북방으로부터 들어왔고 침은 남방으로부터 들어온 것으로 되어 있다. 또 여러 가지 역사적 자료를 통해 볼 때 침술은 인도에서 발상하여 중국에 들어가서 비로소 체계화된 것으로 보인다.

우리나라에 체계적인 침구학이 들어온 것은 A.D 561년 고구려 평원왕(平原王) 때 중국 오(吳)나라 사람 지총(知聰)이 제반 의약서와 침구서 및 동인도(銅人圖 : 인체상에 배열된 14경락의 부위와 360혈의 경혈이 모사되어 있는 침구 실습용 인체모형을 동인이라 하는데, 그것을 지면에 그린 것을 동인도라고 한다)를 가지고 들어왔기 때문이며, 이것은 다시 일본에 전해졌다고 한다.

침구학의 기초학리에 관한 고전(古典)은 《소문영추(素問靈樞 : 일명 內經)》·《침구갑을경(鍼灸甲乙經)》·《침구영취(鍼灸靈聚)》·《십사경발휘(十四經發揮)》·《침구대성(鍼灸大成)》 등이다.

우리나라에서는 중국에서 받아들인 침술을 실제 임상에 활용하는 한편 이를 더욱 발전시켰으며, 침구학에 관한 귀중한 책들도 많이 저술되었다.

그 대표적인 것으로는 허임(許任)의 《침구경험방(鍼灸經驗方)》을 들 수 있으며, 조선시대 사람 사암(舍巖)이 지은 《침구요결(鍼灸要訣)》은 특수한 침구 치료법들을 쓴 책으로서 외국 학자들도 연구 서적으로 삼고 있을 만큼 우수한 내용이 실려 있다.

그러나 오늘날 세계에서 침술이 가장 발달되고, 일반에게 가장 널리 보급된 나라는 일본이다. 그리고 침구학이 세계에 널리 알려지고 주목을 받기 시작한 것은 1970년대에 들어서서 침으로 마취시키는 방법이 사용되면서부터이다.

또한 지금은 침술이 서양에도 널리 보급되어 질병치료에 자주 쓰이고 있으며, 침술에 대한 서양인들의 연구 또한 활발하다.

그러면 침술이란 무엇인가.

침술은 원래 동양의 음양오행설(陰陽五行說)에 근거하여 경락학설을 그 이론적 바탕으로 하여 발전한 의술이다. 다시 말해 금·은·백금·철·스테인레스스틸 같은 금속으로 만든 침으로 경혈(經穴 : 경락에 있어서 침을 놓거나 뜸을 뜨기에 알맞는 자리. 경락은 이 경혈을 계통적으로 연접시키고 있는 것을 말함)이라고 하는 피부의 일정한 곳에 찌름으로써 기계적 자극을 주는 치료법이다.

좀더 쉽게 말하면, 만일 관격(關格 : 기운이 올라가지도 못하고 내려가지도 못한다는 뜻)이라고 해서 음식물을 잘못 먹고 갑자기 체했을 때 침을 맞게 되면 내장의 모든 기관의 활동이 정상화 되고 전신에 통기가 되면서 병이 낫는 것이다.

관절이 삐었을 때도 마찬가지다. 외상으로 인해 다치게 되면 혈관이 파괴되는데, 이때 어혈(瘀血)이라는 내출혈, 또는 외출혈이 있게 된다. 만일 내출혈로 인해 피가 정상적인 순환을 할 수 없게 되었을 때 침을 맞게 되면 나쁜 혈액이 제거되고 피가 맑아지면서 치료가 되는 것이다.

침술이 다른 치료법과 특히 다른 점은 침술이 환자의 몸 전체를 자극하거나 환부만을 치료하려는 것이 아니라 경혈을 이용하여 질병 자체를 치료하려는 데 있다. 이것이 바로 동양의학으로서의 침술이 서양의학의 물리요법과는 다른 큰 특징이다.

그러나 침술은 이미 수천 년 전부터 치료에 쓰여 왔고, 또한 그 효력이 빠르고 우수함에도 불구하고 아직 그 원리는 이론적으로 정확하게 규명되지 못하고 있다. 그렇지만 침술의 정확한 원리를 규명하여 침술을 발전시키려는 노력은 오늘도 계속되고 있다.

끝으로, 침술의 신비에 관한 옛 얘기를 하나 소개하기로 한다.

옛날 중국 송(宋)나라 때 방안시(龐安時)라는 명의(名醫)가 있었다. 그는 약관 20세에 모든 의서(醫書)에 통달했고, 병자 치료에도 뛰어났으며, 훌륭한 의서도 많이 남긴 인물이다.

당시에 그의 의술이 얼마나 뛰어났던지 그가 치료한 병자 10명 중에서 8,9명은 능히 완쾌시켰다고 한다. 또한 그는 병자를 자기 집에서 거처토록 하고는 직접 약을 달여주기까지 하면서 병자가 나을 때까지 돌보았으며, 병자가 완치된 다음에 비단이나 돈을 가져 오면 절대 받지 않을 정도로 청렴했다.

그리고 그는 자신의 능력으로 치료가 불가능하다고 생각되는 병자는 사실대로 말하고 돌려 보냈다고 한다.

그런데 하루는 여행길에서 7일간이나 심한 진통을 하면서도 출산이 되지 않아 고통스러워 하는 임산부를 보게 되었다. 그동안 여러 의원들이 갖가지로 치료해 보았으나 아무런 효험도 없었다는 것이다.

그러나 방안시는 임산부를 진맥하고 나더니 껄껄 웃으며 주위사람들에게 병자의 아랫배와 허리를 뜨겁게 하라고 일렀다. 사람들이 그의 지시대로 하자, 그는 임산부에게 침을 한대 놓고는 방을 나왔다.

그리고 나서 얼마 되지 않아 임산부는 통증을 호소하는 듯하더니 이내 사내아이를 순산했다. 7일 동안이나 아이를 낳지 못하고 괴로와 하던 임산부가 너무나 쉽게 아이를 낳는 것을 본 사람들은 무척 기뻐하면서도 영문을 몰라 어리둥절해 하다가 방안시에게 그 이유를 물었다.

그러자 방안시는 다시 껄껄 웃고 나더니 이렇게 말하는 것이었다.

"아이가 자궁에서는 나왔으나 한손으로 제 어미의 장을 붙잡고 있어서 출산이 되지 않았던 것이오. 그래서 내가 아이의 손[虎口]을 침으로 찔렀소. 바늘에 찔려 아픈데 아이가 손을 놓지 않을 수 있었겠소? 아마 그 아이의 손에는 아직도 침자국이 남아 있을 것이오."

이 말에 사람들은 반신반의하며 그 아이에게로 달려가 손을 확인해 보았다. 그런데 놀랍게도 아이의 손에는 분명한 침자국이 남아 있는 게 아닌가.

사람들은 저마다 놀라움을 금치 못하며 이렇게들 말했다.

"과연 명의는 명의로군."

* 한방의(漢方醫)는 관상도 보는가?

우리 속담에 '맥(脈)도 모르는 놈이 침통(鍼筒)부터 흔든다'는 말이 있지만, 일반인은 흔히 한방의는 맥만으로 모든 병의 진찰을

다 할 수 있는 것으로 알고 있다.

물론 맥을 짚어보는 것, 즉 맥진(脈診)이 한방 진찰법 중에서 중요한 위치를 차지하고 있음은 사실이다. 그렇다고 해서 맥진이 한방 진찰법의 전부인 것인양 오해해서는 안된다.

원래 한방에서의 진찰법에는 망진(望診 : 눈으로 환자의 얼굴빛, 살갗의 색, 혀의 상태 등을 살피는 것), 문진(問診 : 환자와의 문답을 통해 병 진단에 도움을 얻는 것), 문진(聞診 : 환자의 목소리나 기침의 상태 등을 듣고, 체취나 구취 등의 냄새를 맡아 증세를 파악하는 것), 절진(切診 : 손을 직접 환자의 몸에 대서 여러 가지 이상을 살피는 것)의 네 가지 방법이 있다.

근래에는 절진 중에 속하는 배진(背診)과 복진(腹診)을 독립시켜 6진(六診)으로 분류하기도 한다. 배진은 등·척추의 휘고 굽은 상태를 살피며 척추 양쪽에 배열되어 있는 경혈(經穴), 즉 경락상의 요혈(要穴)의 반응을 살피는 것이며, 복진은 배[腹]를 만져보는 것인데 오장육부(五臟六腑)가 모두 뱃속에 근거하고 있으므로 그 허실(虛實)의 상태를 살피는 동시에 형태의 변화도 아울러 살피는 것이다. 그리고 맥진은 절진에 속하는 것이라 할 수 있다.

병이 났을 때 한의원을 찾아가면 한방의가 환자의 얼굴을 유심히 살펴보는 것을 흔히 보거나 경험하게 된다. 이럴 때, '왜 내 얼굴을 뚫어지게 쳐다보는 거지? 내 얼굴에 뭐가 묻었나?', '한의사는 관상도 보는 모양이야.', 혹은 '어휴, 챙피해. 못생긴 내 얼굴을 왜 자꾸 쳐다보는 걸까?'하고 생각하기 쉽다.

그러나 한방의가 환자의 얼굴을 유심히 살피는 것은 환자의 얼굴에 뭐가 묻었기 때문이거나, 혹은 환자가 잘생기거나 못생겨서 쳐다보는 것이 아니다. 이것이 이른바 망진인데, 한방의는 육안으로 환자의 얼굴빛, 살갗의 빛, 혀의 상태 등을 살핌으로써 병의 예후(豫後)

와 병세를 파악하는 것이다.

　한방에서는 보통 얼굴의 귀·눈·코·입·혀는 오장(五臟 : 腎·肝·肺·脾·心)의 정기(精氣)와 상통하는 것으로 간주하는데 귀에서는 신기(腎氣), 눈에서는 간기(肝氣), 코에서는 폐기(肺氣), 입술에서는 비기(脾氣), 혀에서는 심장기(心臟氣)를 본다. 즉 이들 오관(五官 : 귀·눈·코·입·혀)을 통해 오장의 기능과 변조를 엿볼 수 있는 것이다.

　내장과 오관과의 관계를 단적으로 실증해 주는 좋은 예로서, 심장과 혀의 관계를 들 수 있다.

　한의학적인 생리관에 의하여 심장은 혈액순환을 주재할 뿐만 아니라 심주신(心主神)이라 하여 정신, 즉 신뇌경의 기능까지도 이에 포함시킨다. 따라서 심장이 약하다는 것은 혈액순환 기능과 뇌신경이 약하다는 뜻이 된다.

　실제 임상을 통해 보더라도 심장이 약한 사람은 노이로제나 고혈압에 잘 걸리며, 노이로제나 고혈압 증세가 있는 사람 중에는 심장이 약한 사람이 많다.

　또 우리는 심로(心勞), 즉 속이 많이 상한 후 다음 날에 혀에 혓바늘이 돋는 것을 곧잘 경험하며, 정신적 충격을 받거나 고민이 있을 때에도 혓바늘이 잘 돋는 것을 볼 수 있다.

　이런 사람들을 통해 심장과 혀가 밀접하게 관련되어 있음을 알 수 있으며, 따라서 혀를 통해 심장과 정신의 이상을 살피는 것은 충분한 합리성이 있다.

　건강 상태가 얼굴에 나타나는 것은 누구나 경험을 통해 알고 있다. 그러나 한방에서는 그냥 얼굴이 수척하다든지 안색이 좋지 않다든지 하는 식으로 단순한 건강 상태만을 보지 않는다. 즉 안색을 살펴 오장 중 특히 어느 장기에 이상이 있는지를 살피게 되는 것이다.

 예를 들면, 심장과 뇌신경 질환이 있으면 얼굴에 붉은 빛이 나타나고, 호흡기에 이상이 있으면 백색이 나타나며, 소화기에 이상이 있을 때에는 오이꽃빛으로 얼굴에 노란 빛이 감돌고, 간에 병이 있을 때에는 푸른 빛이 드러나며, 신장에 병이 있을 때에는 검은 빛이 나타나게 된다.

 만성 소화불량 환자나 영양실조 환자는 모두가 얼굴빛이 누렇다. 이것은 소화기관인 비위(脾胃)의 색이 황색이라는 점과도 일치한다. 그러나 동양인은 원래 황색인종이므로 건강한 사람에게서도 약간의 황색을 볼 수 있는데, 병적인 황색은 윤택이 없거나, 혹은 부종을 겸했을 경우에는 지나치게 습윤(濕潤)되어 있으므로 건강색과는 쉽게 구별된다.

 과음·과색 등으로 정력을 지나치게 소비한 사람은 소위 양기가 부족되어 신장 기능이 약해지므로 안색이 검게 되는데, 간기능까지 약해지면 검푸른 색이 된다.

 신장은 비뇨기로서의 구실뿐만 아니라 성선(性腺)의 내분비 기능까지도 여기에 포함시켜 보게 되므로 부인들이 임신중에는 얼굴이 검어지거나, 검은 기미가 얼굴에 끼게 된다.

 또한 폐결핵 환자는 얼굴이 창백하면서도 얼굴 양쪽 광대뼈 언저리만은 불그스레한 것을 볼 수 있는데, 이것은 폐의 기능은 나쁘지만 심장의 기능은 아직 좋기 때문이다.

 망진은 다른 방법으로, 얼굴 한가운데에 있는 코를 중심으로 하여 상·하·좌·우로 5등분하여 보는 법이 있다. 즉 이마에서 심장과 뇌신경을, 중앙 코 부위에서 소화기의 이상을, 턱에서는 신장을, 왼쪽 볼에서는 간을, 그리고 오른쪽 볼에서는 폐의 이상을 살피게 된다. 이밖에도 눈·코·혀 등만을 전문적으로 관찰하는 방법도 있다.

아뭏든 한방의는 망진을 통해 환자의 영양상태, 골격, 안색 및 살ménia, 혈색 등을 비롯해서 대소변 빛깔, 환자의 동작과 표정 및 감정상태 등을 두루 파악하여 병증(病症)의 음양 허실을 판별하고 치료의 지침을 세우게 된다. 그러므로 한방의가 자신의 얼굴을 유심히 살핀다고 해서 기분나빠 하거나 얼굴이 못생겼다고 해서 부끄러워하거나, 혹은 한방의를 관상장이로 착각하지 말아야 한다.
"못생겨서 죄송합니다."
"한의사는 관상도 다 봅니까?"
한방의 앞에서 이런 생각을 갖거나, 이런 말을 할 필요가 없는 것이다.

한방의는 으레 환자에게 이것저것을 묻는다. 가장 심한 고통, 발병동기와 그후의 경과, 식욕, 갈증의 유무, 대소변의 횟수, 생활환경, 식성, 계절에 따라 나타나는 신체의 증상, 오한(惡寒)·발열·땀·구토·출혈·현기증·불면·이명(耳鳴)·마비의 유무, 감정상태, 또는 월경의 상태나 성생활의 횟수 등 실로 세세한 것까지 묻는 수가 있다. 이것이 바로 문진(問診)이다.

이럴 경우 역시 이상하게 생각하거나 부끄러워할 필요가 없으며, 특히 거짓말을 해서는 안된다. 이 같은 문진을 하는 것은 조사관이기 때문이 아니라 환자의 병세 및 체질, 건강상태 등을 좀더 정확히 파악해 치료에 활용하기 위해서다.

때로 한방의는 보다 정확한 치료를 위해 환자의 음성이나 기침의 상태를 유심히 듣기도 하고 환자의 체취, 대소변, 객담 등을 맡거나 살피는 수가 있는데, 이것이 바로 문진(問診)을 통한 진찰 방법이다.

언어와 음성은 사상의 표현인 동시에 감정의 발로가 함께 나타나는 것이다. 음성에 노기와 격분이 자주 나타나고 목소리가 날카로우며 소리를 지르거나 감정이 격해 있는 환자 중에는 간(肝)이 병들거나 약해진 사람이 많다.

또한 대수롭지 않은 일로 슬퍼하고 음성이 맑지 못하고 탁하면 폐가 병든 경우가 많다. 환자의 말과 음성이 빨라지며 잘 웃거나 또는 우울한 빛이 깃들어 있으면 심장과 뇌신경에, 음성에 힘이 없으며 가볍게 떨리고 느리면 소화기에, 또 신음을 하며 음성이 가늘고 긴 느낌이 있을 때에는 신장이 병든 것으로 식별함을 원칙으로 한다.

이밖에 언어와 목소리로 음양 허실을 가리는 법이 있는데, 환자의 목소리가 웅대하고 길면 실증(實證)이고, 환자의 목소리가 겁에 질린 것같이 약하고 짧으면 허증(虛證)이다. 또 실연(身熱)이 있고 말이 많은 것은 양증(陽症)이고, 말이 느리고 체온이 낮으면 음증(陰證)으로 본다.

그리고 어린아이의 울음소리, 호흡의 장단, 기침, 숨찬 소리, 헛소리, 잠꼬대, 재채기, 딸꾹질, 구토소리, 트림, 뱃속에서 나는 물소리(振水音) 등도 모두 문진의 좋은 대상이 된다.

절진이란 의사의 손을 환자의 몸에 직접 대서 여러 가지 이상을 살피는 것인데, 앞서 말한 바대로 맥진·배진·복진 등이 모두 이에 속한다.

이 중에서도 특히 맥진은 급성병의 예후와 병증의 파악에 가장 중요한 구실을 한다. 그러나 맥진을 포함한 절진의 방법은 전문적인 것에 속하므로 여기서 설명을 피하기로 한다.

이상과 같이 한방적 진찰법을 살펴보았으나, 얼핏 한방적 진찰법은 청진기나 X-레이, 전자현미경 등 과학적인 의료기구를 통해 진찰하는 서양 의술에 비해 원시적이고 비과학적인 것으로 생각될 수도 있다. 왜냐하면 한방적 진찰에 있어서는 아무런 기계도 쓰지 않고 다만 오관(五官)을 통한 직관적 진찰을 위주로 하여 인체 내의 기능과 질병상태를 판단하고 있다고 보기 때문이다.

그러나 한방의학이 이루어 놓은 진단법은 선인들의 오랜 경험과 연구에서 비롯된 것이며, 거기에 진지한 과학적 태도가 깃들어 있음을 이 분야의 연구자라면 누구나 수긍할 수 있을 것이다.

주류(酒類) 검사에 있어서 가장 정확한 것으로 인정받고 있는 것은 기계가 아닌 사람의 혀끝이다. 그러므로 맥진에 대한 이해가 부족한 사람은 맥진을 여기에 비유하여 생각한다면 이해가 빠를 것이다. 그러나 한방적 진찰법의 오묘한 이치를 터득하는 데에는 오랜 시일과 피나는 수련이 필요하다.

서양의학이 진단의 목적을 주로 병명의 규명에 두고 있다면 한방의학의 진단 목적은 증(證)의 파악에 있다고 볼 수 있다. 즉 환자에게 어떤 처방으로 치료하느냐 하는 것을 단정짓기 위해 증을 찾아내야 하는 것이다.

이 증이란 물론 병명도 아니고, 또 병의 개개의 증상도 아니다. 증은 어디까지나 그 환자가 나타내고 있는 모든 증상을 종합, 관찰해야만 비로소 파악되는 것이므로 어떠한 병이건 한방적 진찰법이 필요하게 된다.

또한 같은 병에 걸렸다고 하더라도 여러 환자가 나타내는 증상은 똑같지 않으므로 고정된 병명에만 국한되어 일률적인 치료를 할 수는 없다.

다시 말해 병명이야 무엇이든간에 낱낱의 병이 나타내는 수많은 증상 가운데서 병명에 크게 구애됨이 없이 어느 환자에게서나, 또 어떤 병에서나 종합적으로 나타날 수 있는, 공통된 하나의 틀을 찾아내면 된다. 그리고 이렇게 해서 찾아낸 증상의 복합군을 증이라 하며, 이 증에 따라 적합한 처방을 결정하게 된다.

* 체질에 따른 처방

환자들 중에는 간혹, '누가 그러는데, 오래된 위장병에는 무슨 한약이 좋다고 하더군요. 그러니 저도 그 약을……' 하며 어느 특정한 약을 지적해서 지어달라고 하는 사람이 있다. 마치 동네 약국에 가서 어느 특정한 드링크제나 소화제 따위의 이름을 대며 달라고 하는 것과 같은 태도다.

매일같이 TV며 라디오, 혹은 신문 등에서 '무슨무슨 병에는 무슨무슨 약이 좋다'는 약광고를 무심결에 보고 듣고 읽다 보니, 자신도 모르는 사이에 '어떤 병에는 어떤 약을 먹어야 한다'는 고정관념이 마음속 깊이 뿌리를 내렸기 때문일까.

그러나 약이란 절대 함부로 먹어서는 안되는 것이다. 의사의 처방에 따라 주의깊게 먹어야 하는 것이 약이다. 만일 그렇지 않을 경우, 무서운 부작용을 초래하여 병이 더욱 악화되거나 심지어는 목숨까지 잃는 수도 있다.

양방(洋方)에서는 같은 병에 같은 약을 쓰는 것이 흔한 일이지만, 한방에서는 똑같은 병이라도 환자의 체질이나 건강상태, 증세, 나이 등을 충분히 고려하여 약을 쓰고 침구(鍼灸)치료를 하는 것이 보편화 된 사실이다. 즉 개인차를 무시한 한방약이나 침구치료란 있을 수 없는 것이다.

그 예로, 똑같은 감기 환자라 하더라도 평소 위가 약하고 몸이 냉한 부인이 오한과 열이 나고 코가 메이며, 특히 머리와 팔다리가 많이 아픈 경우에 쓰는 처방과 평소에 신경통이 있는 사람이 감기로 인해 머리와 팔다리, 허리 등 몸전체가 몹시 쑤시고 아픈 류머티즘성 감기에 쓰는 처방이 각기 다른 것이다.

따라서 한방에서는 어떤 환자에게 어떤 처방의 약을 써서 큰 효험을 보았다고 해서 다른 체질의 환자에게도 그 처방을 그대로 쓰는 경우란 드문 편이다.

어떤 환자에게는 그야말로 신통력을 발휘해 환자의 병을 씻은 듯이 낫게 해준 약이 다른 환자에게는 별다른 효험이 없거나, 오히려 부작용만 초래하는 경우가 왕왕 있기 때문이다.

그러나 한방에서 말하는 부작용이라는 것은 양약의 부작용과는 성질부터 다르다. 한방약에 부작용이 나타나는 것은 약을 제대로 사용하지 못한 데 국한될 뿐이며, 양약처럼 약 자체로 인한 부작용은 거의 없다.

그 이유는 한방약에 쓰이는 약재가 거의 대부분 화학약재가 아닌 천연 약재이기 때문이다. 그러므로 한방약은 원칙을 지켜 제대로 사용하면 부작용 없이 안전하게, 효험을 얻을 수 있는 것이다.

사람마다 체질이 다르고 성질이 다르듯 한방에서는 약재 하나하나마다 그 특성이 다른 걸로 보고 있다. 그래서 약재의 약성(藥性)이 작용하는 바에 따라 그 성질을 따뜻하다(溫), 뜨겁다(熱), 보통이다(平), 차다(寒), 서늘하다(涼)로 구분하고 있다.

또한 약재마다 독성이 있고 없음을 구분해 놓고 있으며, 약재의 맛(味)에 따라 달다(甘), 쓰다(苦), 맵다(辛), 시다(酸) 등을 세세히 구분하고 있다. 약재 하나하나마다 이력서(履歷書)가 붙어 있는 셈이라고나 할까.

예를 들어 '감초(甘草)는 성(性)이 온(溫)하고, 무독(無毒)하며, 미(味)는 감(甘)하다', '갈근(葛根, 칡뿌리)은 성이 평(平)하고, 무독하며, 미는 감·고(苦)하다', '지모(知母, 지모 뿌리)는 성이 한(寒)하고, 무독하며, 미는 감·고하다' 하는 것 등이 그것이다.

이처럼 약재마다 독특한 성질이 있으므로 사람의 체질이나 증상 등에 따라 약도 달리 쓰지 않으면 안된다. 사람마다 다른 체질적 특성이나 증상 등을 올바로 파악하여 이에 맞는 약을 써야만 비로소 충분한 효과를 거둘 수 있으며, 부작용 또한 막을 수 있게 되는 것이다.

한방에서는 환자의 병명(病名)을 진단하기에 앞서 몸 전체의 상태를 보고 비정상적인 것을 찾아내어 처방의 기준을 정한 다음(이것을 이른바 증(證)의 파악이라고 한다), 이 증에 맞춰서 처방을 내리는 것이 원칙으로 되어 있다(증의 파악방법은 이미 앞에서 언급하였으므로 생략한다). 환자의 증을 파악한 결과, 만일 한증(寒證)이라는 진단이 내리면 따뜻하게 하는 약을 쓴다. 이와는 반대로 열증(熱證)이라는 진단이 내리게 되면, 거기에 맞는 약을 쓰게 된다. 즉 찬것은 덥게 하고, 더운 것은 가라앉혀 몸 전체의 균형을 이루도록 하는 것이다.

한방약은 보통 이 원칙에 따라 사용되고 있는데, 이것은 약을 보다 올바르게 쓰기 위한 원칙이라고 할 수 있다. 한방에서는 '허하면 보(補)하고, 실하면 사(瀉)하라'는 말을 많이 쓰고 있는데, 이것도 결국은 이러한 원칙에서 나온 말이다.

흔히 '약방에 감초'라는 말을 많이 쓴다. 감초가 수많은 약재 가운데서도 가장 많이 쓰이고, 또 감초가 모든 약물의 작용을 조화시켜 약효를 나타내는 일을 하기 때문에 나온 말일 것이다. 그래서 그런지 어디에나 빠지지 않고 곧잘 끼어드는 사람을 가리켜 '약방에 감초'라고들 말한다.

감초는 이미 《신농본초경》에 실리면서부터 약재로 쓰여 왔던 만큼 그 역사가 꽤 오래된 셈이다. 특히 감초는 우리 몸에 이상이 생겼을 때 몸의 조화와 균형을 잡아주는 역할을 하고, 독성을 지닌 약재의 독성분을 없애주는 작용을 하며, 부실한 비위(脾胃)의 기능을 보하며, 급박증상(急迫症狀)을 완화시키는 등 많은 작용을 한다.

이밖에도 감초는 약재로서 뿐만 아니라 다른 여러 부문에서도 널리 쓰인다. 간장을 담글 때 메주에다 감초를 넣으면 감초의 단맛으로 인해 간장 맛이 더욱 좋아지며, 세계 여러 나라에서는 양질의 담배를 만드는 데 향료와 함께 감초 엑기스를 섞어 쓰기도 한다.

 그러나 감초는 앞에서도 말한 바와 같이 그 성질이 따뜻[溫]하므로 소음인 처방에 적합하며, 다른 체질에는 적합하다고 볼 수 없는 약재다. 즉 체질적으로 비위의 기능이 약하고 비위의 기능이 냉[冷]한 소음인에게 성질이 따뜻하고 비위의 기능을 도와주는 감초는 좋은 약이 될 수 있지만, 소양인처럼 비위의 기능이 왕성하고 비위에 열이 많은 체질에는 감초가 적합하지 않다는 애기가 된다. 따라서 사상의학적인 견지에서 볼 때 '약방에 감초', 즉 감초가 모든 사람의 약에 빠지지 않고 쓰인다는 것은 조금 빗나간 표현이라고 할 수 있다.

 이와 같은 이유로 소음인의 병에는 온성(溫性) 약재가 많이 쓰인다. 파두(巴豆, 性은 大熱)·부자(附子, 바곳의 球根, 性은 大熱)·인삼(人蔘, 性은 微溫)·약쑥(艾葉, 性은 溫)·청피(青皮, 익지 않은 귤 껍질, 性은 溫)·후박(厚朴, 호박나무 껍질, 性은 溫) 등과 같이 뜨겁거나 따뜻한 성질의 약재가 소음인의 체질에 맞는 약재라 할 수 있다.

 소양인은 소음인과는 반대로 비위의 기능이 왕성하고 비위에 열이 많은 체질이므로 온성(溫性)이나 열성(熱性)의 약재는 적합치가 않다. 신장(腎臟)의 기능이 약하고 비위에 열이 많은 만큼 신장의 기능을 보해 주고 비위의 열을 가라앉혀 몸의 조화를 이루게 할 수 있는 약재가 적합하다. 석고(石膏, 性은 微寒)·지모(知母, 性은 寒)·숙지황(熟地黃, 性은 大寒)·목통(木通, 으름덩굴, 性은 微寒)·황련(黃連, 미나리아재비과에 속한 황련 뿌리, 性은 寒) 등과 같이 성질이 차가우면서도 신장의 기능을 복돋아 주는 약재가 소양인에게 적합한 것이다.

체질적으로 폐와 심장 그리고 폐의 예속기관인 대장이 약한 태음인은 이들 기관을 보해 주는 약재가 알맞다. 특히 폐의 원수(元帥)라고 할 수 있는 웅담(熊膽, 곰의 쓸개, 性은 寒)은 허약한 폐기능을 지닌 태음인에게 아주 좋은 약이 된다. 또한 심장이 약하고 한가지 일에 몰두하는 성격의 태음인에게 녹용(鹿茸, 사슴 뿔)을 주제(主劑)로 해서 약을 쓰면 효과가 뚜렷해지는 것을 볼 수 있는데, 이것은 녹용의 약효와 함께 녹용이 태음인의 체질에 적합하기 때문이다.

태음인에게 적합한 약재로는 산약(山藥, 마 뿌리, 性은 溫)·사향(麝香, 사향노루의 배꼽, 性은 溫)·대황(大黃, 장군풀 뿌리, 性은 大寒)·마황(麻黃, 마황의 줄기, 性은 溫)·우황(牛黃, 소의 쓸개에서 나온 담석, 性은 平涼)·행인(杏仁, 살구씨, 性은 溫) 등이 있다.

태양인은 원래 간의 기능이 허약하고 하체가 약한 체질이므로 이를 보완해 줄 수 있는 약재가 알맞다. 오가피(五加皮)·송절(松節, 소나무 마디)·목과(木瓜)·미후도(獼猴桃, 다래) 등이 태양인 체질에 맞는 약재라 할 수 있다.

이처럼 약재마다 체질에 따라 적합한 것이 있고, 또 적합하지 않은 것이 있다. 그런데 간혹 체질에 맞는 약재를 쓴 약을 먹고도 부작용을 일으키는 경우가 있다.

예를 들면 소음인이 소음인 체질에 적합한 부자(附子)가 든 약을 먹고 부작용을 일으키는 수가 있으며, 체질적으로 마황이 몸에 맞는 태음인이 마황이 든 약을 먹고 발작을 일으키는 경우가 있는 것이다.

그 이유가 무엇일까.

부자는 성질이 뜨겁고, 몸을 덥혀 주며, 심장의 기능을 강화시키고, 흥분을 가라앉히는 작용을 하는 등 여러 가지 약효가 있으므로 냉증(冷症) · 신경통 · 류머티즘 등 여러 가지 병에 쓰인다. 그리고 마황은 폐의 기능을 북돋아 주고, 모세혈관을 확장시키며, 기관지 경련을 완화시킬 뿐만 아니라 해열작용을 하는 등 여러 가지 약효를 발휘한다. 그러므로 비위가 냉한 소음인에게 부자는 좋은 약이 될 수 있고, 폐의 기능이 허약한 태음인에게 마황 역시 좋은 약이 될 수 있다.

그러나 부자에는 아코니틴이라는 독성이 있고, 마황에는 비록 독은 없지만 심장이 나쁜 사람이 많이 복용하면 발작을 일으킬 수 있는 단점이 있다. 따라서 이들 약재가 체질에 맞는 사람이라고 해도 그 약을 오랫동안 많이 먹거나 약의 분량이 적정량을 초과할 경우, 또는 독성이 충분히 제거되지 않은 경우 등에는 자칫 부작용을 일으키게 되는 것이다.

그러므로 한방의와의 상의도 없이 함부로 약을 지어먹는 것은 위험한 일이며, 약을 복용할 때에는 사용기간과 양에 대한 충분한 주의가 필요하다. 특히 노인이나 체력이 약한 사람, 혹은 약에 대해 알레르기 반응을 일으키는 사람 등은 더욱 세심한 주의가 요구된다.

* 체질 감별법

한방에서는 흔히 체질을 중요시한다. 체질에 따라 천부적으로 받은 장부(臟腑, 오장육부)의 허실(虛實)이 있고, 체질에 따라 잘 걸리는 병과 잘 걸리지 않는 병이 있으며, 체질에 따라 써야 할 약재와 처방이 있는 반면 삼가해야 할 약재와 처방도 있는 것으로 본다. 또 체질에 따라 외모와 성격, 심리상태 등이 각기 다르며, 먹어서 적합한 음식물이 있고, 적합하지 못한 음식물이 있는 것으로 간주한다.
 이 같은 체질의학은 사상의학(四象醫學)의 창시자인 동무(東武) 이제마(李濟馬)에 의해 비롯된 것이다. 물론 그 이전에도 '병자에 따라 약을 달리 써야 한다'는 주장은 어렴풋이나마 있었지만, 그것은 막연한 주장에 불과했을 뿐이다.
 뚜렷한 이론적 근거도 없었고 깊은 연구 또한 없었다. 풍부한 의술 경험과 해박한 지식, 오랜 연구 등을 통해 이제마가 비로소 독창적인 체질의학을 확립해 놓았던 것이다.
 이 책도 그의 체질의학을 바탕으로 쓰여지고 있는데, 그의 체질 의학이나 체질 감별법의 내용은 실로 심오하고 난해하다. 체질 감별 법에도 전문적인 것에 속하는 것들이 많다.
 그러나 여기서는 누구나 쉽게 알 수 있는 체질 감별법을 소개하기로 한다. 체질에 따라 써야 할 약재나 처방, 적합한 음식, 성격 등은 이 책의 다른 항목에서 얘기하고 있으므로 생략하고, 여기서는 외모나 체형(體形)을 중심으로 한 체질 감별법을 설명하기로 한다.
 사상의학에서는 사람의 체질을 네 가지로 분류하고 있다. 다시 말해 사람의 체질은 태양인(太陽人)·태음인(太陰人)·소양인(少陽人)·소음인(少陰人)의 네 가지 중의 하나에 속하며, 이들의 장기적(臟器的) 특성을 크게 분류하면, 태양인은 폐대간소(肺大肝小), 태음인은 간대폐소(肝大肺小), 소양인은 비대신소(脾大腎小), 소음인은 신대비소(腎大脾小)가 된다.
 그러나 여기서 말하는 대(大)·소(小)란 해부학적인 의미가 아니라 하나의 기능을 말한다. 즉 천부적으로 태양인은 폐의 기능은 좋은 반면에 간(肝)의 기능이 약하고, 태음인은 간의 기능은 좋은 반면에 폐의 기능이 약하고, 소양인은 비장(脾臟)의 기능은 좋은 반면에 신장(腎臟)의 기능이 약하며, 소음인은 신장의 기능은 좋은 반면에 비장의 가능이 약하다는 뜻이다.
  이 같은 체질적 특성이 있는 사상인(四象人)의 기본체질 및 외모를 살펴보면 다음과 같다.

  ### 1. 태 양 인

  태양인은 폐실간허(肺實肝虛)한 체질로서 목덜미의 기운이 왕성하고 상부 목덜미가 발달되어 있다. 또한 머리가 크며 둥근 편이다. 특히 뒷머리가 발달된 것을 볼 수 있다. 보통 이마가 넓고 하관(下觀)이 빠르다.
  또 눈이 작고 눈에는 광채가 있다. 반면 척추와 허리의 기능이 약하며 오래 앉아 있지 못하고 비스듬히 기대어 앉거나 눕기를 좋아하며, 또한 다리에 힘이 없어서 오랫동안 걷지 못한다.
  태양인 여자 중에는 몸이 건강해도 간의 기능이 약하고 옆구리가 협소하여 자궁 발육이 잘 안된 탓으로 임신을 하지 못하는 경우가 있다.
  간은 음장(陰臟)에 속하며 생식기를 주관하므로 간이 허할 경우 자궁 발육이 부진해질 수 있는 것이다. 임신은 하되 다산(多産)을 하지 못하는 경우도 있다.
  이러한 현상은 육축(六畜, 즉 소·말·돼지·양·개·닭)을 통해서도 볼 수 있다. 소나 말에 있어서 보통 소나 보통 말보다도 몸이 크고 충실하면서도 아무런 이유없이 새끼를 갖지 못하는 암소 또는 암말을 각각 둘소와 둘말이라고 하는데, 이것도 이와 비슷한 이유때문이라고 할 수 있는 것이다.
  태양인은 대체로 단아(端雅)하며 용모와 체구가 단정하고 깔끔한 인상이다. 대체적으로 몸은 마른 편이다. 그러나 상체가 실하고 하체가 약해 보이며, 허리둘레의 자세가 외롭고 약해 보인다. 소변이

다른 사람에 비해 많은 편이다.

태양인의 체형은 본래 분간하기 어렵지 않으나, 그 숫자가 워낙 적으므로 오히려 분간하기가 힘들다. 주위에서 쉽게 찾아보기 어렵다.

2. 태 음 인

태음인은 간부(肝部)인 허리가 발달되고, 폐부(肺部)인 목덜미 위가 허약하다. 또한 상초(上焦, 가슴에서 머리까지의 범칭)가 허하므로 다른 체질에 비해 심장이 약하다. 그래서 태음인에게는 가슴이 뛰고 울렁거리는 증세가 있다. 또 눈꺼풀이 위로 끌어당겨지는 듯한 증세와 눈망울이 쏘고 아픈 증세도 있다.

태음인은 원래 대륙성체질을 타고났기 때문에 사상인 중에서 체격이 가장 큰 편이다. 대체로 근육과 골격의 발달이 좋으며 굵다. 체력도 상당히 좋은 편이다. 보통 키가 크며 살이 비대한 사람이 많다.

특히 손발이 큰 편이며, 허리둘레의 자세가 왕성하고 허리가 굵은 편이다. 배가 불룩 나온 사람도 많이 볼 수 있다.

상체보다는 하체가 더 충실한 체질이며, 따라서 걸을 때에는 상체를 약간 앞으로 숙이며 양반걸음이나 오리걸음 같이 걷는다.

얼굴은 원형 또는 타원형에 가깝고, 얼굴 윤곽이 뚜렷한 편이다. 눈·코·입·귀가 크고 입술은 대체로 두텁다. 턱이 길고 후중하여 교만하게 보이는 수도 있다. 남자의 경우 눈이 치올라 가서 범상 같고, 여자의 경우에는 눈매의 자태는 없으나 시원스런 인상이다. 대체로 무게 있고 후덕해 보이나 여자들 중에는 미인이 적다.

피부에 항상 땀기가 있고 땀구멍이 성글다. 땀을 많이 흘리는 체질이며, 땀을 흘려야만 신진대사가 원활히 된다. 간혹 땀을 잘 흘리지 않는 사람도 있는데, 이런 사람은 소변을 많이 보는 걸로 신진대사

작용을 한다.

땀을 많이 흘리는 체질이므로 조금만 활동을 해도 곧 땀을 흘린다. 찬밥을 먹으면서도 땀을 흘리는 사람은 대개 태음인이다.

여자들은 겨울에 손발이 잘 튼다. 학질이나 감기에 걸려 오들오들 떨면서도 냉수를 마실 수 있는 것도 태음인이다. 키가 큰 것이 보통이지만, 간혹 작은 사람도 있다.

태음인과 소음인중에는 체형이 서로 비슷한 경우도 있어 자칫 혼동되기도 한다. 이럴 때에는 체질에 따르는, 다른 특성을 통해 구분하는 것이 좋다.

3. 소 양 인

소양인은 비부(脾部)인 흉곽이 발달되고, 신부(腎部)인 엉덩이가 약하다. 외모로 보아 가슴 주위가 발달해 있고 하체, 특히 다리가 약해 보인다. 태양인과 마찬가지로 상체가 실하고 하체가 약하다고 할 수 있다.

골격은 대체로 가는 편인데, 골격 중에서도 특히 다리가 가늘다. 따라서 자세가 곧고 바르기는 하나 안정감이 없어 보인다. 살이 찐 사람은 드물다. 걸을 때에는 항상 먼 곳을 바라보면서 걷고, 곁을 잘 살피지 않는다.

항상 마음이 조급하고 속에서 열화가 끓어올라 찬 음식이나 찬물을 좋아하며, 행동이 경망스럽게 보일 때가 많다.

머리는 앞뒤가 나오거나 둥근 편이며, 얼굴 표정은 명랑하다. 턱은 뾰족하고 입은 과히 크지 않으며 입술은 얇다. 피부는 흰편이나 윤기가 적고, 땀이 별로 없다.

남자는 양기부족이 많고, 여자는 신장 기능이 약하여 다산하지 못한다. 대체적으로 키는 작은 편이다. 개중에는 키가 작고 단정하여 소음인처럼 보이는 사람도 있다. 그러나 소양인의 외모나 성격, 특히 행동을 조금만 유심히 살펴보면 이내 구분된다. 사상인 중에서 체질 감별이 가장 용이하다.

4. 소 음 인

소음인은 중초(中焦, 三焦의 하나로 심장과 배꼽의 중간을 일컬음), 비위(脾胃)가 허약한 대신 신장과 방광 부위가 발달하여 상체보다는 하체가 실하다. 즉 신부(腎部)인 엉덩이가 발달되고, 비부(脾部)인 흉곽이 협소하고 약하다. 이 점에 있어서는 소양인과는 정반대인 셈이다.

소음인은 체세(體勢)가 대체로 앞으로 굽은 모습이며, 살과 근육은 비교적 적다. 살갗이 연하여 여문 맛도 적다. 또 근(筋, 힘줄)은 비장이 주관하므로 수족이 무력한 증세가 있다.

맥박은 대개 느리고 약하며, 손발이 떨리는 증세가 있다. 그러나 뼈는 굵은 편에 속한다.

키는 대체로 작은 편이며 몸집도 작은 편이다. 상체보다는 하체가 실한 체질이기는 하지만, 몸의 균형이 표준형으로 잘 잡힌 소음인도 많다. 개중에는 키가 큰 사람도 있다.

걸을 때에는 자연스러우면서도 얌전하게 걷는다. 소양인처럼 한눈 파는 법도 없다. 그러면서도 볼 것은 다 보며 오히려 확실하게 기억한다. 넘어지거나 실수하지도 않는다.

말할 때에는 조용하면서도 침착하다. 목소리도 그다지 크지 않으며, 속삭이듯 말한다. 또 말하면서 눈웃음을 잘 지으며, 여자인 경우에는 애교가 있다. 그러나 때로는 뚜렷한 이유도 없이 한숨을 내쉬는 일이 있어 고민이 많은 사람처럼 보이기도 한다. 눈웃음과 애교가 지나쳐 간사스럽고 비굴해 보일 때가 있다.

눈·코·입이 그다지 크지 않고 입술은 얇다. 눈에는 정기가 없으며, 졸리거나 무기력해 보이는 눈을 하고 있다. 이마는 솟은 편이다. 대체적으로 용모가 오밀조밀하게 잘 짜여져 있다. 그래서 소음인 중에는 미남·미녀가 많다.

피부는 부드럽고 땀이 많이 나지 않는다. 태음인과는 달리 겨울에도 손발이 잘 트지 않는다.

대체적으로 찬 음식을 싫어하는 경향이 있다. 학질을 앓을 때 오들오들 떨면서 냉수를 찾는 태음인이나 한겨울에도 찬 음식이나 찬물을 좋아하는 소양인과는 달리 한여름에도 따뜻한 음식이나 더운 음료수를 잘 찾는다. 찬것을 먹게 되면 이내 배탈을 일으키거나 설사를 한다.

비교적 큰병에는 잘 걸리지 않는 편이지만, 다른 체질에 비해 잔병이 많다.

* 한방약의 올바른 복용법

"당신, 어쩜 그렇게 한약을 잘 달이지? 남들은 약탕관 앞에 꼬박 붙어앉아 있어도 약의 분량을 맞추기 힘들다는데, 당신은 할 일 다하면서도 아버님 약의 분량이 매일같이 일정하니 말야……."

"뭐, 그 정도쯤이야…… 아주 간단한 일 아녜요? 약이 타서 쫄아들면 물을 더 부으면 되구, 약의 분량이 좀 많다 싶으면 따라버리면 되는 건데요, 뭐……."

간혹 TV의 코미디 프로 같은 데에서 나오는, 멍청한 아들과 못된(?) 며느리의 대화 내용이다.

물론, 실제로 이렇게 하는 사람은 아마 없을 것이다. 그러나 한약을 달여 본 사람이라면 누구나 한번쯤은 약의 분량때문에 걱정을 하거나 어떻게 해야 한약을 잘 달일 수 있을까 하고 고민해 보았을 것이다.

기실 한방약은 양약에 비해 복용법이 까다로운 편이다. 물만 한컵 있으면 되는 양약과는 달리 한방약은 대부분 정성을 들여 달이고 짠 후에 따뜻할 때 환자에게 복용시켜야 하기 때문이다.

환자 또한 한사발 가까이 되는 쓴 약을 마시자면 자연 눈살이 찌푸려지기 마련이다. 그래서 한약을 지어가는 환자나 그 가족 중에는 더러, '어휴, 쓴 한약을 어떻게 먹지?' 혹은 '이제부터 시간 맞춰 약 달이려면 꼼짝 못하게 생겼네……'하며 걱정부터 하는 사람도 있다.

그러나 한방약은 약 자체의 효능도 중요하지만, 약을 달이는 사람의 정성과 약을 복용하는 환자의 올바른 복용법도 꼭 필요한 약이다.

예로부터 '약은 정성이 반'이라는 말도 있지만, 한방약은 약을 달이는 사람의 태도와 약을 복용하는 환자의 복용법에 따라 약효 또한 달라질 수 있는 것이다.

그 예로, 부자(附子) 같은 약재는 독성이 있기 때문에 다른 약재와 함께 끓여야 독성이 약해지지만, 너무 오랫동안 끓이면 약효과 떨어지므로 주의해야 한다. 약 1~2시간쯤 끓이는 것이 독성도 제거하면서 약효도 잃지 않는 방법이다.

한방약은 비록 똑같은 처방에 의해 조제되었다고 하더라도 엄밀한 의미에서는 똑같은 약이라고 할 수 없다. 왜냐하면 약에 쓰인 재료의 건조상태, 품질, 또는 약재에 자연적으로 포함되어 있는 여러 가지 함량이 똑같을 수 없기 때문이다. 그러므로 보다 좋은 약재를 쓰기 위해서는 믿을 만한 한의원이나 신용있는 건재(乾材) 약방을 통해 구입하는 것이 바람직하다.

한방약을 달이자면 우선 용기(容器)가 필요하게 된다. 옛날에는 주로 곱돌(滑石)로 된 약탕관을 써왔지만, 지금은 구하기 힘든만큼 흙으로 구워 만든 질그릇을 많이 쓰고 있다.

질그릇으로 된 약탕관이 약도 잘 끓고 약 성분도 잘 우러나오며 값도 싸기 때문이다. 또 질그릇은 비타민 등의 성분이 쇠붙이로 된 그릇보다 덜 파괴되는 장점도 있다고 한다.

만일 질그릇으로 된 약탕관이 없을 경우에는 사기 올린 주전자나 알루미늄 냄비 등을 쓸 수도 있으나, 쇠나 구리로 된 그릇은 쓰지 않는 것이 좋다.

한방약에 많이 쓰이는 숙지황(熟地黃)·인삼 등의 약효가 떨어지고 산화(酸化)되기 쉬우며, 비타민 등의 약 성분이 파괴될 염려가 있기 때문이다. 요즘 시중에 많이 나와 있는 전자 약탕기의 사용은 무방하다.

옛날에는 약을 달이기 전 목욕재계(沐浴齋戒)하고 정화수(井華水)를 떠놓고 기도하거나 불공을 드린 후에 약을 달였다. 달일 때에도 약탕관 곁을 거의 떠나지 않았다.

또한 약을 달이는 데 쓰는 물도 정화수나 상지지수 (上池之水 : 땅에 닿지 않았던 물이라는 뜻으로서 풀잎이나 나뭇잎 끝에 매달린 새벽 이슬 같은 물을 말함) 같이 정결하고 그 맛에 특성이 없는 물을 사용했다.

얼핏 생각하기에는 미신처럼 여겨질지도 모르나, 이것은 약을 달이는 데는 그만큼 정성이 필요하다는 뜻이며, 실제로 한방약을 달이는 데는 정성이 필요하다. 따라서 약을 달이는 물로 정화수나 상지지수 같은 물을 쓰지는 못한다 하더라도 깨끗한 약수물 같은 것을 쓰는 것이 좋다.

수도물을 쓸 때에는 물을 잠시 받아두었다가 수도물에서 나온 이물질이 가라앉은 다음 윗물만 떠서 쓰는 게 좋다.

약의 분량에 따라 물의 분량도 약간씩 증감될 수 있다. 약재의 조직이 비교적 덜 치밀하고 견고하지 않은 편인 감기약 같은 것은 보통 약 한첩당 350 g 내지 400 g (한사발의 약 7~8할 정도)의 물을 넣고, 분량이 약간 많고 약재의 질이 단단한 편인 보약제(補藥劑) 같은 약은 500~600 g (한사발 정도) 가량의 물을 넣도록 한다. 그리고 약탕관 속의 약재가 물에 잠기도록 하는 것도 잊지 말아야 할 것이다.

약과 물을 약탕관 속에 넣어 다음에는 종이를 씌워 화기(火氣)가 약한 불에 서서히 달인다.

감기약이라면 30분 내외, 그밖의 약은 1~2시간 정도 달이면 된다. 그러나 방향성(芳香性) 약재가 들어 있을 경우에는 너무 오래 달이지 않도록 주의해야 한다. 그리고 약이 펄펄 끓을 때 약이 약탕관 안의 위쪽에 올라붙게 되면 완전한 약효를 얻지 못하게 되므로 이런 때에는 휘저어 줄 필요가 있다.

약을 다 끓인 후에는 베헝겊으로 짜게 되는데, 짠 약의 분량은 맨 처음 부은 물 분량의 약 1/3~1/5 정도 되는 것이 알맞은 양이다.

약을 마실 때에는 알맞게 더운 상태에서 천천히 마시는 것이 원칙이다.

만일 약이 식었을 경우에는 다시 덥혀서 마시도록 한다.

약은 하루에 두 첩을 3회에 걸쳐(재탕 포함) 마시는 것이 보통이지만, 급성병일 경우에는 하루에 3~4첩을 쓰기도 한다. 약을 마시는 시간은 식전(食前) 1시간, 혹은 식간(食間), 식후 2~3시간쯤 지난 뒤의 공복시가 적당하며, 식후에 곧바로 마시지는 않는다. 위장장해를 염려하여 식후에 보통 복용하게 되는 양약과는 복용시간이 반대인 셈이다. 한방약은 약효가 몸 전체에 골고루 흡수되는 것을 목표로 하고 있고, 또, 한방약은 위장에 자극을 줄 염려가 적기 때문에 흡수가 잘되는 공복시에 복용하게 되는 것이다.

감기로 열이 있는 환자는 따끈하면서도 묽은 국이나 국수 국물같은 것을 먹이고 나서 잠시 후에 약을 먹도록 한다. 흔히 약을 마시고 난 뒤에 입맛이 쓰다고 해서 사탕이나 과자 같은 것을 먹거나 차를 마시는 것을 보게 되는데, 이것은 약효를 떨어뜨리는 일이므로 피하는 게 좋다.

다른 약도 마찬가지겠지만, 한방약은 환자의 체질이나 증세에 따라 약의 복용기간도 달라지기 마련이다. 급성병인 경우에는 적은 양의 약으로도 며칠 내에 효과를 볼 수 있지만, 장기간 앓던 만성병은 그만큼 약의 복용기간도 길어지는 것이 보통이다.

한방약은 환자의 여러 증세와 체질적 특성 등을 충분히 고려하여 종합적으로 조제되는 약이므로 환자의 어떤 특정한 병뿐만 아니라 다른 잔병, 또는 허약한 내장 기능 등을 서서히 회복시키며 치료하는 특징이 있는 것이다.

그러므로 한방약을 복용한 후 당장 효과가 나타나지 않는다고 해서 걱정하거나 초조해 할 필요는 없다. 그러나 한달 이상 장기간 복용해도 아무런 효과가 나타나지 않거나 부작용이 생길 경우 등에는 쓰던 약을 중단하고, 한방의와의 상의를 통해 적절한 약으로 바꿔 써야 한다.

약이 환자의 체질에 맞지 않거나 환자의 체질과 증세에 맞는 약이라 하더라도 일시적으로 설사나 중독현상, 복통 같은 부작용이 나타날 수도 있기 때문이다.

때로는 환자 자신이 한방의가 처방해 준 약 이외에 임의로 다른 약재를 구입하여 먹거나 체질에 맞지 않는 음식을 잘못 먹고 부작용을 일으키는 경우도 있다.

예를 들어, 비위(脾胃)의 기능이 허약하고 냉한 소음인이 냉면·맥주·냉음료 같은 찬 음식을 잘못 먹거나, 비위에 항상 열이 있는 소양인이 그의 체질에 맞지 않는 인삼, 꿀 따위를 잘못 먹거나, 체질적으로 혈압이 높은 편이고 심장의 기능이 약한 태음인이 달걀이나 기름진 음식을 잘못 먹는 경우 등이 이에 속한다.

또 환자가 의사의 지시에 따르지 않고 정신적·육체적 과로, 과도한 성생활, 폭음폭식, 무절제한 생활, 신경과민, 분노, 음주, 흡연 등을 하거나 약을 불규칙하게 복용하고 약을 자주 바꿔 쓰는 경우에도 병의 치료가 더디게 되는 만큼 환자는 약을 올바른 방법으로 복용하는 한편 의사의 지시에도 절대 따를 필요가 있다.

건강 · 장수비법

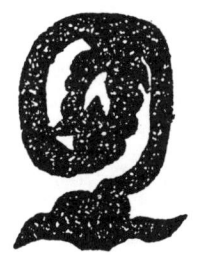

건강 · 장수 비법(祕法)

* 누가 어떤 병에 잘 걸리나

'우리 집안엔 위장병 환자가 특히 많은 것 같아요. 아버지와 삼촌들도 위장병으로 고생하셨는데, 저도 늘 소화가 안되고 속이 더부룩하거든요', '저도 그렇지만, 우리집 애들은 툭하면 피부병에 걸려요. 혹 유전이 아닌지 모르겠어요?'

늘상 환자를 대하다 보니 이런 말을 자주 듣게 된다. 유난히 자기 집 식구는 위장병이나 간장병, 혹은 피부병 등에 잘 걸리는데 혹 유전은 아니냐는 질문이다.

물론 병 자체가 유전하는 경우도 있다. 그러나 유전병이 아닌 경우에도 집안에 따라 잘 걸리는 질병이 있고, 잘 걸리지 않는 질병이 있다는 사실을 놓고 볼 때 반드시 유전때문이라고는 볼 수 없다.

오히려 체질, 음식물, 환경 등에 원인이 있는 경우가 더 많다. 특히 병에 대한 체질적 소인(素因)이 문제가 되는데, 임상(臨床)에서의 체험에 의하면 질병 발생의 원인으로서 여러 가지 병적 요인 외에도 체질이 중요한 원인이 되는 경우를 자주 보게 된다.

즉 질병 자체는 유전하지 않는 경우라 하더라도 체질이 유전함으로써 한가족이나 한집안에서 똑같거나 유사한 질병에 잘 걸리는 것을 흔히 보게 되는 것이다.

부모 중에 폐가 약하다든지 위장이 나쁜 사람이 있으면, 그 자녀들도 그 영향을 받아 호흡기 질환이나 소화기 질환을 만성적으로 앓는 경우가 많다는 사실이 이를 잘 입증해 준다.

　이와는 반대로 어떤 집안의 사람들은 어떤 특정한 질병에 잘 걸리지 않는 경우를 볼 수 있다. 예를 들어 독감이 유행할 때에도 독감에 전혀 걸리지 않는 집안이 있는가 하면, 폐결핵이나 위장병 같은 질병에 잘 걸리지 않는 집안도 있다.

　결국 체질에 따라 잘 걸리는 병과 잘 걸리지 않는 병이 있다는 얘기가 되며, 한방에서 환자의 체질이나 개인차를 중요시 하는 것도 이러한 이유에서다.

　사상의학(四象醫學)에서는 사람을 체질적 특성에 따라 태양인(太陽人)·태음인(太陰人)·소양인(小陽人)·소음인(小陰人)의 네 가지로 구분하고 있는데, 체질적으로 다른 사람들보다 허약한 장기(臟器)의 특성에 따라 태양인은 간장형(肝臟型), 태음인은 소화기형과 심장병의 두 가지, 소양인은 신장형(腎臟型), 소음인은 소화기형으로 다시 설명하고 있다.

　즉 체질적으로 간장의 기능이 약한 태양인은 간장 질환에, 체질적으로 폐와 심장의 기능이 약한 태음인은 호흡기 질환과 심장 질환에, 체질적으로 신장의 기능이 약한 소양인은 신장 계통의 질환에, 그리고 체질적으로 위장의 기능이 약한 소음인은 소화기 질환에 각각 잘 걸린다는 얘기다.

　체질적으로 각기 약한 부위가 곧 발병의 근원지가 되는 셈이다.

　필자의 임상경험을 통해 보더라도 이것은 대체로 일치하는 경향을 보인다. 그 예로 폐와 심장이 약한 태음인은 급성 폐렴·기관지염·천식 등과 심장병·고혈압·중풍 등에 잘 걸리고, 신장의 기능이 약한 소양인은 신장염·요도염 등에 잘 걸릴 뿐만 아니라 정력부족을 호소하는 경우가 많으며, 위장의 기능이 약한 소음인은 각종 위장병으로 고생하는 경우가 많다. 그리고 간의 기능이 약한 태양인은 간장 장애로 흔히 고생한다.

태음인은 또 기관지염·천식 등과 같은 호흡기 질환과 습진·종기·두드러기·알레르기와 같은 피부 질환, 대장염·치질·변비 같은 대장 계통의 질병에도 잘 걸린다. 뿐만 아니라 노이로제 환자의 70~80%는 태음인이라고 할 만큼 노이로제에도 약하며, 여름철에 감기에 잘 걸리는 사람도 대개는 태음인이다.

태음인이 이처럼 호흡기 질환과 피부 질환에 약한 것은, 천부적으로 허약한 폐와 대장의 예속기관인 피부와 코가 약하기 때문이며, 체질적으로 땀을 많이 흘리는 것도 그 원인이 된다.

또한 대장 계통의 질병에 잘 걸리는 이유는, 대장이 원래 폐에 예속된 기관이므로 폐가 약한 태음인은 자연 대장도 약하기 때문이다.

그리고 노이로제에 잘 걸리는 까닭은, 태음인의 약한 심장 기능과 한가지 일에 대해 생각이 깊은 태음인의 성격탓이라고 볼 수 있다. 즉 한방에서는 심장이 순환계 기능은 물론 뇌의 정신중추의 작용까지 통털어서 하는 걸로 보는데, 가뜩이나 심장이 약한 태음인이 신경을 많이 씀으로써 노이로제를 유발할 수 있는 것이다.

한가지 특이한 것은 선천적으로 간기능이 왕성한 태음인에게서 간장 질환을 종종 볼 수 있다는 것과 비교적 위장 기능이 좋으면서도 위염이나 위궤양 같은 위장 질환에 의외로 잘 걸린다는 사실이다. 그러나 이것은 그 원인이 후천적인 데 있다고 봐야 한다.

즉 타고난 호연지기(浩然之氣)에다 성격상 규칙적인 생활을 하지 못해 폭음폭식을 일삼은 결과 간과 위의 기능이 손상된 것이라 할 수 있다.

소양인은 선천적으로 신장이 약한 체질이므로 비뇨생식기가 약하고 정력 부족인 경우가 많다. 따라서 신장염·방광염·요도염·조루증·불임증 등 신장이나 신장의 예속기관인 방광 계통의 질병에 잘 걸린다.

또한 허리가 약해 요통으로 고생하는 수가 많으며, 늙으면 쉽게 허리가 굽는다. 그리고 만성적인 신장 질환이나 성적 과로, 또는 조급한 성격 등으로 인해 협심증 같은 심장 질환에 걸리는 수도 있다.

뿐만 아니라 꿀이나 인삼 같은, 소양인 체질에 맞지 않는 음식을 먹었을 경우에 얼굴이 충혈되고 가슴이 답답해지며, 피부발진이 돋기도 한다. 게다가 비위(脾胃)에 열이 있어 변비가 되고 속이 쓰리기도 하며, 주하병(注夏病 : 봄타는 병)에도 잘 걸린다.

또 체질적으로 간의 기능도 그다지 좋은 편이 못되므로 간장 질환에 걸릴 우려도 있다.

반면에 소양인은 선천적으로 비위의 기능이 왕성하기 때문에 위장병에는 강한 체질이다. 그러나 성격이 급해 음식을 빨리 먹고 자기 몸을 잘 돌보지 않는 기질이 있어 의외로 위장 질환에 걸리는 수도 있다.

필자의 경험을 토대로 한가지 사족(蛇足)을 단다면, 소양인은 원래 눈이 좋은 편이라서 '안경쓴 소양인'은 그다지 많지 않다는 사실이다.

소음인은 대체로 병이 많은 체질이라고 할 수 있다. 늘상 몸이 아프다며 얼굴을 찡그리고, 병원과 약국 출입을 많이 하는 사람들 중에는 소음인이 가장 많다고 볼 수 있다. 그러나 소음인은 고혈압이나 중풍 등으로 갑자기 쓰러지는 경우는 드물며, 잔병치레를 오랫동안 계속하는 경우가 많다.

특히 소음인은 체질적으로 약한 위를 지니고 있으므로 소화불량성

위염, 위하수증, 위산과다증, 상습 복통 등의 급·만성 위장병에 잘 걸리며, 위가 항상 냉하기 때문에 찬것을 먹으면 이내 설사를 한다.

또한 작은 일에도 늘 마음을 끓이고 불안정한 마음을 가지므로 우울증이나 신경성 질환에도 잘 걸린다.

게다가 땀을 흘리면 쉬 몸이 약해지며, 더위에도 약하다. 그리고 수족냉증이 있으며, 차멀미도 자주 한다.

대신 신장 기능이 좋으므로 비뇨생식 기능이 좋고, 정력도 왕성하다. 또한 하체와 허리가 튼튼하여 늙어도 꼿꼿한 모습을 유지할 수 있으며, 몸이 비만하지 않아 고혈압·당뇨병 등 각종 성인병에도 잘 걸리지 않는 편이다.

간장 질환의 가장 큰 피해자는 태양인이라고 할 수 있다. 원래 허약한 간기능을 지니고 태어났기 때문에 남들보다 술을 덜 마시고 담배를 덜 피워도 간장이 상할 염려가 많다.

태양인은 대체로 생생하고 담백한 음식을 좋아하는 경향이 있지만, 맵고 열이 많은 음식을 오래 먹게 되면 위를 상해 소화불량이 되고, 식도경련증이나 식도협착증같은 병에 걸리게 된다.

또한 하체와 허리가 약해 장시간 앉아 있거나 오래 걷지를 못하며, 분노를 잘 느끼므로 피가 뇌로 몰려 얼굴이 붉어지고, 심하면 머리가 아프며 귀가 울리기도 한다.

여자인 경우에는 자궁 발육이 잘 안되어 불임증이 되기도 하며, 안질에 잘 걸리는 것도 태양인이다.

이처럼 체질에 따라 잘 걸리는 병과 잘 걸리지 않는 병이 있는 만큼, 특히 자신의 체질에서 발병률이 높은 병에 대한 대비가 필요하게 된다. '적을 알고 스스로를 알면 백전(百戰)이 위태롭지 않다'는 《손자병법(孫子兵法)》의 명언처럼, 자신에게 다가올 병이 무엇인지를 미리 알아 이에 대한 예방을 철저히 한다면 건강은 보장될 수 있기 때문이다.

체질에 따라 잘 걸리는 병을 정리해 보면 다음과 같다.

1. 태양인

간장 질환 · 소화불량(신트림) · 식도경련증 · 식도협착증 · 각약(脚弱) · 상기(上氣) · 불임증 · 안질 등.

2. 태음인

급성 폐렴 · 기관지염 · 천식 · 심장병 · 고혈압 · 중풍 · 습진 · 종기 · 두드러기 · 알레르기 · 대장염 · 치질 · 변비 · 노이로제 · 감기 · 맹장염 · 장티푸스 · 가스 중독 · 황달 · 문둥병 등.

3. 소양인

신장염 · 방관염 · 요도염 · 조루증(정력부족) · 불임증 · 상습요통 · 협심증 · 주하병(봄타는 병) 등.

4. 소음인

소화불량성 위염 · 위하수증 · 위산과다증 · 상습복통 등의 급 · 만성 위장병, 우울증 · 신경성 질환 · 수족냉증 · 차멀미 · 더위 타는 병 · 설사 · 외한증(畏寒症 : 추위타는 병) 등.

* 야윈 쥐가 살찐 쥐 조상(弔喪)간다

살이 찐 사람은 웬지 듬직하고 믿음성이 있어 보이며, 또 건강해 보인다. 그래서 살이 찐 사람을 가리켜 흔히 '사장감'이니 '부자집 맏며느리감'이니 하고 부르고, 예전에는 살이 찐 사람을 은근히 부러워하는 사람도 많았다.
 그러나 요즘에는 살이 찐 사람을 부러워하기는커녕 오히려 동정하는 사람들이 많다. 그리고 너나 할 것없이 살이 자꾸 찌는 것을 걱정하며 싫어한다. 심지어 살이 찐 사람은 구박(?)마저 당하고 있다. 미국에서는 기준치 이상으로 살이 찐 사람은 영관급 장교에서 장군으로 승진할 수 없다고 하며, 얼마 전에는 한국의 어린이를 입양하려던 어느 호주인 부부가 호주의 관계기관으로부터 너무 뚱뚱하여 어린이를 입양할 자격이 없다고 거절당했다는 신문보도도 있었다.
 이런 것들은 모두 살이 찐 사람은 마른 사람보다 활동력이 둔하고 병에 잘 걸리며 일찍 죽을 염려가 있기 때문이다. '야윈 쥐가 살찐 쥐 조상(弔喪)간다'는 미국 속담이 나온 것도 바로 이런 이유에서다.
 기실 우리는 주위에서 몸집이 좋고 건강해 보이던 사람이 갑자기 병에 걸리거나 병으로 일찍 사망하는 경우를 종종 볼 수 있다. 이와는 반대로 몸이 마르고 약해 보이는 사람이 의외로 건강하고 오래 사는 것도 곧잘 보게 된다. '아니, 엊그제까지만해도 멀쩡하던 사람이 갑자기 죽다니?', '저 사람, 약골이라서 일찍 죽을 줄 알았더니 그게 아냐. 명(命)이 꽤 길고 보기보담 건강해'하는 얘기를 심심찮게 보고 듣게 되는 것이다.
 살이 찌게 되는 원인은 과음·과식·운동부족 등으로 체내의 칼로리 소모량보다 공급량이 더 많아질 때 생기는 경우가 많다. 또 내적인 불균형으로 오기도 하며, 내분비 계통의 이상으로 오기도 한다. 또 체질과도 관련이 있어 부모 중에 살이 찐 사람이 있으면 그 자녀 중에는 살이 찌는 사람이 많다.
 살이 찌게 되면 처음에는 혈색도 좋아지고 탐스러워 보인다. 그러나 살이 더욱 찌게 되면 목이 굵어지고, 가슴과 허리 둘레가 넓어지면서 배가 나오고, 엉덩이도 살이 쪄서 크게 된다.

　이렇게 되면 몸이 피로하고 호흡이 가빠지며 요통·사지통(四肢痛)이 생기고, 피부에서는 피지(皮脂)나 땀이 많이 나오게 되며 습진·두드러기·땀띠 같은 피부병이 생긴다. 가벼운 운동에도 이내 숨이 가빠진다.

　또 과음과식으로 인한 위장질환과 변비가 생기고, 간에도 지방질이 축적되어 간장 질환이 오기 쉬우며, 생식기능도 저하된다.

　때로는 신경통·근육통이 나타난다. 뿐만 아니라 땀이 많이 나게 되면 수분의 소비가 많아지고 심장은 쓸데없이 일을 해야 하기 때문에 과로하게 된다. 그리고 필요 이상으로 살이 찌게 되면 심장질환·고혈압·당뇨병·동맥경화증 등의 유인(誘因)이 되는 수가 많다. 결국 비만은 성인병을 비롯한 각종 질병을 일으키는 주요 원인이 된다.

　사상인 중에서는 태음인이 체질적으로 살이 잘 찌는 편이고, 따라서 태음인 중에는 몸이 비대한 사람이 많다. 또한 태음인은 기질적으로 과음과식을 하고 식성이 좋아 대식가가 많으며 게으른 면이 있어 운동부족인 경우도 많아 살이 잘 찐다.

　게다가 태음인은 채식보다는 육식을 즐기는 경향이 있으며, 선천적으로 폐와 심장, 대장의 기능마저 약하다.

　그러므로 태음인은 다른 체질의 사람에 비해 심장병·고혈압·동맥경화증 등의 각종 비만성 질병에 잘 걸리게 된다. 태음인이 일반적으로 얼굴이 불그스름하며 숨이 가쁘고 땀을 많이 흘리는 증세가 있다는 것과 심장병·고혈압 등의 병세가 이와 아주 유사한 점이 많다는 사실만 놓고 보더라도 태음인이 얼마나 이들 질병과 가까이 있는지를 알 수 있다.

　그렇다고 심장병·고혈압 등의 질병이 태음인만의 전유물이라고는 말할 수 없다. 다른 체질의 사람들에게서도 이러한 질병은 얼마든지 볼 수 있으며, 특히 몸이 비대하지 않은 소양인에게서도 이러한 질병은 흔히 나타난다. 그래서 간혹 몸이 비대하지 않은 소양인에게 심장질환이라는 진단을 내리게 되면, '심장에 이상이 있다뇨? 난 살도 찌지 않았는데……'하고 반문하는 경우를 종종 볼 수 있다. 그러나 이것은 하나만 알고 둘은 모르는 데서 나온 소치다.

한의학적인 견지에서 볼 때 신장과 심장은 서로 밀접한 관련이 있어, 선천적으로 신장 기능이 약한 소양인이 만성적인 신장 질환이나 성적 과로 등으로 인해 신장의 기능이 더욱 약해질 경우 협심증 같은 심장 질환이 생기는 것이다.

그렇다면 어떻게 해야 만병의 근원이 되고 수명까지도 단축시키는 비만증을 예방하고 치료할 수 있을까.

만일 비만증의 원인이 어떤 다른 병에 있다면 그 원인이 되는 병부터 치료해야 한다. 예를 들어 월경장애와 더불어 갑자기 살이 찌는 경우가 있는데, 이럴 때에는 비만증의 원인이 된 월경장애부터 치료해야 하는 것이다.

또 당뇨병의 초기에는 살이 찌는데, 이럴 때 역시 신속히 당뇨병 치료를 해야만 살도 찌지 않고 건강도 지킬 수 있게 된다.

그러나 비만의 원인이 과도한 영향섭취와 운동부족에 있는 경우가 많은 만큼 이럴 때에는 적절한 식이요법과 알맞은 운동을 통해 비만을 막아야 한다. 물론 살이 찌느냐 살이 찌지 않느냐 하는 것은 단순히 먹는 음식의 양에 의해 좌우되는 것이 아니라 칼로리의 공급·소모량에 따른 밸런스에 의해서 결정되는 것이기 때문에 아무리 많은 음식을 먹는다 해도 신체 안에서 사용되는 칼로리의 양이 많으면 살이 찌지 않는다.

반면 음식은 별로 많이 먹지 않더라도 신체 안에서 소모되는 칼로리의 양이 적으면 피하에 지방이 저장되어 살이 찌게 된다.
　신체에 남는 칼로리의 양을 줄여 살이 찌지 않기 위해서는 우선 먹는 음식의 양부터 줄여야 한다. 특히 지방질이 많은 고기 종류의 음식을 피하고, 음료도 될 수 있는 한 제한하며, 맥주나 주류는 금하는 것이 좋다. 그러나 갑자기 음식의 양을 줄이는 것은 좋지 않으며, 설사제 같은 것을 함부로 사용해서도 안된다.
　대신 신체활동에 필요한 단백질이나 비타민 등은 적당히 취해야하므로 생선·과일·야채 등을 적당량 먹도록 한다. 또한 가급적 염분이 적게 든 음식을 먹는 것이 좋다.
　음식 절제와 함께 적당한 운동을 해야 되지만, 갑자기 운동을 심하게 하는 것은 좋지 못하다. 특히 살이 찐 사람은 심장에 무리가 가지 않도록 가벼운 운동부터 시작해 조금씩 운동량을 늘려 가야 한다.
　운동도 근육을 단련시키는 역기나 아령운동 같은 것보다는 몸전체를 움직여서 체내의 에너지를 소모시키는 운동이 좋다. 걷기운동·줄넘기·체조 등을 매일 일정량 이상 해야 효과가 있다.
　하루에 30분 이상 산책하거나 방안이나 사무실 같은 곳에서도 틈나는대로 팔운동·허리운동·팔굽히기운동 등을 꾸준히 계속한다면 피로도 풀고 일의 능률을 올리는 효과도 있을 것이다. 운동은 특히 아침 일찍이나 저녁식사 전의 공복시에 하는 것이 좋다.
　운동을 하게 되면 식욕이 더욱 증가하여 자칫 음식 절제가 어려워진다. 그러나 처음 얼마동안만 의지로써 이를 극복해 내면 그후에는 음식 절제가 한결 쉬워진다. 그렇다고 식욕을 감퇴시키는 약을 함부로 복용해서는 안된다.
　특히 요즘에는 어린이의 비만증이 상당히 많은 편인데, 어린이의 비만증 원인은 단순한 과식 외에도 가정문제·학습문제·교우문제 등에 따른 욕구불만 해소책으로 과식한 것이 원인이 되는 경우가 많으므로 강제로 음식만 절제시키는 것은 좋지 못한다.

이런 어린이에게는 부모가 비만을 촉진시키는 음식을 먹지 않도록 식단을 통해 자연스럽게 유도하고, 운동을 많이 할 수 있도록 이끄는 방법 외에도 욕구불만의 원인을 찾아 제거시켜 주는 것이 바람직하다.

또 이런 어린이에게는 음식 절제를 시키면서도 부모나 다른 식구들이 그 어린이가 보는 앞에서 과식하거나 살이 찌는 음식을 먹는 것도 좋지 못하다.

비만증의 예방 및 치료는 비만증인 당사자 외에도 가족 등 주위 사람의 도움이 절대 필요한 것이다.

이밖에도 비만증의 예방 및 치료법으로 온천요법이나 발한요법(發汗療法) 등을 병행해서 실시하면 더욱 효과적이다. 그러나 이때에도 살이 찐 사람, 특히 심장 질환이 있는 사람은 조심해야 된다. 아무리 '먹는 재미가 사는 재미'라고 하지만, 그 달콤한 '먹는 재미' 속에는 목숨을 위협하는 무서운 질병이 복병처럼 숨어 있다는 사실을 잊지 말아야 할 것이다.

* 체질에 따른 식사법

우리는 잔칫집과 같은 일정한 장소에서 여러 사람이 똑같은 음식을 함께 나누어 먹고 나서, 어떤 사람은 아무렇지도 않은데 반해 어떤 사람은 식중독이나 설사, 혹은 두드러기 같은 몸의 이상을 일으키는 경우를 종종 보게 된다.

또 돼지고기만 먹으면 체하는 사람이 있는가 하면 쇠고기만 먹으면 감기 기운이 든다는 사람도 있다. 그리고 어떤 어린이는 고구마를 먹으면 소화도 잘되고 살도 토실토실하게 찌는데, 또 어떤 어린이는 고구마를 먹기만 하면 체하거나 설사를 하는 경우도 있다.
 왜 이 같은 현상이 일어나는 것일까. 단순히 그것을 먹은 사람의 신체기능이 약화되어 있기 때문이거나 우연히 나타난 현상일까.
 물론 신체 기능의 약화, 혹은 병에 걸렸을 경우에도 이러한 현상이 나타날 수는 있다. 그러나 건강한 사람 중에도 이러한 현상이 확실히 나타나고 있는 사실로 미루어, 원인은 보다 다른 곳에 있다고 보는 것이 타당하다. 즉, 일련의 이러한 현상은 모두 체질과 맞지 않는 음식을 먹은 결과에서 초래된 일종의 부작용이라는 사실이다.
 한방에서는 사람의 체질과 약재와의 관계뿐만 아니라 체질과 음식물과의 관계 역시 중요시 한다. 인삼이나 부자(附子) 같은 좋은 약재도 써야 할 체질이 있고 써서는 안될 체질이 있는 것과 마찬가지로, 체질에 따라 적합한 음식이 있고 적합하지 못한 음식이 있다고 보는 것이다.
 따라서 몸에 맞는 음식은 최상의 보약이 되겠지만, 몸에 맞지 않는 음식은 독이 되어 발병(發病)을 유인하고, 병을 악화시키는 무서운 결과를 가져오게 된다. 그러므로 우리는 각 음식이 지닌 약물학적 특성과 체질과의 적합 여부를 살펴, 이를 실생활에 적용할 필요가 있다.
 사상의학적인 측면에서 볼 때 소음인은 신대비소(腎大脾小), 즉 신장의 기능은 왕성하나 소화 기능이 약하고 냉성체질이므로 소화가 잘 안되는 식품이나 냉성식품은 피해야 한다.
 돼지고기와 같이 냉성식품일 뿐만 아니라 소화가 잘 안되는 식품은 먹지 말아야 하는 것이다.
 흔히 참외나 수박, 오이 같은 냉한 과일을 먹고 나서 설사를 자주 하거나 감기에 잘 걸리는 사람을 보게 되는데, 이런 사람은 대개 소음인이다.

냉한 과일이 소음인의 냉한 소화기관을 더욱 차갑게 만들어 나타나는 현상이다. 맥주나 차가운 음료수를 많이 마시고 나면 으레 설사를 하는 사람은 자신의 체질을 일단 소음인으로 생각해 볼 수 있다.

따라서 소음인은 소화가 잘되고 몸을 덥게 해주는 온성(溫性) 식품을 선택해 섭취하는 것이 좋다. 고기라면 소화도 잘되고 몸도 덥게 해주는 개고기·닭고기·염소고기 같은 것이 좋을 것이고, 채소류라면 파·마늘·홍당무·후추·쑥 등이 좋을 것이며, 생선류로는 뱀장어·미꾸라지·고등어 같은 것이 몸에 이롭다.

소양인은 체질적으로 위의 기능이 왕성하므로 어떠한 음식이든 잘 소화시키는 편이다. 음식을 많이 먹거나 돼지고기와 같이 소화가 잘 안되는 음식을 먹고도 끄덕없이 소화시키는 체질이다.

소화가 안돼 고민하는 사람을 보면, '왜 소화가 안된다는지 모르겠군' 하며 고개를 갸우뚱거리는 사람이 바로 소양인인 것이다.

간혹 서릿발 같은 찬바람이 몰아치고 얼음이 꽁꽁 언 겨울에도 냉면 같은 차가운 음식을 즐겨 찾고, 입이 시리도록 차가운 냉수만을 벌컥벌컥 들이키는 사람을 보게 되는데, 이런 사람들 중에는 소양인이 가장 많다.

몸안에 항상 열이 있는 체질이기 때문에 이 열을 식히기 위한 자연적인 생리현상이며, 실제로 소양인은 더운 음식보다는 생냉(生冷)한 음식을 더 좋아한다. 그리고 생냉한 음식은 소양인의 열을 식혀주는 역할을 하기 때문에 몸에 유익하다.

반면 소양인에게는 몸의 열을 높여 주는 기름진 음식은 좋지 않다. 개고기·닭고기도 좋지 않으며, 꿀·인삼·땅콩·엿 같은 것도 좋지 않다.

필자도 여러 번 목격한 일이지만, 인삼이나 꿀이 몸에 좋다고 하여 무턱대고 먹고 나서 혼이 나는 사람이 있다. 갑자기 얼굴이 충혈되고 가슴이 답답해지며 온몸에 열이 날 뿐만 아니라 피부에 발진이 돋기도 한다.

이것은 자신의 체질을 모르고, 자기 체질에 적합하지 않은 음식을 무비판적으로 먹은 데서 생겨난 현상이다. 몸에 열이 많은 소양인이 몸의 열을 더욱 높여 주는 음식을 먹었으니, 불길 속에 기름을 끼얹은 격이나 다름없는 것이다.

인삼이나 꿀은 분명 몸에 좋은 식품이지만, 냉한 체질의 소음인에게 특히 적합한 식품이라는 사실을 알아야겠다.

소양인에게 적합한 음식으로는 돼지고기·달걀이 가장 좋고, 해산물로는 굴·해삼·새우·전복·게 같은 것이 좋다. 그리고 과실류로는 수박·참외·포도 등이 가장 좋으며, 당분으로는 맥아당이 적합하다.

곡물류 중에서는 보리·팥·녹두·피·메밀 등이 좋으며, 채소류로는 배추·호박·가지·오이 등이 좋다.

소양인과 마찬가지로 태양인도 더운 음식보다는 생냉한 음식을 좋아하며, 특히 담백한 음식을 좋아하는 경향이 있다. 그리고 태양인 체질에는 담백한 음식, 지방질이 적고 자극성이 없는 음식, 특히 야채류가 좋다.

만일 태양인이 맵고 열이 많은 음식을 많이 먹게 되면 위를 상하거나 식도경련, 혹은 식도협착증 같은 병에 걸리게 된다. 또한 조기를 먹으면 전신위화감이 생길 수 있고, 무우를 많이 먹으면 소화불량이 될 수도 있다. 쇠고기나 설탕 등도 별로 좋지 않다.

특히 태양인은 간기능이 허약하므로 지나친 영양섭취는 오히려 간에 부담을 주게 되어 나쁜 결과를 초래한다.

태양인에게 적합한 음식으로는 특히 메밀이 좋고, 야채류는 모두 좋으며, 해산물로는 새우·조개·굴·전복 등이 좋다. 그리고 과실류로는 포도·감(건시)·앵두·모과 등이 적합하다.

　태음인은 대체로 몸이 비대한 편이므로 고혈압이나 심장질환, 중풍 등을 초래할 수 있는 음식은 피하는 것이 좋다. 계란·닭고기를 많이 먹으면 고혈압·심장마비·중풍·담석증·노이로제 등을 유발할 수 있고, 돼지고기를 많이 먹으면 고혈압·신경통·심장질환·감기·기침 등이 생길 수 있다.

　또 개고기나 염소고기 등을 많이 먹게 되면 전신위화감·번열(煩熱)·치질·종기 등으로 고생할 우려가 있다. 그리고 배추나 사과는 기침과 설사를 일으킬 수 있다.

　따라서 태음인은 고혈압·중풍·심장질환 같은 병을 예방할 수 있는 음식이나 허실한 폐의 기능을 보호해 줄 수 있는 단백질 식품을 많이 먹는 것이 바람직하다. 고기류로는 쇠고기가 가장 좋으며, 생선류도 담백한 것이라면 다 좋다.

　과실류로는 배·밤·호두·은행 등이 좋으며, 야채류로는 무우·도라지·연근·토란·마(山藥) 등이 좋은데, 이러한 것들은 태음인 병의 약재로도 많이 쓰인다.

　또한 설탕도 약으로 쓸 수 있어, 소화가 잘 안되는 태음인은 설탕물을 마시면 유효하다.

　곡물류로는 밀·콩·율무·수수·찹쌀 등이 좋으며, 밀가루 음식과 두부·콩나물·콩비지와 같은 단백질이 많은 식품도 태음인 체질에 알맞다. 해산물로는 김·미역 등이 좋으며, 민물고기인 잉어도 적합한 식품이다.

　특히 태음인의 설사에는 찹쌀로 만든 인절미와 찹쌀죽이 탁월한 효능을 발휘한다(〈설사병〉 참조).

　식약일체(食藥一體, 음식이 곧 약)란 말도 있지만, 음식은 체질에 맞게 잘만 먹으면 이처럼 훌륭한 약이 될 수 있다. 그러나 이와는 반대로 음식을 잘못 먹거나 과식, 또는 체질에 맞지 않는 음식물을 오래 먹게 되면 건강이 나빠지고 나아가서는 병까지 생기게 된다. 그러므로 영양가가 많고 몸에 좋은 식품이라고 해서 무조건 먹을게 아니라 자신의 체질에 맞는 것인지를 면밀히 살펴보고 난 연후에 비로소 먹는 것이 보다 현명할 것이다.

각 음식물의 온(溫)·열(熱)·냉(冷)·한(寒)과 기(氣)·미(味)를 참작하고 조상들의 오랜 경험을 토대로 하여 작성된 사상인(四象人) 각 체질의 적합한 음식과 부적합한 음식을 분류해 보면 다음과 같다.

1. 태양인

☐ 적합한 음식
- 해류(海類) : 새우·조개·굴·전복·소라·홍합·문어·뱅어·오징어·붕어 등
- 과실류 : 포도·감(건시)·다래·앵두·모과 등
- 곡물류 : 특히 메밀이 좋고, 야채류는 모두 좋으나 가급적 지방질이 적은 것이 좋다.
- 기타 : 더운 것보다는 생냉하고 담백한 음식이 좋으며, 맵고 열이 많은 음식은 피하는 것이 좋다.

☐ 부적합한 음식
- 쇠고기·설탕·무우·조기 등

2. 태음인

☐ 적합한 음식

- 어육류(魚肉類) : 쇠고기가 특히 좋고, 오징어·잉어 등과 담백한 생선류는 모두 좋다. 해조류로는 미역·김 등이 적합하다.
- 과실류 : 배·밤·호도·은행·감·살구·자두·복숭아 등
- 야채류 : 무우·도라지·고사리·연근·호박·마[山藥]·토란·송이·더덕·고구마 등
- 곡물류 : 밀·콩·율무·찹쌀·수수·들깨·낙화생 등
- 기타 : 단백질이 많은 음식이 좋으며, 밀가루 음식과 두부·콩나물·콩비지·흑설탕 등이 좋다.

2) 부적합한 음식
- 계란·닭고기·개고기·염소고기·돼지고기·배추·사과 등

3. 소양인

□ 적합한 음식
- 어육류 : 돼지고기·계란이 가장 좋고, 오리고기도 좋다. 해류로는 굴·해삼·게·새우·전복·가물치·북어·자라·우렁이 등이 좋다. 그러나 기름기가 많은 것은 좋지 않다.
- 과실류 : 수박·참외·포도 등이 가장 좋고, 사과·딸기·토마토 등도 좋다.
- 야채류 : 오이·배추·가지·호박·감자·우엉·상치·미나리 등
- 곡물류 : 보리·팥·피·녹두·참깨·메밀·좁쌀 등
- 기타 : 당분으로는 맥아당이 좋다.

□ 부적합한 음식
- 닭고기·쇠고기·개고기·우유·엿·꿀·인삼·낙화생 등

4. 소음인

□ 적합한 음식
- 어육류 : 닭·양·개·염소·노루·토끼·꿩·참새고기 등과 명태·고등어·미꾸라지·뱀장어·가자미·새우·조기·북어·쏘가리·숭어 등이 다 좋다.
- 과실류 : 대추·사과·귤·복숭아 등
- 야채류 : 냉이·당근·미나리·시금치·양배추·쑥갓·감자·파·마늘·후추·생강·아욱·부추 등
- 곡물류 : 멥쌀·좁쌀·차좁쌀 등
- 기타 : 엿·꿀·인삼 등

□ 부적합한 음식
- 메밀·배추·배·수박·참외·오이·고구마·밤·호두·녹두·보리·팥·우유·돼지고기·쇠고기 등

* 체질과 성격

한방의 사상의학에서는 사람의 체질을 크게 네 가지, 즉 태양인(太陽人)·태음인(太陰人)·소양인(小陽人)·소음인(小陰人)으로 구분하고 있고, 각 체질마다 독특한 기질(성격)이 있는 것으로 보고 있다.

물론 복잡다양한 인간의 체질 및 기질을 단지 네 가지로 구분한다는 것은 어려운 일이며, 좀 모순된 것처럼 보일지도 모른다. 그러나 사상의학의 창시자 이제마(李濟馬)는 자신의 오랜 경험과 연구, 임상적 체험, 통계를 토대로 사람의 체질에 따라 독특한 기질이 있음

을 발견해냈고, 실제로도 우리나라 사람들은 대체로 이 범주에 속하고 있음을 알 수 있다.

체질에 따른 기질적 특성의 분류는 단순히 분류로서만 그치는 것이 아니다. 이 같은 기질적 특성의 분류는 곧 그 사람의 체질을 파악하는 데 중요한 자료가 된다. 즉 한방에서는 환자의 기질적 특성을 통해 환자의 체질과 심리상태를 알아내는 데에 참고로 하고, 이를 다시 약재나 음식의 선택, 신체 장기의 특성 파악, 치료 등에 활용하고 있는 것이다.

뿐만 아니라 자신의 체질적 특성이나 기질적 특성을 알고 있으면 병을 예방하고 치료하는 데 상당한 도움이 되며, 나아가서는 대인관계, 성격개조 등에도 큰 도움이 된다.

사상의학에 근거한 체질에 따른 기질적 특성을 살펴보면 다음과 같다.

1. 태양인(龍의 성품)

태양인은 과단성·진취성이 강하며 목표에 대한 집념이 강하다. 또한 머리가 아주 뛰어나며 창의력이 있어 남들이 미처 생각해내지 못한 것을 잘 생각해 낸다. 재간은 사고적이나 계획성이 적다. 체계적이고 이론적인 연구보다는 순간적인 착상에 더 의존한다.

지나친 영웅심과 강한 자존심이 있어 자신만이 우월하다는 생각을 갖는 경향이 있다. 때론 의욕과잉으로 주위와 화합이 잘 안되며 독선적이라는 비난을 듣기 쉽다. 자신의 자존심은 손상당하기 싫어하면서도 남을 비난하고 공격하길 좋아하며, 심한 분노를 발하기도 한다. 하지만 자신의 목적을 위해서는 쉽게 변의하는 경향도 있다. 독립심과 자주성이 강하며 개성이 뚜렷하다. 그러나 소유욕과 독점욕이 강하며, 저돌적이고 반항적인 기질이 있다.

출세주의적인 경향이 있으며, 권력지향적 기질도 있다. 내면적으로는 낭만적이고 감상적인 경향도 있지만, 이 같은 성품은 밖으로 잘 드러나지 않는다.

태양인은 숫자적으로 상당히 적은 편이다. 만 명에 한 사람 정도로 극히 드물다. 나폴레옹·히틀러 등이 태양인에 속하는 대표적인 인물이라 할 수 있다.

천재형, 발명가, 전략가, 혁명가 기질

2. 태음인(牛의 성품)

태음인의 성격은 겉으로 보기에는 점잖고 포용력이 있으나, 음흉한 기질이 있어 좀처럼 속마음을 드러내지 않는다. 마음이 넓은 때에는 바다와 같이 넓으나 고집스럽고 편협할 때에는 바늘구멍 같이 좁다.

외곬적으로 목표를 향해 돌진하는 타입이다. 때론 뻔히 잘못된 일인 줄 알면서도 무모하게 밀고 나가려는 우둔함이 있어 마치 소와 같다고 할 수 있다.

한번 시작한 일은 끝까지 물고 늘어지는 지구력이 있어 성공하는 사람이 많다.

언행이 듬직하고 거동이 무거우며, 또한 체력이 좋아 활동적일 수도 있다. 성격이 대체로 명랑하고 너그러워 많은 사람의 추앙을 받는 인격자가 많다.

또 친근감이 있으며 서민적이고, 따뜻한 성격이다. 남들 앞에서 자신을 내세우려 하거나 잘난 척하지 않으며, 잔일에는 별로 신경을 쓰지 않는다. 그러나 마음속으로는 항상 무궁무진한 설계를 그리고, 이 설계는 객관적인 타당성이 있는 것들이 대부분이다.

자기의 주장을 말할 때에는 남들이 좋아하거나 말거나 끝까지 소신을 피력하는 끈질긴 성격이다. 얼핏 듣기에는 비논리적이며 말에 조리가 없는 것 같으나 그 나름대로는 반드시 골자가 있다. 생각해내는 시간은 남들보다 늦은 편이지만, 일단 발언을 시작하면 무게있고 폭넓은 내용의 웅변을 토한다.

제약받거나 틀에 박힌 일을 아주 싫어하며, 타인에 의해 간섭받는 걸 원치 않는다. 자주적으로 생각하고 자주적으로 행동하길 원한다.

도락을 매우 좋아한다. 갖가지 오락이나 도박 등을 즐기는 편이고 식도락가이기도 하다. 대체로 모든 일에 열심이고 부지런한 편이지만, 게으른 때에는 한없이 게으르다. 자기가 맡은 일에는 치밀성을 보이면서도 사소한 일은 곧잘 잊어버린다.

비교적 식성이 좋고 대식가가 많으나, 규칙적인 생활을 하지 못하고 기분에 따라 폭음폭식하는 일도 많다.

태음인은 만명에 5천명 꼴로 비교적 많은 편이며, 호걸형·낙천가·겁장이·사업가·정치가 기질이다.

3. 소양인(馬의 성품)

담백하고 대쪽 같은 성품이며, 비판적이고 감정을 숨기지 못한다. 솔직하여 마음속에 있는 것을 쉽사리 다 털어놓으며, 이해관계에 따라 마음이 변하지 않는다.

의분이 생길 때에는 물불을 가리지 않고 행동으로 옮기나 상대가 잘못을 뉘우칠 때에는 곧 용서한다.

다정다감하고 봉사 정신이 강해서 사람들의 호감을 얻는다. 항상 밖의 일을 좋아하고 자신이나 가정의 일을 소홀히 하는 경향이 있다. 남의 일에 희생을 아끼지 않고, 거기에서 보람을 찾으려고 한다. 욕심이 적다.
　외향적이고 일에 민첩하며, 판단력도 아주 빠르다. 순간적인 재치가 있어 임기응변에 능하다. 위급한 상황에 처했을 때에는 남들이 전혀 생각지도 못했던 기지를 발휘하기도 한다.
　그러나 계획성이 적으며, 일을 새로 만들어 내거나 개척하는 일에는 남들보다 앞장서지만 마무리 능력이 부족하다. 성질이 급하고 경박하여 무슨 일이든 빨리 시작하여 빨리 끝내려 들기 때문에 일이 거칠고 실수가 많다. 때로는 자신이 하는 일에 금방 싫증을 내기도 한다. 혹 실수가 있으면 후회가 깊어서 몸을 상하기도 하지만, 대체로 체념이 빠른 편이다.
　안정감이 없이 덤벙거리고 성질이 급하기 때문에 차분히 앉아서 하는 취미에는 별로 관심이 없고, 또 오락에도 소질이 없다. 해도 실수만 연발한다. 그리고 호색가(好色家)도 못된다.
　더운 음식을 좋아하지 않으며, 비위(脾胃)에 항상 열이 있기 때문에 겨울에도 냉수를 좋아한다.
　소양인은 만명 중에서 약 3천명 꼴 정도이며, 상인·군인·봉사자·중개인 타입이다.

4. 소음인(당나귀 성품)

　소음인은 세심하고 이해심이 있으며 서비스 정신이 있다. 자기가 맡은 일은 빈틈없이 처리를 잘하고 윗사람의 비위도 잘 맞추며 때론 아첨도 한다. 실리를 위해서는 수단과 방법을 가리지 않는 경향도 있다.
　내성적인 성격이다. 자기 분위기로만 생각하며 사색적이고 치밀하다. 머리가 총명하고 판단력도 빠르다. 겉으로는 유연한 것 같아도 속은 강하다. 활동적인 성격이 못되며 결단력도 부족하다. 실내에 들어앉아 하는 일을 좋아하며 정돈된 환경과 정결을 좋아한다.

　변화나 모험을 싫어한다. 인내심이 있고 고독에 잘 견디나, 어떠한 집단에서 외톨이가 되는 것은 내심 무척 싫어한다.

　집단의 질서나 규율을 중요시 하며 틀에 박히는 경향이 있다. 매사를 확실히 구별하려 든다. 타인에 대해서는 예의가 바르고 조심성이 있으며, 자신에게는 엄격하다. 융통성이 적다.

　작은 일에도 마음을 끓이고 늘 불안정하다. 질투가 심하며 남을 오해하길 잘하고 한번 화가 나면 쉽게 마음을 풀지 않는다. 그러나 화를 겉으로 폭발시키지 않으려는 기질이 있으며, 혼자서만 속으로 끙끙 앓는 편이다. 타산적이고 작은 손해도 보지 않으려고 하며, 남을 불신하는 일이 많고 인색하다.

　여자인 경우에는 깔끔하고 착실하며 매사에 꼼꼼하여 살림을 잘한다. 그러나 지나치게 꼼꼼하고 계산적인 것이 화가 되어 식구들과 조화를 이루지 못하는 경우도 있다.

　소음인은 만명에 약 2천명 꼴이며, 교육가·종교가·지사형(志士型)·꽁생원 타입이다.

* 인삼·녹용의 사용법

　인삼(人蔘)이나 녹용(鹿茸)은 모두 한방약의 귀중한 약재로 쓰이는 것으로서 중국 최고(最古)의 본초서(本草書)인 《신농본초경(神農本草經)》에도 진귀한 상약(上藥)으로 기록되어 있다.

　또한 인삼, 녹용은 예로부터 불로장생약이라 하여 존귀한 보혈강장제(補血強壯劑)로서 대접받아 왔다.

　아주 오랜 옛날부터 인삼은 만병(萬病)에 신비한 효험을 발휘하는 영약(靈藥)으로 평가받고 있다. 그래서 옛 의서(醫書)에도 인삼에 관한 기록이 많은데, 그중 몇 개만 살펴보면 다음과 같다.

즉 《약용식물사전(藥用植物事典)》에 '인삼은 보혈강장의 효험은 물론 병후쇠약·정력감퇴·노쇠·영양부족·위장병·신경쇠약·폐병·빈혈증·신경통·변비·감기 등과 기타 만병에 뚜렷한 효험이 있다.'

《본초강목(本草綱目)》에 '인삼은 모든 허증(虛症)과 현훈(眩暈)·두통·반위(反胃)·중풍·소갈(消渴)·하혈·혈붕(血崩)·토혈 등을 다스린다', 《보제방(普濟方)》에 '비위가 허약하고 식욕이 없을 때 생강즙과 인삼가루, 꿀을 넣고 달여 고약같이 만든 다음 미음에 타서 먹으면 좋다'는 것 등의 기록이 실려 있다.

최근에는 국내외의 많은 학자들이 인삼에 대한 연구를 활발히 진행하여 인삼의 성분 및 약효 등에 대해 많은 연구 결과가 보고되고 있다. 이에 따라 인삼의 성분 및 약효가 과학적으로도 상당히 입증되고는 있으나 아직도 인삼의 성분 및 약효 등에 대해 완전히 규명하지는 못하고 있다. 그러나 이제까지 인삼에 대해 연구, 발표된 것만 보더라도 인삼은 강심작용·건위작용·노화예방·간기능 회복작용·정력증진 작용·두뇌활동 촉진작용·조혈작용·항암작용 등을 하고, 고혈압·동맥경화·당뇨병·스트레스·갱년기 장애·냉증·알콜중독·류머티스·알레르기·피로·피부미용 등에 효험이 있는 것으로 밝혀지고 있다.

이처럼 훌륭한 약효를 지니고 있는 것이 바로 인삼인데, 인삼 중에서도 특히 품질이 가장 좋은 것은 고려인삼, 즉 우리나라 산(産) 인삼이다.

우리나라의 인삼에 대한 유래는 백제 온조왕(溫祚王) 시대에 당나라에 갔던 사신이 인삼 종자를 가져온 데에서 비롯되었다는 설(說)과, 지금으로부터 천 몇 백년 전에 전라도에서 야생 인삼의 종자를 채취하여 재배했다는 설 등 두 가지가 있다.

그러나 인삼의 약효가 인정되어 약재로 쓰이기 시작한 것은 고려 중엽부터라고 하며, 조선조 초기부터는 일반에게 널리 보급되었다고 한다.

인삼보다도 약효가 뛰어나고 값도 훨씬 비싼 것이 산삼(山蔘)이다. 산삼은 또한 그 모양에 따라 값어치가 크게 달라지는 것으로 옛날부터 사람의 모양을 많이 닮은 것일수록 영험(靈驗)이 많은 것으로 알려져 왔으며, 특히 여자의 나신(裸身) 모습을 한 동녀삼(童女蔘)이나 어린 사내아이가 발가벗고 있는 것 같은 모습의 동자삼(童子蔘)이 아주 귀한 대접을 받아 왔다.

동녀삼이나 동자삼은 부르는 게 값일 정도로 희귀한 것인데, 따라서 옛날에는 왕후나 귀족계급의 사람들 손에만 들 정도의 비싼 선약(仙藥)으로서 진가를 누렸다.

그런데 한방에서는 인삼을 그 기(氣)가 미온(微溫)·무독(無毒)하고, 미(味)는 미고(微苦)인 것으로 보며, 단미(單味)로 사용하는 예는 극히 적다. 보혈·강장제나 신경쇠약·빈혈·성욕감퇴 등의 일반 허약증에 사용되고 있는데, 인삼은 특히 오장(五臟)을 보(補)하고 정신을 안정시키고 체온조절 작용에 특효가 있으며, 비위(脾胃)의 약으로 평가받고 있다. 그리고 부자(附子)·사인(砂仁)·계지(桂枝)·백출(白朮)·천궁(川芎) 등의 약재와 마찬가지로 체질이 냉하고 비위의 기능이 약한 소음인의 약재로 주로 쓰이고 있다.

그 이유는 체질이 냉하고 비위의 기능이 약하며 대체로 몸이 허약한 편인 소음인에게 비위의 기능을 복돋아 주고 냉한 체질을 덥혀 주는 인삼이 아주 적합한 약재이기 때문이다.

뿐만 아니라 인삼에는 소음인에게 흔히 나타나는 여러 증세를 치료해 주는 탁월한 효능이 들어 있다.

그러므로 소음인이 인삼이나 인삼이 든 약을 먹게 되면 상당한 효험을 본다. 그래서 인삼을 자주 먹거나 인삼이 든 약을 먹고 난 소음인들은, '과연 인삼이 좋긴 좋은 모양이야. 인삼을 먹고 났더니 요즘은 힘이 부쩍부쩍 치솟아' 혹은 '그 약, 참 좋은데…… 그 약을 먹고 나니까 병이 싹 나았어' 하는 말들을 많이 한다.

반면 '인삼이 좋긴 뭐가 좋아? 난 인삼을 아무리 먹어도 효과가 없는 것 같아' 혹은 '어휴, 인삼 그거 먹을 게 못돼. 남들이 몸에 좋다길래 먹었더니 얼굴이 붉어지고 가슴이 답답해지는 게…… 어디 그뿐인 줄 알아? 피부에 발진까지 생겼어. 인삼이 몸에 좋다는 건 순 엉터리야'하고 말하는 사람들이 있다.

이런 사람들은 대개 소양인이다. 비위에 열이 많은 소양인에게 인삼을 자칫 비위의 열을 더욱 높여 이 같은 부작용을 초래하게 되는 것이다. 한방에서 흔히 소양인에게 처방을 내릴 때 인삼을 빼거나 인삼대신 사삼(沙蔘 : 더덕) 같은 다른 약재를 쓰는 것도 이러한 이유에서다.

녹용은 일명 녹충(鹿蟲) · 구녀춘(九女春) · 대각(袋角) · 가자용(茄子茸) · 충천실(冲天室) 등으로 불리우기도 하며, 숫사슴의 신생각(新生角)을 말한다. 즉 사슴뿔은 하지(夏至)를 전후해서 묵은 뿔이 떨어지고 새 뿔이 돋아나는데, 이때 새로 돋아난 연한 뿔을 채취하여 그늘에 말리거나 열(熱) 건조법으로 처리한 것이 바로 녹용인 것이다.

녹용의 기질(機質)은 부드러우며 연약하다. 그 속에는 피가 많이 들어 있고 표면에는 부드러운 털이 많다.

사슴털은 자라면서 가지가 생겨나고 기질도 단단해지고 그 속에 들어 있는 피의 분량도 점점 적어지며 털도 뻣뻣해지는데, 사슴뿔이 어느 정도 자라서 굳어진 것을 녹각(鹿角)이라고 한다. 그리고 뿔이 오래되어 저절로 떨어진 것을 낙각(落角)이라 부른다. 그러나 낙각은 한방에서 약재로 쓰이지 않고 있으며, 녹용과 녹각만이 약재로 쓰인다.

녹용은 특히 기질이 허약한 사람, 기력이 부족한 사람, 정력이 부족한 사람 등에게 대단히 좋은 보약이 되며, 저혈압증·고혈압증·자율신경실조증·부인병·유정(遺精)·몽설·조루증·여자의 불감증·남자의 발기불능·정신혼미·영양실조 등에 특이한 효과를 나타내고 있다. 보혈강장제로 대표적인 약이다.

기(氣)는 따뜻[溫]하고 무독(無毒)하며, 단맛과 약간 짠맛, 또는 신맛이 있다.

녹용의 성분이나 약효는 아직까지 확실히 밝혀지지 않고 있으나 그 약효가 뛰어난 것만은 사실이다. 옛 의서인《신농본초경》에도 '녹용은 붕루(崩漏)와 악혈(惡血)을 없애고 정기를 돕고 신지(神志)를 맑게 하며 치아를 발생시키는 작용을 한다'고 되어 있으며, 또《본초비요(本草備要)》에도 '녹용은 정기를 발생시키고 혈액의 영양이 되며 현기증에 특효가 있고, 양기(陽氣)를 보(補)하여 성욕을 왕성케 하며 뼈와 힘줄을 굳게 하고 신기허약(腎氣虛弱)과 냉(冷)한 것을 다스리며, 관절이 아프거나 기운이 없을 때 특효가 있고 대하(帶下)를 고치는 작용을 하며, 모든 허손(虛損)과 노상(勞傷)을 회복시킨다'고 기록되어 있다.

인삼과 마찬가지로 녹용도 이처럼 탁월한 약효를 지닌 약재로 알려져 왔고, 한방에서는 녹용을 예로부터 귀중한 약재로 써오고 있다. 그리고 임상을 통해 보더라도 녹용의 약효는 실로 우수하다.

특히 원기부족이나 중병 후의 건강 회복을 위해 녹용이 든 약을 복용하면 신통한 효험이 있고, 허약한 어린이에게 복용시키면 체질도 개선되고 감기 같은 잔병에 걸리지 않으며 발육도 촉진된다. 특히 태음인에게 녹용을 주제(主劑)로 한 약을 쓰면 뚜렷한 치료 효과를 볼 수 있다.

그러나 녹용은 구하기가 힘들기 때문에 인삼에 비해 월등히 값이 비싸다. 또 녹용은 체질을 가려서 쓰지 않으면 설사하기 쉽고, 약효를 제대로 보지 못하는 수가 있다. 그리고 한두 첩 정도는 무방하지만, 체질에 맞지 않는 사람이 오랫동안 쓰면 머리가 둔해지는 수도 있다.

그러므로 녹용이 훌륭한 효험을 지니고 있다고 해서, 또 남들이 녹용이 든 약을 복용해서 큰 효험을 보았다고 해서 무턱대고 쓸 일이 아니다. 자칫 돈만 많이 들이고도 약효를 제대로 볼 수 없게 될 염려가 있는 것이다.

녹용을 쓰기 전에는 녹용이 과연 내 체질이나 병세에 맞는 것인지를 한방의와 상의한 연후에 쓰는 것이 바람직하다.

* 우황청심환(牛黃淸心丸)의 효용

한방의 기약(奇藥)이라고 하는 우황청심환(牛黃淸心丸)이 언제부터 밀수입의 대명사처럼 되었는지 모르겠다. 한때는 신문지상이나 라디오, 혹은 텔레비젼에 비쳐지는 것만도 한달에 최소한 2~3건이 된 적도 있었다.

각계 각층의 소위 명사(?)들마저도 해외나들이 때면 사오곤 하던 이 기약(奇藥)이 과연 진품이며 그 약효가 제대로 있는 것인지, 한번 살펴보아야 할 필요성이 있는 것 같다.

우선 외국에서 들어오는 우황청심환의 인기는 대단해서 '북경제', '중공제' 혹은 '대만제'라고 하면 아주 보물스러워 한다. 외국에 나가는 사람에게 선불까지 주어 가며 외제 우황청심환을 사다 달라고 신신부탁하는 사람들도 있다.

　외제 우황청심환들이 홍콩을 경유해서 들어온다는 것은 거의 상식화 된 일이다. 그런데 이 홍콩이라는 곳이 또한 문제가 되는 곳임은 외국을 다녀온 사람이라면 거의 다 알고 있다. 아무리 가짜가 많은 곳이라 해도 홍콩 같은 곳은 드물 줄 안다. 그런데도 외국제, 특히 최고급의 북경제 우황청심환에 완전히 현혹되는 사람은 우리나라 사람들이라니 놀라운 일이 아닐 수 없다.

　도대체 우황청심환이란 처방과 조제약이 어느 나라 것인가, 어느 나라 조상에 의해 창안된 슬기로움인데 자기네 것을 몰라 보고 어설프게 모방하여 만든 것을 단순히 외제라는 이유 한가지만으로 그토록 사족을 못쓰는 것인지 모르겠다.

　우황첨심환(牛黃淸心丸, 또는 牛黃淸心元)은 광해군(光海君) 5년(서기 1613년) 음력 11월에 왕명으로 내의원(內醫院)에서 개간(開刊)한, 임금의 주치의[御醫]였던 허준(許浚)의 《동의보감(東醫寶鑑)》속에 기록, 수재된 한방 처방으로서 세인들 사이에 기방(奇方), 묘방, 또는 비방(祕方)으로 일컬어지며 거의 만병통치 또는 기사회생의 영약으로 알려져 온 약이다.

　그 주치로는 뇌졸중·고혈압·중풍·인사불성과 전신경련·마비·반신불수·심기부족·전광발작·정신혼란 등이며, 특히 어떤 원인이든 혼수상태에서는 응급약으로 이 약을 따를 처방이 드문 것으로 알려지고 있다.

　그렇기 때문에 가정 상비약으로서 이 약의 비중은 대단히 크며, 한방의들이 응급처방에 대해 이 약의 의존도가 높은 것도 사실이다. 따라서 약재 선택이 잘못되었을 경우, 즉 가짜 우황청심환일 경우 응급시에 어떻게 되겠는가는 너무나 상식적인 얘기일 것이다.

그래서 어느 정도 이름 있는 한의원에서는 이 약을 거의 대부분 직접 만들어 쓰고 있으며, 환자가 상당량을 원할 때에는 직접 당사자 앞에서 확인시켜 가며 조제하고 있다. 그만큼 응급할 때 쓰는 처방약이기 때문이다.

이 약의 비법이 기록 보전된 《동의보감》을 좀더 소개하기로 한다.

권위있는 사가(史家)와 의가(醫家)들은 《동의보감》이 출현함으로써 조선의학은 통합되어 그 확립을 보고, 그후에 이보다 나은 의서(醫書)는 나오지 못했다고 평하고 있다. 그리고 이 책은 비단 국내에서 뿐만 아니라 동양의 여러 나라에서도 인정을 받아 1724년에는 일본에서, 1766년에는 청국(淸國)에서도 각각 간행되기 시작했다.

특히 중국에서는 오늘날까지도 계속 중간(重刊)하여 오히려 우리 나라에 수출하는 실정이다. 뿐만 아니라 이제 이 책은 영국·프랑스·독일 등의 서양에까지 보급되고 있다. 4세기에 걸쳐 전해 내려온 '한방의 원전'이 이제는 세계인의 관심의 대상이 되고 있는 것이다.

이처럼 우황청심환의 기방(奇方)이 우리나라 것임에도 불구하고 외제 우황청심환이 더 좋다고 찾는 것은, 김치·깍두기도 외제가 더 좋다는 것과 다를 바 없다. 더우기 아이러니컬한 것은 우리나라 제약회사에서 만든 우황청심환이 외국시장에서는 더욱 인기가 높고 값도 더 비싸다는 사실이다.

그러면 우황청심환의 처방 내용에 있어 국산과 외제의 차이점은 무엇이며, 우황청심환의 가장 주가 되는 약의 효능도는 또 어떤 차이가 있을까.

우선 외제 우황청심환 속에 들어 있는 약재는 국산과 그 가짓수에서부터 틀릴 뿐만 아니라 처방 자체도 우리나라의 것과는 틀린다. 수년간 대학 연구실에서 우황청심환에 대한 연구를 한 학자들이 연구 분석하여 '외제 우황청심환은 모두 가짜다'고 단언을 내린 것도 바로 이 처방 자체와 그 내용물 때문임은 두말할 나위도 없다.

다시 말해 허준의《동의보감》에 나오는 처방에는 30종류의 희귀한 약재가 고루 섞여 신비의 우황청심환을 만들고 있지만, 외국제(대만 제·중공제·홍콩제 등)는 거의가 단 6종류의 약재만이 들어 있을 뿐이라는 것이다.

더우기《동의보감》에 나오는 우황청심환은 바로 우리나라 사람들의 체질에 맞게 처방, 조제되었다는 사실도 문제가 된다. 예를 들어, 현대 의약의 항생제는 어떤 사람에게건 화농성 질환 등의 치료로서 쓰이나 그 부작용에 대한 방비가 전혀 되어 있지 않기 때문에 위장을 버리거나 혹은 쇼크를 받거나 하는 등의 부작용이나 후유증이 흔히 수반된다. 그러나 한방약은 환자의 체질, 체력조건, 병의 발생원인, 섭생하는 주식과 생활환경, 그리고 기후 등까지도 고려하여 처방이 달라진다.

그러므로 기름진 음식을 주식으로 하고 대륙성 체질인 중국인이나 생선류를 즐겨 먹으며 해양성 기후 속에서 살고 있는 일본인 등 외국인들과, 초식을 위주로 하며 반도성 기후 속에 살고 있는 우리나라 사람은 서로 체질 및 체력조건 등이 같을 수 없으며, 병이 났을 때 쓰는 한방약도 다르기 마련이다.

그런데 허준의《동의보감》속의 우황청심환은 바로 우리나라 사람에 맞게 처방된 약이다.

따라서 중국인이나 기타 외국인에게 맞게 처방된 우황청심환은 비록 그 약재를 귀중한 것으로 썼다 하더라도 우리나라 것과 같은 약일 수는 없는 것이다. 하물며 30 가지나 되는 우황청심환의 약제 중에서 상당수를 빼버리고 6가지의 약재로만 만들어진, 이질적인 체질의 풍토 속에서 나온 약이 어떻게 진품으로 평가될 수 있겠는가.

　우황청심환의 주가 되는 약재는 우황(牛黃)을 비롯해서 사향(麝香)·주사(朱砂)·인삼(人蔘)·용뇌(龍腦)·백복령(白茯苓)·영양각(羚羊角)·황금(黃芩) 등이다. 여기서 우황은 소의 담낭에서 생긴 결석(結石)을 말하는데, 다시 말해서 담석증에 걸린 소의 담낭인 것이다. 그래서 우황은 보통 소 5백 마리 정도에 하나가 나올 정도로 귀하다.

　그중에서도 소가 토해내는 것을 생우황이라고 하는데, 이것은 가장 얻기 힘든 귀한 것이고 보통은 도살장에서 소의 간담 중에서 채취한 것이다.

　이 우황 하나로도 정신이상자나 어린이의 백병에 효험이 있다고 하였다. 해열·진정·강심(强心)·간질 등에도 많이 쓰인다.

　우황의 색깔은 황갈색이며, 맛은 약간 쓰다. 우황조각을 물에 넣으면 처음에는 물에 뜨다 곧 가라앉는데, 가짜는 즉시 가라앉고 물이 노랗게 된다.

　사향이란 사향노루(머스크) 수컷의 분비주머니에 들어있는 향기 짙은 갈색의 가루를 말하며, 기름기가 있어 약간 촉촉한 느낌이 들고, 속에 지름 약 3mm의 흑갈색 알맹이가 섞여 있다.

　사향노루의 수컷은 많은 암컷을 거느린다. 뿔은 없고, 번식기인 12월에 수컷들은 그들 특유의 쟁탈전을 벌여 가장 힘센 놈이 다음 번식기까지 수많은 암컷을 독차지하는 것이다.

　사향노루의 사향은 다른 짐승들의 암내와 유사한 것으로서 독특한 냄새를 통해 뭇 암컷들을 유혹한다. 우리나라의 사향노루는 설악산에 남아 있는데, 지금은 거의 멸종상태이다.

　사향을 보면 주머니에 둘러싸인 것이 있는가 하면, 또 쏟아진 채로 발견되기도 한다고 한다. 사향은 흥분제, 허탈상태의 회생제로도 쓰이며, 향료로도 쓰인다.

사향은 본래 토사향이라고 하여 우리나라 사향이 좋으나 지금은 거의 없기 때문에 전량을 외국에서 수입하는 실정이다. 품질이 좋은 네팔산 사향이 홍콩을 경유하여 우리나라에 들어오고 있다. 중국의 운남산(雲南産)을 최고품으로 치기도 한다.

어떻게 보면 사향이나 주사는 외국산이 월등히 품질이 낫기 때문에 우황청심환 자체도 외제가 진품일 것으로 오인할 수 있다. 그러나 앞서 말한 대로 우황청심환은 우리나라 사람에게 맞게 우리나라 사람이 처방한 것이고, 인삼 등의 약재는 우리나라 것이 최고이며, 또 수입하는 일부 약재는 외국산의 약재와 똑같은 것이므로 우리나라산 우황청심환의 약효가 제일 뛰어나다고 할 수 있다.

물론 우리나라 산이라고 해서 무조건 다 좋다고 볼 수는 없다. 일부 몰지각한 사람들이 우황과 사향의 가격이 비싸고 구하기 힘들다 하여 인조우황과 사향 대용품을 사용하여 가짜 우황청심환을 만드는 경우도 있는 것 같다. 그렇지만 믿을 만한 곳에서 제조된 우황청심환이라면 안심하고 쓸 수 있을 것이다.

무엇보다도 고쳐야 할 것은 충분한 근거도 없이 '외제'라면 앞뒤 가리지 않고 선호하는 '외제병 심리'일 것이다.

＊ 스트레스 추방론

옛날 사람들은 자연적인 재해, 즉 가뭄이나 홍수, 더위나 추위, 그리고 이에 따른 식량부족이나 전염병 등에 시달림을 받으며 살았다. 그러나 과학과 문명이 발달하면서 이러한 자연적인 재해나 전염병 등은 인위적으로 조절되고 상당히 감소되었다.

대신 과학과 문명의 발달에 따른 여러 가지 사회적인 모순, 이를테면 복잡한 생활환경, 인간관계의 변화나 갈등, 부조리, 가치관의 대립 등이 증대하면서 각종 스트레스에 시달리고, 이에 따른 노이로제, 신경쇠약 등의 신경질환이 빈발하고 있다.

특히 이러한 현상은 복잡한 물질문명 속에서 생활하는 도시인에게 많이 나타나며, 생활과 교육수준이 높을수록 더욱 심하다. 갈수록 신경질환 환자가 늘어나고, 30~40대의 비교적 젊은층에서 눈에 띄게 흰머리가 늘어나는 사람이 많은 것도 이 같은 스트레스가 쌓였기 때문이다.

비단 어른들뿐만이 아니다. 최근에는 특히 시험공부와 욕구불만에 시달리는 청소년, 심지어는 나이 어린 어린이들까지 각종 스트레스에 시달리고 있다.

어른들에게 스트레스가 생기는 요인은 주로 가정문제, 직장문제, 사업문제, 사회문제, 대인관계에서의 갈등, 경제적 문제, 자녀교육 문제, 경쟁심 등에서 비롯된다. 이에 비해 10대의 청소년이나 어린이들에게 있어서는 가정문제, 교우문제, 시험 등이 스트레스 발생의 주된 요인이 된다.

즉 부모의 다툼·이혼·별거 등의 가정불화, 시험에 대한 압박감과 부모의 공부에 대한 강요, 경제적·신체적·성격적 열등감, 개인 생활에 대한 부모의 지나친 간섭, 부모의 맞벌이나 자녀수 감소 추세에 따른 고독감, TV나 비디오 등의 폭력적인 장면, 부모의 과보호, 신경질적인 성격, 이성(異性)문제 등 어른과는 다른 이유로 스트레스가 쌓이는 것이다.

때로는 학교 선생님의 여러 아이들 가운데 자기 이름을 맨 나중에 부른 것, 친구가 자기보다 좋은 옷을 입고 있는 것, 키가 크지 않을 것 같다는 것 등 사소해 보이는 일들이 어린이에게 스트레스를 안겨주는 요인이 되기도 한다.

스트레스가 쌓여 병이 되면 비단 노이로제나 신경쇠약 같은 신경 질환만 호소하는 게 아니라 심장이나 위장질환, 생리불순 등 어찌보면 스트레스와는 무관한 듯한 증상들을 호소하는 경우가 많다.

심지어는 시험 때만 되면 공연히 머리나 배가 아프다고 호소하는 어린이들이 있으며, 빚장이만 보면 갑자기 얼굴이 붉어지고 배가 아프다는 사람도 있다.

그러나 한방에서는 이것을 결코 우연한 현상으로 보고 있지 않다. 한방에서는 심(心), 즉 심장은 순환계 기능 및 뇌의 중추작용까지 주관하고 정신 질환과 심장은 밀접한 관련이 있는 것으로 보고 있는데, 만일 스트레스 등으로 신경 질환이 생기면 자연 심장의 기능 또한 약해지는 것으로 보는 것이다. 그리고 심장 기능의 이상, 즉 뇌신경 기능의 이상은 다시 소화기에 그 영향을 미쳐 위장 질환을 일으키게 된다.

결국 스트레스란 간단히 말해서 심신(心身)의 조화를 깨뜨려 정신적·신체적 질병을 일으키는 것이라 할 수 있다.

간혹 환자 중에는 스스로의 병을 자가진단하여, '여러 가지 증세로 미루어 내 병은 위장병이 틀림없소. 그러니 위장병 치료에 좋은 약을 지어 주시오'하고 말하는 사람이 있다. 그러나 이런 경우, 단순히 위장병 증세만이 아니라 심장질환, 신경질환 등의 증세가 함께 병발하고 있을 때가 흔히 있다.

그래서 '위장질환도 문제지만, 심장과 신경질환도 함께 있으니 이에 대한 치료도 함께 해야 한다'고 하면, '신경질환이 있다뇨? 그렇다면 내가 정신병자란 말이오?'하고 엉뚱한 오해를 하는 경우가 있다.

우리는 흔히 정신과 신체를 별개의 것으로 생각하기 쉽지만, 실은 정신과 신체는 별개의 것이 아니다. 쉬운 예로 기분이 나쁘면 흔히 골치가 아픈데(그래서 기분이 나쁘고 무슨 일이 뜻대로 되지 않을 때 '골치 아프다'는 표현을 쓴다), '기분'은 정신적인 것이고 '골치'는 신체적인 것이다.

이처럼 이 두 가지 것이 어떤 한 가지 일에 대해 동시에 반응을 보이고 있는 것만 보아도 정신과 신체가 전혀 별개의 것이 아님을 곧 알 수 있다.

또 수면이 부족해 몸의 컨디션이 좋지 않으면 기분 역시 좋지 않고, 몹시 슬픈 일이 있으면 식욕도 좋지 않을 뿐더러 음식을 먹어도 소화가 잘 되지 않으며, 화를 내면 얼굴이 붉어지고 호흡이 가빠지는 것 등도 정신과 신체가 서로 밀접한 관련이 있기 때문이다.

옛부터 '건강하려면 너무 깊이 생각하지 마라, 분노·증오심을 멀리 하라, 마음을 편히 가져라, 욕심을 내지 말아라'하는 말들이 많이 전해 내려오고 있는데, 이것도 단순히 교훈적인 의미에서 비롯된 말이 아니라 정신과 신체의 불가분의 관계를 말해 주는 것이다. 서양 격언에 '건전한 정신은 건전한 신체에 깃든다'는 말이 있는 것도 이러한 이유에서다.

스트레스가 쌓이면 앞서 말한 것 외에도 여러 가지 증상이 나타난다. 신경이 몹시 예민해져서 조그만 일에도 화를 잘 내고 근심과 걱정이 많아지며 마음이 항상 불안하고 잘 놀라기도 한다.

가슴이 두근거리고 앞가슴이 항상 답답하기도 하며 속이 메스껍거나 토할 때도 있다. 또 건망증이 생기며 수면도 정상적이 아니어서 불면증이 있거나 또는 깊은 잠을 이루지 못하고 꿈도 많아진다.

때로는 이와는 반대로 온몸이 노곤하고 피로를 많이 느끼며 졸음이 자꾸 온다. 오랜 시간을 자고 나도 늘 수면부족을 느끼고 피로가 가시지 않는다.

골이 늘 무겁거나 또는 아픈 때도 있다. 힘든 일을 하지 않았는데

도 온몸이 뻐근하고 때로는 옆구리·팔다리·어깨와 등 따위가 아프다. 빈혈이 생겨 어지러운 때도 있으며 권태로와서 매사에 의욕이 없다.

　소변을 자주 보기도 하는데, 마음이 긴장되었을 때라든지 외출을 하려고 할 때, 또는 야간에 더욱 심하다. 흔히 변비가 생기고 대변이 염소나 토끼의 대변 같으며 대변 보기가 힘든 때가 많다. 남보기에는 멀쩡한 것 같아도 본인 스스로는 하루도 편한 날이 없다.

　한방의 사상의학에서는 태음인이 스트레스 및 노이로제 등의 신경질환에 가장 잘 걸리는 것으로 보고 있으며, 실제 임상을 통해 보더라도 신경질환 환자 중에는 태음인이 가장 많다.

　그 이유는 태음인이 체질적으로 심장과 신경계 기능이 약하고, 기질적으로 한가지 일에 몰두하는 경향이 있으며 승부근성·아집·집념 등이 강하기 때문이다.

　또 소음인 중에도 스트레스에 잘 시달리고 신경질환에 잘 걸리는 사람들이 많은데, 이는 소음인의 신경이 예민하고 지나치게 계산적이며 꼼꼼하고 질투가 심하고 오해를 잘하며 작은 일에도 늘 속상해하고 불안해 하면서도 이를 제대로 발산시키지 못하는 기질탓이다.

　반면 소양인은 명랑하고 활달하고 체념이 빠르고 이해관계를 별로 따지지 않으며 마음속에 쌓인 울분이나 분노 등을 쉽게 발산해 버리는 기질이 있기 때문에 비교적 스트레스나 신경질환에 덜 시달리는 편이다. 그러나 소양인에게는 의분을 참지 못하고 비판적이며 성질이 급하고 흥분을 잘하며 때로 신경질적인 경향의 기질도 있으므로 자신의 욕구가 제대로 충족되거나 발산되지 않고 현실적인 제약이나 강요, 위협 등으로 인해 스트레스가 쌓이게 되면 오히려 더 큰 충격과 갈등이 생겨 심한 신경질환에 걸리기도 한다.

　스트레스를 예방하고 제거하기 위해서는 스트레스를 일으키는 요인, 즉 분노·흥분·공포·근심·슬픔·좌절·적대감·증오·욕심 등의 나쁜 감정을 마음속에서 몰아내도록 노력하고, 가급적 마음을 편히 갖고 모든 일을 여유있고 너그럽게 생각해야 된다. 그리고 어떤 고민이나 갈등 등이 생겼을 경우에는 혼자서만 끙끙 앓기보다는 친구나 선후배, 직장동료, 남편이나 아내 등에게 털어놓고 얘기하는 것이 좋으며, 항상 미소와 명랑함을 잃지 않도록 해야 된다.

일상생활도 규칙적으로 해야 한다. 아침에 좀 일찍 일어나 가벼운 운동을 하고, 오전중에 주로 두뇌를 많이 쓰는 일을 하고 오후에는 가급적 간단하면서도 신경을 덜 쓸 수 있는 일을 처리하는 것이 바람직하다.

밤에는 편히 일찍 잠자리에 든다. 휴일 같은 때에는 운동이나 여행, 산책, 전시회 관람 등을 하며 쌓인 스트레스를 해소하는 것이 좋다.

때로는 친구나 직장동료 등과 음주를 하며 충분한 대화를 나누는 것도 좋으나 과음은 좋지 않다. 흔히 직장생활을 할 때까지만 해도 혈기왕성하던 사람이 정년퇴직 후에 갑자기 늙어버리는 것을 보게 되는데, 이것도 규칙적이던 생활의 리듬이 깨져 스트레스가 일어났기 때문이다.

특히 청소년이나 어린이의 스트레스는 본인 스스로의 노력보다도 부모나 가족 등 주위사람의 도움이 있어야만 제거될 수 있다. 부모가 자녀 일에 지나치게 간섭하거나 공부에 대한 강요를 하는 것은 좋지 않으며, 부부간의 불화가 자녀에게 충격이나 영향을 미치지 않도록 세심한 배려를 아끼지 말아야 한다.

또 자녀와의 충분한 대화나 운동 등을 함께 하면서 자녀의 고민이나 욕구불만이 무엇인지를 알아 이를 해결해 주도록 노력해야 한다. 그리고 어린이들이 TV나 비디오 등에 밤늦도록 붙어앉아 있거나 혼자 고독감에 휩싸여 있지 않도록 관심을 기울여야 한다.
　정신과 신체는 불가분의 관계인만큼 만일 몸에 병이 있으면 이것도 스트레스의 요인이 되므로, 만일 몸에 병이 있으면 이 병부터 치료해야 한다. 특히 스트레스 및 노이로제 등의 신경질환이 있을 때에는 비단 이 병에 대한 치료뿐만이 아니라 이 병과 관련이 깊은 심장이나 위장 등에 이상이 없는지를 살펴 이에 대한 치료도 적절히 받는 것이 좋다.
　한방에서는 체구에 비해서 지나치게 정신력이 약하고 불안, 초조한 마음과 어떤 충격을 받을 때마다 혈압의 고저의 차이가 심해지는 경우에는 청심연자탕(清心蓮子湯)류의 처방을 쓴다. 이에 따른 처방약은 효과가 놀라우나, 소화력의 부담이 크기 때문에 이 약을 복용하는 동안에는 음식을 줄여서 먹어야 한다.
　또 가끔씩 잘 놀라고 잠이 잘 안오며 쓸데없이 불안해지고 초조해질 때에는 가미온담탕(加味温膽湯)류의 처방을 쓰는데, 이 처방약은 특히 체질이 비교적 튼튼하며 기름진 음식이나 고기를 많이 먹은 사람에게 잘 듣는다.
　그리고 미혼녀나 부인이 어떤 스트레스 때문에 안절부절하고 자신의 의사나 감정을 스스로의 힘으로 조절할 수 없을 때에는 가미소요산(加味逍遙散)류의 처방을 쓰면 효과적이다.
　민간요법으로는 신경우울증이 있을 때 식혜에 고추가루를 약간 맵게 타서 자주 먹는 방법, 생굴에 초를 치고 회로 먹는 방법, 돼지고기의 비계를 폭 삶아서 먹는 방법 등이 있고, 히스테리에 인삼·석창포·초룡담에 2홉의 물을 붓고 1.5홉이 되게 달여서 하루 세차례씩 장복하는 방법이 있다.
　또 신경쇠약증에 오랑캐꽃의 뿌리를 그늘에 말려 가루로 만든 다음 1회에 5g 정도의 분량으로 하루에 세차례씩 공복에 꾸준히 복용하는 방법, 대추 1.5g 에 감초를 약간 섞고 4홉의 물을 부어 2홉이 되도록 달여서 하루에 세차례씩 식사하기 30분 전에 복용하는 방법 등이 있다.

그러나 복잡한 현대생활에 시달리고 있는 현대인들이 스트레스와 멀어지는 길은 무엇보다도 마음의 평정을 잃지 않는 일이다. 즉 마음의 평정을 잃으면 각종 질병이 생겨나 육체적으로 일어설 수 없게 되지만, 이와는 반대로 마음의 평정을 이룩하면 모든 병이 근본적으로 다스려지는 것이다.

* 선인(先人)들의 장수비법

불로장수(不老長壽).

그건 옛부터 인간의 가장 큰 바램이요, 가장 절실한 욕망이었다. 여기에는 동서양이 따로 없었고 남자와 여자, 늙은이와 젊은이, 부자와 가난한 자, 권력이 있는 자와 없는 자의 구별이 없었다.

누구나 가능하다면 천년이고 만년이고 건강하고 행복하게 오래오래 살고 싶어했다. 아주 오랜 옛날부터 불로장수, 혹은 갱소년(更少年)을 한다는 비법(祕法)이나 비약(祕藥)이 무수히 전해 내려오고 있는 것도 이 같은 이유에서다. 그리고 오늘의 인간도 불로장수의 바램과 욕망은 선인들과 다를 게 없다.

서양에 전해 내려오는 장수비법도 꽤 있지만, 역사적으로 가장 오래된 것은 기원전 1천년경에 그리스의 다비데 왕이 썼다는 방법이다.

즉 노쇠한 다비데 왕은 자신의 젊음을 되찾고 장수하기 위해 젊고 아름다운 처녀를 베고 잤다고 하는데, 젊은 처녀의 체온으로 몸이 덮혀지면 이내 젊어졌다고 전해 온다. 젊은 처녀의 정기(精氣)를 체온을 통해 흡수함으로써 젊어질 수 있다고 믿었던 모양이다. 다비데 왕 이후 이 방법은 게로코미크법(法)이라 하여 그리스, 로마시대에 걸쳐 널리 유행되었다고 한다.

이밖에도 서양에서는 장수비법으로 목 근처를 칼로 째고 메지아의 약초를 목구멍으로 흘려넣는 방법, 소녀가 내뿜는 숨을 받아 들이마시는 방법, 이 세상에 오로지 한 마리밖에 없다는 불사조(不死鳥)를 찾는 방법 등이 있었다.

또 수혈(輸血)·최면술·마취제 등을 통한 장생술(長生術)도 있었다. 물론 이런 것들은 대부분 그 근거가 희박하고 미신과 같은 방법이지만, 그 일부는 훗날 의학의 밑거름이 되기도 했다.

중국을 비롯한 동양의 여러 나라에서도 장수비법이나 선약(仙藥) 등에 관해 전해 내려오는 것이 상당히 많다. 오히려 서양보다도 훨씬 앞섰다고 할 수 있다.

특히 동양에서는 장수비결을 인간의 육체와 정신을 결부시켜 보고 있는데, 옛사람들은 양생(養生)하고 장수하기 위해서는 다음과 같은 금기수칙을 절대 지켜야 하는 것으로 보아 왔다.

즉 깊이 생각하지 마라[少思], 너무 염려하지 마라[少念], 과욕하지 마라[少慾], 알맞게 일하라[少事], 너무 웃지 마라[少笑], 너무 근심하지 마라[少愁], 너무 즐기지 마라[少樂], 너무 기뻐하지 마라[少喜], 너무 노하지 마라[少怒], 너무 좋아하지 마라[少好], 너무 증오하지 마라[少惡], 너무 말하지 마라[少語] 등 12가지이다. 이것이 바로 12소(少)의 양생훈(養生訓)으로서 양생과 장수의 근본이라 하였다.

또 양생하고 장수하는 데에는 다섯 가지의 어려움[五難]이 있다고 하였는데, 그 내용을 요약해서 살펴보면 다음과 같다.

오난(五難)의 첫째는 명(名)을 내고 이(利)를 억지로 추구하는 것과 같은 사사롭고 욕된 마음을 버리지 못하는 것이요, 둘째는 사소한 일에도 신경을 쓰고 노하기를 잘하고 너무 지나치게 기뻐함을 버리지 못하는 것이요, 세째는 언어와 태도가 법도에 어긋남을 삼가하지 못하는 것이요, 넷째는 술과 맛있는 후미(厚味: 기름진 음식맛)를 버리지 못하는 것이요, 다섯째는 정신을 피로케 하거나 무절제한 방사(房事)를 멀리하지 못하는 것이다.

만일 이러한 어려움을 이겨 이를 잘 지킨다면 정신은 맑고 도덕은 날로 온전하여 선(善)을 빌지 않아도 복이 따르고 오랜 수(壽)를 누릴 수 있으니 이것이 양생, 즉 장수의 대지(大旨)가 된다.

고대 중국이나 인도에서는 특히 요가와도 같은 양생법(養生法)이 발달했다. 양생법이란 건강과 장수에 관한 비법이라고 할 수 있는데, 양생법에는 양신(養神)과 양형(養形) 두 가지가 있다. 물론 양생이라는 것은 불로장수와는 다소 의미가 다르다. 그러나 병 없이 생명을 길러 간다는 점에서는 결국 불로장생과 상통하므로 보통 같이 취급된다.

양생의 원리는 음양(陰陽)의 이기(二氣)를 조화시키는 데 있고 동양에 있어서의 양생의 최고기준은 정신수양과 성생활에 있다.

양신은 신기(神氣)를 기르는 것으로서 정신적인 양생법이다. 주로 정좌한 다음 호흡을 조절하여 정신통일의 경지에 이르고자 하는 것인데, 조식법(調息法) 혹은 태식법(胎息法)이라고도 한다.

즉 일종의 복식호흡인 셈이다. 이 양신은 중국의 노자(老子)와 같은 철인들을 비롯해서 우리나라의 이퇴계(李退溪)·정약용(丁若鏞) 등도 시행했다고 한다.

반면 양형은 육체를 기르는 육체적 양생법이라고 할 수 있다. 즉 도인법(導引法)을 행하고 의식주(衣食住) 일체의 생활에 있어 주의와 섭생을 게을리 하지 않는 것을 말한다.

도인법이란 도가(道家)에서의 양생법의 하나로서 전신에 배열되어 있는 경락(經絡)에 따라 적절한 장소를 손으로 문지르거나 안마하는 등의 운동을 통해 기혈(氣血)의 순환을 돕고 오장육부의 기능을 조절하여 모든 병을 물리치는 법이다. 그러나 양형에서는 병이 나면 즉시 약을 써야 하는 것을 원칙으로 하고 있고, 특히 양형에서는 남녀간의 성생활에 중점을 두고 있다.

도인법을 행한 사람 중의 대표적 인물로는 중국의 요순(堯舜)시대를 지나 주(周)나라 초기까지 무려 8백 년을 살았다는 팽조(彭祖)를 들 수 있다. 팽조는 본시 어렸을 때에는 몸이 허약하고 집안 형편마저 어려워 보양할 처지마저 못되었으나 정신수양과 그 특유의 호흡법, 도인법을 꾸준히 실행하고 방중술(房中術)도 익혔으며, 특이한 강정비약을 복용하여 젊음을 잃지 않고 오래 살 수 있었다고 한다.

또한 그는 계지(桂枝 : 계수나무의 가지로써 한약재의 재료)를 상시 장복하고 들닭[野鷄]으로 탕국을 끓여 먹기를 즐겼다고 하는 데, 한방에서는 계지를 주재료로 한 처방인 계지탕(桂枝湯)이 혈액 순환을 왕성하게 하고 몸을 덥게 하여 신체의 여러 장기(臟器)의 기능을 돕는 작용을 하는 것으로 보고 있다.

팽조가 쓰던 강정비약으로 접명단(接命丹)이란 것이 있다. 그 처방에 따르면 적하수오(赤何首烏)·백복신(白茯神)·적복령(赤茯苓)·토사자(兎絲子)·우슬(牛膝)·당귀(當歸)·파고지(破古紙)·복분자(覆盆子) 등의 생약재를 80량(원 처방에 따르면)씩 분말하여 꿀로 녹두알 크기로 만든다고 하는데, 처음에는 한번에 2돈(7.5 g)씩 황주(黃酒)로 하루에 세 번씩 공복에 복용하다가 37일이 경과한 다음부터는 3돈(11.25 g)으로 그 양을 늘려 복용한다고 하였다.

그리고 이 약의 효능으로는 정력을 굳건히 하고, 피부를 윤택하게 만들고 골수를 풍부히 하고, 근골을 튼튼하게 하고, 모든 피로를 이기게 하며, 하지(下肢)의 무력과 다리·무릎 등의 시리고 아픈 것 등을 낫게 해주는 것으로 되어 있다.

또 여자가 이 약을 오래 복용하면 하복부가 따뜻해지고 대하가 없어지고 기력이 솟아나며 아이도 잘 낳을 수 있게 된다고도 했다.

이처럼 팽조는 그 특유의 양생법을 써서 8백 세까지 장수했다고 하지만, 그도 죽을 때에는 자신이 단명(短命)했다며 한탄했다고 한다. 아뭏든 팽조의 장수나 그의 장수비법 등에는 다소 과장이 있으나, 그의 장수비법은 그런 대로 타당성이 있는 것으로 알려지고 있다.

양생법 중 금액환단법(金液還丹法)이라는 것이 있는데, 이는 연단법(練丹法)과 아울러 도가의 대표적인 장수비법이다. 이것들은 모두 비전비법(秘傳秘法)으로 많은 수련을 통해서 비로소 체득되는 것으로서 금액환단법을 소개하면 다음과 같다.

먼저 연단법에 의해 제조한 비약을 먹고 나서 바로 앉는다. 허리를 쭉 펴고 눈은 정면의 한 점으로 고정시키며 마음을 평정시킨다. 그런 다음 맑은 공기를 서서히, 깊숙히 들이마신다.

이를 계속하면 체내의 모든 기운이 한곳으로 모이게 되는데, 이를 천천히 밀어서 배꼽 아래 삼분(三分)에 위치한 단전(丹田)으로 모이게 한다. 이때 척추 맨 끝에서 무슨 물체가 생겨나는 듯하며, 그 기운이 뻗어오르는데 척추 사이를 상충하게 된다.

상충되는 기운은 머리 뒤쪽을 휘감고 앞으로 넘어와 양미간 사이의 함몰 부위에 이르게 된다. 그리고 다시 이 기운은 입천장에 와닿아 입안은 찬 우유를 마시는 것과 같이 향기롭고 부드러운 맛을 가져온다.

이러한 기운을 맛보는 과정을 반복하는 것이 바로 금액환단법인데, 오늘날의 단전호흡법(丹田呼吸法)을 비롯한 여러 호흡법들도 이것이 변형된 것이라 할 수 있다.

또 연단술(練丹術)에 의해 제조된 약이 장수의 비약으로 전해오고 있다. 원래 이러한 비약에 대한 연구는 진시황(秦始皇)이 불로장생의 영약을 구하기 위해 서복(徐福)을 우두머리로 한 5백여 명의 동남동녀(童男童女)들을 동방해상(東方海上)의 봉래(蓬萊) 섬에 보냈다가 그 뜻을 이루지 못한 후 활발히 진행되었다.

특히 한무제(漢武帝)는 방사(方士 : 선술(仙術)을 익히고 이를 행할 줄 아는 도사(道士))들과 더불어 불로장생을 위한 담론을 펴는 것을 큰 낙으로 삼을 만큼 관심이 많았다.

하루는 무제(武帝)가 방사들과 환담을 나누다가 문득,

"지금 보는 책에 코 아래 인중(人中)의 길이가 한치가 되면 백살을 살 수 있다고 되어 있는데, 과연 그런가?"

하고 물었다. 그런데 그때 옆에 있던 동방삭(東方朔)이라는 신하가 갑자기 크게 웃는 것이었다.

그래서 동방삭은 불경죄(不敬罪)로 문책을 받게 되었는데, 그는 갑자기 웃는 이유를 묻는 무제에게 이렇게 대답했다.

"소신이 어찌 폐하의 말씀을 업신여겨 웃었겠습니까? 다만 소신은 폐하의 질문을 듣는 순간 팽조의 얼굴이 문득 떠올라 웃었을 뿐이옵니다."

이 말에 무제는 기이하게 생각하며 다시 물었다.

"팽조의 얼굴이 떠오르다니? 대체 그게 무슨 소린가?"

"소신이 듣기에 팽조는 8백 살을 살았다 하옵니다. 그런데 폐하께서 말씀하신 대로 인중의 길이가 한치가 되면 백살을 산다면, 팽조의 인중은 실히 여덟 치는 되었을 게 아니옵니까? 그리고 인중의 길이가 여덟 치라면 그의 얼굴 길이는 얼마나 되었겠습니까?

이 말을 듣고 난 무제는 크게 웃고 나더니 동방삭을 벌주지 않았다고 한다.

또한 그무렵 이소군(李小君)이란 사람은 무제에게 불사의 비약을 만드는 방법을 알려 주었다고 하는데, 그 제조법은 이러했다. 즉 단사(丹砂 : 중국 호남성(湖南省)에서 나는 붉은 광물)를 솥에 넣고 열을 가하면 수은(水銀)이 증발되는데, 이를 분리시켜 은(銀)을 만든다. 다시 여기에 다른 광물을 가하고 되풀이 하여 처리 가공하면 인공의 금(金)을 얻을 수 있고, 이것을 복용하면 불로장생하게 된다는 것이었다.

물론 이 기록만으로는 금을 만들 수 없고, 기록상에 누락된 부분이 많기 때문에 이 비약 제조법을 다시 실험해 볼 방도도 없다. 그러나 수은 제독 과정은 그런대로 수긍이 되고 있으며, 여기에서의 금은 재물로서의 황금이 아니라 일종의 화학적인 제약으로서의 금을 말한 것이므로 그 나름대로의 어떤 근거에서 나온 것으로 보인다.

아뭏든 무제는 이소군의 이러한 비법에 호기심을 느끼고 이를 실행하려고 했던 모양이다. 그러나 그가 이 방법을 실행하려고 할즈음 이소군이 죽는 바람에 그 뜻을 이루지 못했다고 한다.

이처럼 선인들의 장수비법에는 다소 근거가 없어 보이는 것도 있으나, 선인들의 장수에 대한 집념이나 연구, 노력은 긍정적으로 평가해야 할 일이다. 그리고 비록 천년 만년 장수는 못했다고 하더라도 이 같은 장수비법을 통해 적어도 건강을 유지하고 수명을 연장시킬 수는 있었다.

그러므로 선인들의 장수비법을 오늘에 되살려 활용하고, 이를 보다 개발해 나간다면 인간의 '장수의 꿈'도 어느 정도는 실현될 것이다.

* 선도(仙道)의 장생법(長生法)

　선도(仙道)에서는 인간의 육신에는 정(精)·기(氣)·신(神)의 세 가지 기본 요소가 있다고 보았다. 이를 흔히 삼보(三寶)라고 일컫는데, 《동의보감》에 기록된 정·기·신의 기본 이론과 관계를 옮겨 보면 이렇다.

　정(精)은 육신의 근본이요, 기(氣)는 신(神)의 주가 되는 것이며, 형체는 신의 집이다. 만일 신이 지나치게 번거로우면 제 기능을 다하지 못하여 머물고 쉬게 되며, 정을 지나치게 쓰면 마르고 다하게 된다. 그리고 기가 너무 피로하게 되면 끊어지게 된다.
　인간이 살아가는 도(道)는 신이요, 형체의 의탁은 기인데, 기가 쇠하고 형체가 피로하여 다하면 오래 살 수가 없는 것이다.

　이 원문은 철리(哲理)가 담겨 있어 이해하기 어려우나, 이를 다시 풀이하면 다음과 같은 뜻이 된다.
　즉, 신(神)과 정(精)을 합하여 정기(精氣)라 한다. 이것은 대우주나 대자연으로부터 받는데 곧 우주의 생기, 또는 원기인 셈이다.
　정은 정력과 정액의 원천이 되며, 기는 체내에 받아들여져 유감화(有感化)하여 체력, 나아가서는 양기가 된다. 그리고 신은 의념(意念)과 영능(靈能)을 뜻하는 것인데, 인간은 신을 지녔기에 만물의 영감으로 불리운다.
　이 세가지 요소는 서로 불가분의 함수관계를 지니고 있는데 정은 육신의 근본이요, 기는 신의 뒷받침이 되는 것이며, 형체는 신이 기거하는 집이 된다.

만일 이러한 세가지 요소가 균형을 잃거나 제기능을 제대로 수행하지 못하면 이것은 병의 큰 원인이 될 뿐만 아니라 나아가서는 제수명을 다하지 못하게 된다.

이 세가지 요소를 갈고 닦고 길러 장생(長生)을 하고자 하는 것이 바로 선도(仙道)이며, 선도의 기본 이론이다.

선도는 그 유파에 따라 각기 수행법을 약간씩 달리한다. 그러나 대개는 크게 세가지 단계를 거쳐 수행을 쌓는다. 그 첫째는 지단(地丹)이라 하여 식이(食餌), 둘째는 인단(人丹)이라 하여 방중술(房中術), 세째는 천단(天丹)이라 하여 정좌하여 정심(静心)과 호흡으로 수행을 쌓는 것인데, 선도의 어느 유파든 이 수행법을 제일 중요시 여기며, 이를 정통법으로 삼고 있다.

이 중 천단을 수행함에 있어 정심을 위한 호흡법과 정좌법(静坐法)에 대해 간단히 설명한다.

호흡에 있어 들이마시기 전까지의 외기(外氣)인 것을 음풍(陰風)이라 하고, 일단 코로 들어와서 폐로 받아들여진 것을 양풍(陽風)이라 한다. 음풍은 다시 수행하는 과정, 즉 호흡을 조절하는 방법에 따라 무식(武息)과 문식(文息)으로 나누어지고, 양풍은 태식(胎息)과 진식(眞息)으로 나누어진다.

이러한 호흡법들은 정좌하여 정심, 즉 정신통일, 무념무상의 경지로 이끌어 다음의 수행을 위한 기본 행법이 된다.

무식에도 연거푸 다섯 번을 들이마시고 다섯 번을 들이마시는 시간만큼 숨을 멈추는 법, 시간적으로 약 10여 초 동안 들이마셔서 5초 동안 멈추었다가 10초 동안 내쉬는 법 등 여러 가지가 있다.

이때에는 자신도 의식하지 않을 정도로 들이마시고 내쉬어야 하며, 그 시간 또한 일정해야 한다. 문식・태식・진식의 호흡법에도 여러 가지가 있지만 그 수행법이 어려우므로 생략한다.

정좌법에는 세가지 구비 요소가 있다. 첫째는 앉음새, 둘째는 호흡, 세째는 의식의 집중이다. 앉음새에도 단좌(端坐)라 하여 무릎을 꿇고 앉는 것, 반좌(盤坐)라 하여 오른발 뒤꿈치를 항문과 그곳의 중심적인 회음(會陰)에 닿게 하고 발바닥을 위로 보이게 하여 오른쪽 넓적다리 뿌리 근처에 포개서 앉는 자세, 그리고 궐좌(蹶坐)라 하여 양쪽 정강이를 중앙에서 교차시켜 발바닥을 위로 보이게 하고 이를 각각 반대쪽 넓적다리 위에 얹는 자세 등이 있는데, 이는 수련자 스스로 편한 자세를 택하면 된다.

일단 앉음새를 취한 다음에는 턱을 당기고 뒷덜미는 늘어뜨리고 얼굴은 약간 숙인 모습으로 전방 1m 지점에 시선을 고정시킨다. 이때 양 어깨와 팔의 기운을 빼고 양손은 엄지를 안으로 한 채 가볍게 주먹을 쥐어서 양 넓적다리 위에 자연스럽게 놓는다. 그런 다음 호흡법으로 들어가는데 호흡법은 단전호흡법을 기본으로 하면 된다. 즉 배꼽 및 단전(丹田)에 힘을 넣고 양기를 불러일으켜 힘과 온기(溫氣)을 얻고 외계로 비약 분산되는 자신의 의식을 안으로 향하게 하여, 쉽게 말해 의식을 집중하는 것이다.

이런 상태에서 호흡을 계속하는데, 이 방법에 따라 수련을 계속하면 무한한 힘과 영적인 능력이 생겨 제2의 세계를 찾을 수 있다고 한다.

중국 육조(六朝) 시대에 면벽좌선(面壁坐禪)을 9년 동안이나 계속한 달마(達磨) 스님도 이러한 수행을 통해 득도(得道)했다고 전해온다.

물론 이러한 수련에는 상당한 노력이 필요하고, 어려움이 뒤따른다. 그러나 인내로서 이러한 수련을 계속하면 학생과 직장인은 정신통일을 이룩하고 피로를 풀어 능률의 극대화를, 운동선수라면 무한한 힘을, 그리고 건강이 나쁘거나 건강을 유지하려는 사람에게는 건강과 장수를 안겨줄 것이다.

선도에서의 또다른 장생법으로 연진법(燕津法)이라는 것이 있다. 이것은 아침에 일어나서 자기 입속의 침(玉液, 玉泉, 靈液, 津液 등으로도 불리운다)을 많이 삼켜 체액을 자가보충하는 방법인데, 선도에서는 이를 불로회춘의 비결로 친다. 그래서 옛부터 선도인(仙道人)들이나 의서에도 '옥천(玉泉)을 상식하면 무병장수하고 젊음을 되찾는다. 옥천은 하루 아홉 번 삼켜야 한다', '옥액을 자주 마시면 오장(五藏)을 윤택하게 하고 뇌기능이 촉진된다'고 했다.

그리고 한(漢)나라 때의 괴경(蒯京)이란 사람은 이 방법을 꾸준히 실행해 120세 때에도 기력이 뛰어났다고 한다.

현대인의 상식으로는 이해가 잘 안되는 방법일 뿐만 아니라 미신적인 방법으로 생각될 수도 있다.

우선 침이라는 것 자체가 정결하게 느껴지지 않는다. 특히 밤새 입안에 괴여 있던 침은 더욱 불결하고 세균덩어리 같다는 선입관을 떨쳐버리기 힘들다.

그런데 그 불결한(?) 침을 뱉기는 커녕 오히려 삼키라니 도저히 납득이 가지 않을지도 모른다.

그러나 침은 정액이나 호르몬과 마찬가지로 정기가 액화된 것이다. 그리고 근자에 이르러 침 속에는 혈관벽의 노화를 방지하는 파로틴이란 성분이 발견되었다고 보도됨으로써 주목을 받게 되었다.

이 파로틴이란 단백질성 호르몬이 다량으로 함유되어 있는 것으로서 그 성분은 근육·관절·눈 등의 발육을 촉진시키기도 한다. 특히 일본에서는 침 속에서 파로틴이란 성분을 추출하여 노화방지나 갱년기 장애를 예방하는 약을 만들어 시중에 내놓기도 했다.

흔히 흥분하거나 불안하면 입안의 침이 마른다. 또 젊어서는 입안에 침이 많지만 늙어갈수록 침의 분비량이 적어진다. 즉 침은 정신적, 육체적으로 젊음과 관련이 깊으며 인체가 노화하는 것도 이 타액성 호르몬[침]이 결핍되기 때문이라고 할 수 있다.
 '옥천을 마셔 젊음과 장수를 누리자.'

* 비전 강정법(秘傳强精法)

 현대 남성들 중에는 신기(腎氣)부족, 즉 정력부족인 사람이 많은 것 같다. 역(驛) 구내 화장실이나 공중변소 같은 데에 가서 보면 10명 중 7,8명은 어쩐지 소변보는 시간이 긴 것 같고, 그 소리도 민망할 정도로 약한 것을 자주 볼 수 있다.
 또한 임상을 통해 보더라도 정력부족을 호소하는 환자가 꽤 많다. 체질적으로는 선천적으로 신장의 기능이 허약하고 상체에 비해 하체가 약한 소양인에게서 많이 볼 수 있다.
 신기란 반드시 신장의 기능에만 국한되는 것이 아니다. 부신(副腎)을 비롯해 전립신 등의 생식기관의 활동을 모두 포함해서 생각하는 것이 한방의학의 전통이다. 그래서 한방에서는 정력이 감퇴하고 체력이 쇠약해지는 것을 신허(腎虛)라고 하며, 이것은 곧 신기가 부족하다는 뜻이다. 피로를 쉽게 느끼고 피로가 잘 풀리지 않는다.
 허리가 무겁고 서 있으면 현기증이 잘 일어난다는 것 등의 증세도 신기 부족에서 오는 경우가 많다. 또 음왜증이나 조루증 등도 신허의 한 증상으로 볼 수 있다. 뿐만 아니라 신기 부족은 일종의 노화현상이기도 하다.
 그 원인으로는 여러 가지가 있지만, 음식물의 염분이 흔히 문제가 된다. 특히 어렸을 때부터 짠 음식을 즐겨 먹어 온 사람들은 자신도 모르는 사이에 신장에 큰 부담을 주어 왔고, 따라서 중년기에 접어들면 신장은 이미 극도로 쇠약해 있기 쉽다.

옛부터 동양에서는 보정(保精)을 통해 강정(强精)과 장수를 꾀해 왔다. 그 방법의 하나로 방중보익술(房中補益術)이라는 것이 있는데, 이것은 남녀관계에 있어 체내에 있는 원기를 손상치 않고 그대로 유지하면서 병을 제거하고 정력을 유지하며, 나아가서는 불로장생의 목적을 이루고자 하는 것이다.

여기에서는 성교(性交)에 있어서의 교접과 사정(射精)을 별개의 것으로 다루고 있다. 즉 교접을 통해 성적인 쾌락과 애정을 나누는 희열은 누리면서도 보정을 함으로써 정액과 정력을 보존하고자 한다.

그 이유는 식생활이 생명의 동화작용(同化作用) 즉 생명력의 저축이라면, 성생활은 생명의 이화작용(異化作用), 다시 말해 생명력의 소모로 보기 때문이다. 따라서 보정을 함으로써 오장육부의 기능 또한 활발히 유지될 수 있다고 본 것인데, 이것을 최초로 제창한 사람은 당(唐)나라의 명의(名醫) 손사막(孫思邈)이다.

또 8백 살까지 장수하였을 뿐만 아니라 도인법과 방중술에 능하고 정력도 뛰어났다는 팽조(彭祖)는 강정법에 대해 이렇게 얘기한 바 있다.

'남녀교접의 법도를 모르면 어떠한 양생법도 실효를 거둘 수 없다. 남녀교접의 법도 중 가장 중요한 것은 될 수 있는 한 젊은 여자를 많이 거느리는 것이다.

이것은 마치 늙은 가지가 새 가지를 접하여 다시 살아나는 이치와 같다. 그러나 사정을 자주 하지 말고 보정해야 하며, 몸과 마음을 가볍게 하여 모든 병을 사라지게 하여야 한다.

대체로 정(精)을 옮기면 몸이 권태를 느끼고 강정이 못되어 상대만 보아도 진액이 흐르고 귀에서 윙윙 소리가 나고 목이 마르며 골절이 해체된다. 그러므로 잠시동안 기분이 좋더라도 결국 즐거움이 없어지는 것이다.

만일 그 반대로 교합하더라도 정을 옮기지 않으면 기분의 남음이 있어 몸이 건강하고 이목(耳目)이 청명해진다. 그러므로 스스로 억제하더라도 음양에 대한 욕망은 다시 이루어질 수 있기 때문에 항상 즐거움을 가지게 되는 것이다.'

또 《선경(仙經)》에서는 보정의 중요성을 다음과 같이 강조하고 있다.

'여자를 제어하여 이익을 얻고자 하면 다음과 같이 행한다. 즉 정(精)이 바야흐로 크게 움직이기 시작하여 곧 사정하려 할 때 속히 머리를 들어 눈을 크게 뜨고 좌우상하(左右上下)를 둘러보고 하부를 오무려 기를 닫으면 정이 자연히 중지된다.

이렇게 해서 능히 한달에 두 번만 사정하고 1년에 24번만 사정한다면 백 세부터 2백 세까지 살 수 있으며, 끝까지 성희를 누릴 수 있고 안색이 좋으며 병에 걸리지도 않는다.'

우리나라에서도 옛날에 서당에서는 《논어(論語)》과정을 마치고 《소학(小學)》에 들어 갈 무렵이면 보정(保精)에 관한, 일종의 성생리(性生理)의 과외과정을 가르치는 것이 상식이었다. 즉 정(精)은 건강·기운·수명·품격까지에도 영향을 미치며 남자의 남자다움을 주는 가장 귀한 것임을 인식시키고 이를 함부로 낭비하는 일이 없도록 가르쳤던 것이다.

특히 이팔청춘(二八青春)인 학생들에게 그 나이의 정은 한번 배설되면 많은 양이 소모되어 기를 상할 위험이 크다는 것을 강조해서 가르쳤다.

또한 옛날에는 제주도에 다녀올 때면 으레 소섬[牛島]의 해송비녀와 삼양 바닷가의 '달모래'를 가져다가 아내나 애첩, 혹은 어머니 같은 여인들에게 선물하는 풍습이 있었다고 한다. 이것은 '달모래'

를 산력(産力)을 주는 밭인 배꼽 둘레에 깔고 찜질을 하면 모래에 스며 있던 월정(月精)을 흡수할 수 있을 것으로 믿었기 때문인데, 이것도 결국은 정을 보충하기 위한 강정법이었던 셈이다.

강정과 장수를 위해 옛부터 남녀 교접에 있어 금해야 할 것들이 많이 전해 내려오고 있는데, 그것들을 한데 모아보면 다음과 같다.

• 취하거나 포식한 연후에 교접하는 것은 금물이다. 이것은 실제로 큰 금기이며, 백배로 사람을 해친다. 취해서 교접하면 악질(惡疾)이 생기거나 혹은 역상한다.

• 오줌이 마려울 때 그대로 교접하면 소변이 잘 나오지 않아 경중(莖中)이 아프고 아랫배가 땡긴다.

• 매우 기쁘거나 노(怒)한 상태, 즉 감정이 고조된 후에 교접하면 안된다. 만일 이를 어기면 병이 생긴다.

• 여자의 월경이 아직 끝나지 않았을 때 교접하면 그 여자에게 병이 된다. 또 그 여자에게서 태어난 아이의 얼굴에 붉은 피가 맺히거나 혹은 그것이 아이의 몸 어딘가에 나타난다. 또한 남자에게 백교병(白鮫病)이 생긴다.

• 피로할 때에 방사(房事)해서도 안되고 방사를 하고 난 후에 힘든 일을 해서도 안된다. 또한 방사가 끝나고 나서도 배를 고프게 해서는 안된다.

• 하지일(夏至日)에는 음양이 다투어 혈기가 흩어지므로 전후 각 5일간은 내외간에도 각각 따로 자야 한다. 그리고 동지(冬至) 때에도 전후 각 5일간씩은 따로 자는 것이 좋다.

또한 진(晉)나라 때 《신선전(神仙傳)》·《포박자(抱朴子)》 등 신선술(神仙術)과 장수비법에 관한 저서를 많이 썼던 갈홍(葛洪)

도 '술에 취하거나 포식상태, 또는 과로한 후에 입방(入房)하는 것은 몸에 이롭지 못하다'고 경고하고 있고,《동의보감》에도 '술에 취한 후에 성행위를 하면 경(輕)할 때에는 얼굴이 검어지고 기침이 생긴다. 그리고 심한 경우에는 수명이 크게 손상된다'고 했다.

또한 의서《천금방(千金方)》에도 '음력 4월과 11월은 입방하면 안된다. 목욕하지 않고는 교합하지 말라. 그리고 열병이 간신히 나아 보양중일 때나 큰 병을 앓고 난 후 1백일이 안된 때에는 교합하지 말라. 기력이 아직 회복되지 않아 몸에 나쁘다'고 기록되어 있다.

중국의 유명한 성전(性典)인《소녀경(素女經)》에는 이러한 대목도 있다.

'5월 16일(음력)은 천지빈모일(天地牝牡日)이므로 방사(房事)를 해서는 안된다. 이를 범하면 3년이 되기 전에 죽는다. 그 이유를 알고 싶으면 깨끗한 새천 1자[尺]를 그날 저녁때에 동방의 굳은 땅위에 걸어두고 방사를 한후 다음날에 이것을 보면 반드시 피가 묻어 있다. 그러므로 이 날은 금해야 하는 것이다.

또한 교합할 때에 향하는 방향은 계절에 맞추면 길하다. 첫봄에는 동방, 첫여름에는 남방, 첫가을에는 서방, 첫겨울에는 북방으로 향하는 것이 대길(大吉)하다. 그리고 양일(陽日 : 기수일)에는 이롭고, 음일(陰日, 우수일)에는 손실이 있다.'

남성이나 여성이나 모두 할 수 있는 강정법으로 항문(肛門) 수축법이란 것이 있다. 남성들에게는 자신을 성적으로 조절할 수 있는 능력을 갖게 하고, 여성들에게는 국부(局部)의 근육을 강화시켜 상대방 남성을 만족시키고 여성 자신이 성적인 만족을 느끼며 건강증진에도 도움이 되는 방법이다.

다시 말해 항문을 벌렸다 오무렸다 하는 운동이다. 이 운동은 남성의 발기신경을 자극하고 그 작용이 정소(精巢)로 전달되게 하는

데, 정소를 자극시키면 호르몬 분비를 촉진하게 되고, 온몸의 힘을 강하게 한다.

또한 성교중에 이 운동을 병행하면 상대방 여성을 예민한 자극으로 들뜨게 만든다. 긴장과 이완을 되풀이 하는 가운데 율동적인 리듬이 여성의 성신경을 자극하여 고도의 오르가즘에 도달하게 하는 것이다.

여성이 이 운동을 계속하면 질의 수축력이 강화되어 남성에게 강한 압력을 주게 되며, 신혼 초기와 같은 희열을 남성에게 안겨줄 수 있다. 출산 후라든지, 혹은 몸에 이상이 있어 질의 수축이 빨리 오지 않는 여성에게는 이보다 더 좋은 방법이 없을 것이다.

상대방 여성을 두다리로 감고 발가락을 전후로 굽히는 방법도 같은 효과를 나타낸다. 정강이에 수축과 이완이 일어나며 리드미컬한 자극을 여성에게 준다.

항문을 무리하게 운동하면 치질에 걸리지 않을까 하고 걱정하는 사람도 있을지 모르나 오히려 그 반대이다. 이 항문수축법은 인체중에서 가장 운동이 부족되기 쉬운 항문을 운동시켜 변비를 막아주고 치질을 예방한다. 뿐만 아니라 변비나 치질을 고치기도 한다. 가벼운 변비나 치질이라면 약도 필요없다.

위대한 사상가요 도학자(道學者)였던 장자(莊子)도 '진인(眞人)은 항문을 통해서 발바닥 속까지 깊숙이 호흡을 한다. 그러나 범인(凡人)은 가슴 위의 부위에서 얕게 호흡한다'라고 했다.

진인이란 도가(道家)의 수업을 터득한 사람에게 보내는 최상의 칭호이다. 선인(仙人)보다도 한층 위의 칭호라고 할 수 있다. 그리고 장자도 진인의 한 사람이었다. 그런 진인인 장자도 항문호흡법, 즉 항문수축법을 말하고 있는 것이다.

항문을 통해서 그야말로 발바닥 속까지 이를 정도로 호흡을 했다니, 놀라운 일이다. 그러나 진인쯤 되면 범인이 보통 숨쉬는 것과 같이 자연스럽게 항문의 개폐를 자유로이 할 수 있었을 것이다.

기실 항문수축법의 비밀은 깊은 호흡법에 있다. 깊은 호흡은 공기를 몸의 구석구석까지 돌게 하는 역할을 하며, 그것이 신진대사를 촉진시키기 때문이다. 깊은 호흡이란 가슴만을 불룩하게 하는 것이 아니다. 항문수축법에는 당연히 단전호흡법이 수반된다.

코를 통해서 들어간 공기를 배꼽 아래에 있는 단전(丹田)까지 미치도록 호흡해야 한다. 물론 처음에는 힘들겠지만, 호흡에 맞춰 항문을 개폐하는 운동을 계속하면 단전까지 기(氣)가 통했다, 혹은 항문까지 기가 통했다 하는 것을 자각하게 되는 것이다. 어떤 사람은 시작한 지 일주일 정도면 이것을 알 수 있다고 한다.

이 항문수축법을 완성하면 항문으로 물을 빨아들이는 것쯤은 예사라고 한다. 또 남성은 자신의 '남성'을 자유롭게 조절하고 정력도 뛰어나게 되며, 여성은 남성의 정액을 모두 빨아들일 정도까지 된다고 한다.

항문수축법과 함께 눈의 마찰을 병행하면 강정 효과가 더한층 높아진다. 그리고 이 방법은 버스나 지하철을 탔을 때나 길을 걸을 때 등 시간과 장소를 가리지 않고 할 수 있는 편리한 강정법이다. 항문수축법의 구체적인 방법을 소개하면 다음과 같다.

● 호흡과 함께 항문을 개폐한다. 즉 혀를 입천장에 붙이고 코로 숨을 들이쉬며 항문을 동시에 오므린다. 다음에는 혀를 아래바닥에 붙이며 입으로 숨을 내쉬고 동시에 항문을 벌린다. 한 호흡 동안에 한차례 하는데, 호흡의 거리는 자기의 체질에 맞게 한다.

● 방바닥에 앉아서 해도 되고 걸어다니면서 항문을 죄는 것도 효과가 있다. 회수는 10~30회 정도가 좋고 시기는 아무 때고 상관없

다.
 ● 누워서 할 때에는 똑바로 누워 허리만을 약간 든 다음 그 자세로 항문을 꽉 죈다. 이와 함께 숨을 천천히 들이마시고 숨을 멈춘채 3~4초가 지난 다음 허리와 항문을 풀며 숨을 확 내뿜는다. 이와 정반대로 호흡하는 방법도 있는데, 각자 체질에 맞게 하면 된다.
 ● 성교 때 남녀가 같이 이 운동을 하게 되면 호흡이 서로 달라지는 것이 보통이나, 이때에는 서로가 불편하지 않도록 적절히 조화시키는 것이 좋다.

이밖에도 누구나 손쉽게 할 수 있는 강정법으로 발끝으로 서서 방뇨(放尿)하는 법이 있다. 이 방법은 원래 신기를 왕성하게 하기 위한 것이지만, 강정법으로도 효험이 있다.

그 요령은 발끝으로 서서 키를 쭉 뻗은 모습으로 이를 꼭 물고 방뇨하는 것인데, 소변을 볼 때마다 이 방법을 꾸준히 시행하면 틀림없이 효험이 있다. 힘없이 흘러내리던 소변 줄기가 화살처럼 뻗게 될 것이다. 여성인 경우에도 발끝으로 몸을 지탱하듯이 하고 앉아서 보면 힘이 뻗는 소변을 눌 수 있다.

이와 함께 신기가 부족하고 정력이 부족한 사람은 짠 음식이나 산성식품은 피하는 것이 좋고, 대신 연뿌리·시금치·무우·당근·오이·호박 등을 많이 섭취하는 것이 좋다.

* 한방적 유아법

부모라면 당연히 자기의 자녀가 건강하고 훌륭하게 성장하기를 바라기 마련이다. 그리고 자녀를 건강하고 훌륭하게 키우는 것은 부모에게 맡겨진 사명이다.

특히 현대교육을 받은 요즘의 젊은 어머니들은 육아(育兒)에 대한 관심이 상당히 높고, 나름대로 육아법에 대해서는 어느 정도 알고 있다고 자부하는 경향도 있다. 교육이나 책, 혹은 신문이나 TV 등을 통해 육아법에 관해서는 어느 정도 터득했다는 자부심이다.

그래서 간혹 시어머니나 어머니, 또는 할머니 등 웃어른들과 육아법에 대해 의견대립이나 마찰을 빚는 경우가 있다. '어머니, 애를 그렇게 키우면 안되요. 그건 구식이란 말이에요', '다른 건 다 양보하더라도 애 키우는 것만은 제 방식대로 하겠어요. 요즘엔 애를 그렇게 키우면 안돼요'하고 말하는 젊은 어머니들이 적지 않은 것이다.

물론 젊은 어머니들의 육아법이 옳은 경우도 많다. 그러나 그들의 이 같은 생각은 자칫 이론에만 치우칠 염려가 있고 잘못 알고 있는 것도 적지 않다. 또 자녀를 건강하고 훌륭하게 키우는 일에 구식, 신식이 따로 없다.

비록 옛날에는 요즘처럼 육아법에 대해 이론적으로 배울 기회가 거의 없었고 좋은 환경 속에서 자녀를 키울 수도 없었지만, 선인들의 실제경험과 몸소 체험한 산 육아법을 토대로 자녀를 건강하고 훌륭하게 키워냈다.

한방적 육아법도 본시 이러한 선인들의 실제경험을 바탕으로 이룩된 것이다. 다만 여기에다 어린이의 체질적 특성, 신체적 조건, 생리학적인 특성 등을 한방의학적인 측면에서 보완 수정하고, 어린이들을 자연환경에 순응시키고 대자연에 어울릴 수 있도록 충분히 배려한 것이 한방적 육아법이다.

어린이를 병 없이 건강하게 자라게 할 수 있는 한방적 육아법을 소개하면 다음과 같다.

1. 등[背]을 따뜻하게 해주어야 한다.

등에는 감기나 기후변동 등에 따른 여러 가지 병균이 침입할 수 있는 문호(門戶)인 풍지(風門 : 흉추 2~3 좌우 사이, 흉추는 척추의 한 부분)과 풍지(風池 : 목덜미에 있는 혈명(穴名))가 있기 때문에 이곳을 따뜻하게 보호해 주어야만 감기 같은 병을 예방할 수 있다.

흔히 옛날에는 추운 겨울철이나 바람이 심하게 불 때에는 '남바위'라는 것을 외출용 모자로 썼다. 이 남바위를 보면 뒤가 길게 내려와 뒷머리 밑의 풍지와 문풍을 덮어 추위나 바람을 막을 수 있게 되어 있는데, 이것도 목덜미와 등을 보호하여 병에 걸리지 않도록 하기 위한 선인들의 지혜에서 비롯된 것이다.

2. 배[腹]를 따뜻하게 해주어야 한다.

배가 차면 위장을 지배하는 미주신경(迷走神經)이 긴장하게 되므로 장(腸)의 연동운동(蠕動運動)이 촉진되어 복통과 설사를 일으키게 된다.

3. 발을 덥게 해주어야 한다.

경락의 간경(肝經), 신경(腎經), 비경(脾經)의 3경(三經)은 족부(足部)에서 시작하여 복부(腹部)로 들어가게 되는데, 만일 발을 차게 하면 기혈(氣血)의 유통이 잘 안되어 결국 혈액순환에 장애를 받게 된다.

4. 머리는 항상 차게 해주어야 한다.

머리는 모든 양기(陽氣)가 모여 드는 곳이다. 즉 신체의 양경락(陽經絡)의 출발점인 동시에 종착역인 셈이다. 따라서 머리를 덥게 하면 충혈(充血)이 되어 정신상태가 흐려지고 뇌신경이 장애를 받게 된다.

우리가 일상생활에서 흔히 아주 더운 곳에 있게 되면 얼굴이 붉어지고 정신이 흐려지는 것도 이런 까닭이다.

5. 가슴(심장부)은 서늘하게 해주어야 한다.

한방에서는 심장을 군화(君火)라 하여 열의 장기(臟器)로 보고 있는데, 만일 심장을 덥게 하면 미주신경이 긴장하여 순환장애를 일으킨다.

사람들이 화가 나면 가슴이 답답하다, 혹은 울화가 치민다 하며 가슴을 풀어헤치는 것도 이 같은 이치 때문이다. 양방(洋方)에서도 열이 높은 환자에게 심장 부위에 얼음주머니 같은 것을 대주도록 하는 것과 상통된 이치다.

6. 음식은 따뜻한 것을 먹여야 한다.

어린이의 위장은 어른에 비해 특히 약하므로 너무 찬 음식을 먹이게 되면 위장에 장애를 일으킨다.

어린이들은 흔히 눈에 띄는 음식을 보면 아무 것이나 달라고 하는데, 수박·참외·포도·살구·아이스크림 등과 같이 차거나 신 음식, 혹은 덜 익은 과일 같은 것을 먹게 되면 설사·복통·이질 등을 일으키고 심한 경우에는 목숨까지 잃는 수도 있다. 그러므로 어린이에게는 음식을 각별히 조심해서 먹여야 한다.

또 위장이 약하고 식욕이 적은 어린이에게 수분과 신맛이 많은 과일 같은 것을 많이 먹이게 되면 오히려 식욕이 더욱 떨어지고 위장 상태도 나빠지게 된다.

어린이에게는 따뜻하면서도 소화가 잘 되는 음식이 좋고, 과일로는 영양도 풍부하고 어린이의 몸에 이로운 밤·대추·호두·잣·곶감 등이 좋은데, 이것도 소화가 잘 되도록 죽처럼 만들어 먹이면 더욱 좋다.

7. 울음을 그치기 전에 젖을 주거나 변(便)을 보게 해서는 안된다.

어린이가 울 때 젖을 주게 되면 식도 밖의 다른 곳으로 넘어가기 쉽고, 또 감정이 진정되지 않아 소화도 잘 안된다. 그리고 울때 대소변을 보이면, 정신이 우는 데에 집중되어 있으므로 변의(便意)를 보이지 않는다.

8. 어린이의 울음은 자기의 의사표현이다.

어린이의 울음은 자기의 감정·불만·요구 등을 표시하는 것이며, 또 자기의 병을 알리는 신호도 된다. 그러므로 어머니는 어린이가 우는 원인이 무엇인지를 표정·동작·울음소리 등을 통해 면밀히 살펴 이에 알맞게 대처해야 한다.

어린이가 우는 원인으로는 몸에 병이 나서 괴로울 때, 배가 고플 때, 놀랐을 때, 젖을 너무 먹어 괴로울 때, 무서움을 느낄 때, 몸이 가려울 때, 노는 게 싫증이 났을 때, 졸음이 올 때, 똥이나 오줌을 쌌을 때, 옷이 몸에 맞지 않아 불편할 때, 너무 춥거나 더울 때 등 여러 가지며, 습관적으로 우는 아이도 있다.

9. 젖은 시간 맞춰 먹여야 한다.

어린아이가 울거나 보챈다고 해서 아무 때고 젖을 많이 먹이면 소화불량을 일으키기 쉽고, 음식물이 뱃속에 정체되어 불필요한 수분 배설이 잘 안되어 체액의 변화를 가져 온다. 심하면 감기에 걸리거나 침이 많이 나오며, 신장염이나 귀[耳]의 질환까지도 생긴다.

10. 옷을 너무 두텁게 입히거나 너무 덥게 해서 재우면 안된다.

　어린이가 추울까봐 옷을 두텁게 입히거나 두꺼운 이불로 감싸서 재우는 것은 어리석은 일이다.

　한방에서는 어린이를 양채(陽體 : 더운 몸)라 해서 어린이의 체내에서는 열이 많이 발생하는 것으로 보며, 실제로도 어린이는 체내에서 열을 가장 많이 발생하는 장기인 간장과 부신(副腎)이 어른에 비해 훨씬 크며 체온도 어른보다 높다.

　또한 어린이는 땀을 내는 한선(汗腺)의 작용이 어른보다 훨씬 왕성하기 때문에 조금만 몸을 움직여도 땀을 잘 흘린다. 어린이가 흔히 자면서 땀을 많이 흘리거나 이불을 걷어차고 자는 것도 이러한 이유에서다. 또 옛 어른들은 '아이를 너무 덥게 재우면 피가 마른다'고 하여 어린이를 덥게 재우지 않도록 경계했다.

　결국 어린이에게 옷을 두텁게 입히거나 이불로 꼭 감싸 재우는 것은 오히려 피부를 약하게 만들고 땀을 많이 흘리게 하여 감기에 잘 걸리게 하고, 체온조절 작용을 방해하고 혈액순환을 나쁘게 하며, 발진 같은 것이 잘 생기게 만든다.

　어린이를 덥게 키우지 않는 것이 감기를 예방하고 건강하게 키우는 비법(秘法)인 것이다.

　그러므로 어린이의 옷은 약간 넉넉하고 땀 흡수가 잘되는 옷을 입히되 너무 두텁게 입히지 말 것이며, 이부자리도 요는 다소 두터운 것을 깔되 덥는 이불은 두텁지 않은 것이 좋다.

11. 바람 없는 날엔 바깥 공기를 자주 쐬도록 해야 한다.

　요즘 어머니들 중에는 바깥 날씨가 추운 겨울철이면 아이들을 방안에 가두어두다시피 하여 키우는 사람들이 많다. 그러나 이것은 어린이를 허약하고 병들게 만드는 잘못된 모성애다.

어린이에게 있어서 일광(日光) 부족은 기혈(氣血)의 순환을 방해하고 활발한 성장을 억제하며 병에 대한 저항력도 약화시킨다. 또 어린이가 방안에서만 지내게 되면 먼지를 일으켜 인후(咽喉)나 기관지 등에 이상이 생기고, 심신(心身)의 올바른 발육을 막으며, 정서에 미치는 영향도 좋지 않다. 그리고 따뜻한 방안에만 있다가 모처럼 차가운 바깥으로 나가게 되면 감기에 잘 걸린다.

옛말에 '아이들은 불알을 얼리어 키워라'하는 말이 있지만, 이것은 실제로 얼리라는 뜻이 아니라 어린이를 추위에 단련시켜 키우라는 뜻이다. 추운 겨울철이라도 어린이는 바깥에 내보내 신선한 공기와 일광을 접촉하도록 해주고 추위나 병에 대한 저항력을 길러주어야 한다.

12. 어린이의 베개는 낮게 해주고 균형있게 눕도록 해야 한다.

베개가 높으면 어린이는 큰 불편을 느끼며 발육에도 좋지 않다. 또한 어린이는 한쪽으로만 누우려는 습성이 있으므로 어머니가 늘 자리를 바꿔가면서 뉘어 아이가 한쪽으로만 눕지 않도록 하고, 머리 모양이 균형있게 발육하도록 신경을 써야 한다.

13. 목욕을 너무 자주 시키지 마라.

어린이에게는 목욕도 하나의 큰 자극이므로 너무 자주 목욕을 시키게 되면 기운이 빠지고 영양 상태가 나빠지거나 감기 같은 병에 걸릴 염려가 있다. 여름철이라고 해서 아이를 찬물로 갑자기 목욕시키는 것도 좋지 않으며, 여름철에도 따뜻한 물로 목욕시키는 것이 좋다.

또 비누를 많이 쓰게 되면 피부의 기름기가 빠지고 영양상태가 나빠지며, 특히 습진이나 피부병이 있는 아이에게 비누를 많이 쓰면 피부의 기름기가 전부 씻겨나 오히려 병을 악화시키는 수가 있다.
 그러나 아이의 몸에 묻은 때나 땀을 그대로 내버려 두면 몸의 배설 작용을 방해하고 피부의 저항력을 약화시켜 병을 일으킬 염려도 있으므로 적당히 목욕시키는 것은 바람직하다.

 14. 한번도 본 일이 없는 괴상한 것을 보여서는 안된다.
 어린이는 자극에 대한 반응이 민감하고 공포나 충격 같은 정신적인 자극이 심리에 큰 영향을 끼치며 질병을 일으키는 원인이 되기도 한다. 그러므로 어린이에게는 폭력적인 것, 무서운 것, 놀라운 것, 낯선 것 등을 가급적 보이지 않는 것이 좋다.
 이 같은 선인들의 육아법은 어찌 보면 지극히 평범한 것 같다는 생각이 들 수도 있는 것들이다. 그러나 심오한 진리나 삶의 지혜도 평범 속에 있는 법이다.
 또한 이러한 육아법은 오랜 시일에 걸쳐 우리의 선인들이 우리의 생활풍습이나 실정 등에 맞게 자연스럽게 연구해 낸 것이며, 수많은 우리나라 사람들이 이러한 육아법을 통해 건강하고 훌륭하게 키워졌다. 그리고 현대의 과학으로도 수긍할 충분한 근거도 있다.
 그러므로 옛날 방식이라 해서 무조건 배격하거나 도외시할 것이 아니라 자신들의 자녀를 보다 건강하고 훌륭하게 키우는 데 이를 적절히 활용해야 할 것이다.

* 자연식이란?

 최근 건강에 대한 관심이 날로 높아지면서 자연식(自然食)에 대한 관심도 이에 비례해서 높아지고 있다. 생활의 여유에 따른 건강에 대한 관심 고조, 성인병을 포함한 각종 질병에 대한 경계심, 장수에 대한 욕구, 인스턴트 식품에 대한 불신감 등이 그 원인이 될 것이다.

그래서 시중에는 갖가지 자연식 제품이 쏟아져나오고 있고, 자연식 전문점이 늘어나고 있으며, 자연식과 건강을 다루는 잡지도 많이 발간되고 있다. 뿐만 아니라 신문이나 TV 등에서도 이러한 추세에 발맞추어 자연식과 건강에 관한 기사 혹은 프로그램을 자주 내보내고 있으며, 자연식 동호인회 같은 것도 많이 생겨나 자연식에 관한 공동 관심사를 논하고 있다.

특히 최근에는 쇠고기나 돼지고기 대신 먹을 수 있는 '콩고기'나 삶은 달걀 자른 것 같은 모양이면서도 내용물은 생선살인 '어묵달걀' 같은 인공 대체식품도 나와 관심을 끌고 있다.

아뭏든 자연식을 통해 건강을 유지하고, 혹은 잃었던 건강을 되찾고자 하는 것은 실로 반가운 일이 아닐 수 없다. 기실 자연식은 건강 유지를 위해 아주 좋은 방법이며, 국민 모두에게 권장해야 할 일이다.

그러나 자연식이라는 것은 어제 오늘에 갑자기 생겨난 것도 아니며, 외국에서 새로 수입해 들여온 것도 아니다. 물론 자연식이란 말이 옛날에는 없었을지 모르나, 우리의 선조들은 이미 오래 전부터 건강유지의 한 방법으로 자연식을 이용해 왔다. 단지 지금처럼 요란하게(?) 자연식을 외치지 않았을 뿐이다.

한방에서도 예로부터 자연식을 적극 권장해 왔다. 그리고 한방에서 쓰는 약재는 거의 대부분 자연산 약재다. 다시 말해 자연식품을 식품의 차원을 넘어서 약으로 이용해 온 것이다.

그러나 한방에서는 자연식품이라고 해서 모든 사람에게 똑같이 좋다고 보고 있지는 않다. 약재와 마찬가지로 아무리 좋은 자연식품이라고 해도 사람의 체질에 따라 적합한 것이 있고 적합하지 않은 것이 있다고 본다.
 한방에서는 식품 하나하나마다 그 맛과 성질, 약효, 부작용 등을 세세히 기록 분류해 놓고 있으며, 그 식품과 체질과의 상관관계까지 밝혀놓고 있다. 그리고 이것은 오늘날의 현대과학으로 입증된 식품의 효능과도 상당히 일치하고 있다.
 그러면 옛 의서에 기록된 자연식품의 약효는 무엇이고, 이 자연식품과 체질과는 어떤 관련이 있으며, 현대의 과학으로 입증된 식품의 효능과는 어떻게 일치하고 있을까. 이것을 알게 되면 자연 누가 어떤 식품을 왜 먹어야 하는지를 알게 될 것이다.
 은행은 예로부터 천식을 다스리고 폐기(肺氣)를 도와 주는 식품으로 알려져 왔고, 한방에서는 은행을 진해제로 쓰고 있다. 그리고 옛 의서인 《본초강목(本草綱目)》에는 '은행을 익혀서 먹으면 폐를 온하게 하고, 천식과 기침을 진정시킨다'고 기록되어 있고, 《약용식물사전(薬用植物事典)》에도 '은행은 폐기를 늘리고 진해의 효과가 있어 해소제로 쓰인다'고 되어 있다. 또 《섭생방(攝生方)》이란 책에는 '담이 나오는 기침에 은행 5개와 마황(麻黃) 2돈 반, 그리고 감초 2돈을 물에 넣고 달여서 잠자기 전에 먹으면 좋다'고 적혀 있다.
 그런데 태음인은 체질적으로 폐의 기능이 약하여 폐렴·기관지염·천식 등에 잘 걸릴 염려가 있고, 심장과 혈관기능이 약하고 몸이 비대한 편이므로 심장병이나 고혈압 등의 성인병에 약한 경향을 보이고 있다.
 따라서 은행은 태음인에게 이들 병을 예방하고 치료해 주는 식품이자 약이 되는데, 옛부터 한방에서는 태음인에게 은행을 먹도록 권유해 왔다. 그리고 이것은 현대의 과학으로도 입증이 되어 은행에 신경조직의 성분이 되는 레시틴이 함유되어 있고 은행잎에는 성인병의 예방 및 치료 성분이 들어 있다는 사실이 밝혀졌다.

또한 은행잎 엑기스로 만든 성인병 예방 및 치료제가 시판되고 있기도 하다. 이것만 보아도 '태음인은 은행을 먹으라'고 한 이유는 충분히 입증된 셈이다.

또한 태음인에게는 복숭아가 좋다고 했다. 한방에서는 복숭아씨를 도인(桃仁)이라 해서 진해제로 많이 쓰고 있으며, 꽃은 하제로, 잎은 두통·복통 등에 쓴다.

《경험방(經驗方)》이란 책에는 '오래된 기침에 도인과 행인(杏仁 : 살구씨의 알맹이. 변비·기침 따위의 약재로 쓰임)을 섞어 환으로 만든 다음 생강탕으로 먹으면 효과가 있다'고 기록되어 있고, 《식의심경(食醫心鏡)》에는 '천식에 도인 8냥을 피첨(皮尖)을 버리고 물 2되에 갈아서 즙을 낸 다음 여기에다 찹쌀 2홉을 넣어 죽을 쑤어 먹으면 좋다'고 되어 있다.

또 《본초비요(本草備要)》에 '도인은 대장의 혈비(血秘)를 통하게 한다', 《약용식물사전》에 '백도인(白桃仁)은 종기나 변비에 달여서 쓴다', 《약초의 지식》에 '콧속의 종기나 습진에 복숭아잎을 짓찧어 즙을 내어 바른다. 땀띠에 복숭아잎을 달여 탕으로 목욕하면 좋다'는 등의 기록이 있다.

그런데 태음인은 앞서 말한 바대로 폐렴·기관지염·천식 등에 잘 걸리는 것 외에도 체질적으로 대장의 기능이 약해 변비가 많고, 습진·종기·대장염·땀띠 등이 잘 생긴다. 그리고 태음인은 체질적으로 생각이 많은 편에 속하므로 자연 담배를 많이 피우는 경향이 있다.

따라서 비타민 A와 C가 대단히 많이 들어 있고 팩틴질도 풍부한 알칼리성 식품인 복숭아는 그 약효와 더불어 담배로 인한 니코틴 독을 제거해 주는 등 여러 모로 태음인에게는 이로운 식품이 된다.

비단 이것뿐만이 아니라 태음인의 식품이라고 할 수 있는 감에는 태음인이 잘 걸릴 수 있는 병인 심장병, 고혈압 등에 효능이 있는 성분이 들어 있다는 것이 과학적으로 인정되고 있다.

게다가 감은 기침과 만성 기관지염에 좋은 식품이며 중풍 예방약으로도 쓰이는데, 이 병들 역시 태음인과 관련이 깊은 병이다. 또한 태음인에게 적합한 식품인 율무는 각종 폐질환에 좋은 영양제가 되며, 태음인에게 많은 피부병을 예방해 주는 효능도 지니고 있다.

이 같은 예는 얼마든지 찾아볼 수 있다. 그 예를 좀더 들어보기로 한다.

소양인에게는 수박이 적합한 식품으로 되어 있다. 그러나 이것도 '소양인은 열성체질이니까 그 열을 식혀주는 냉성식품이 좋다'는 이유에만 그치지 않고, 소양인이 수박을 먹어야 할 보다 분명한 이유가 있다.

옛부터 수박은 이뇨제로서 부종에 효과가 있고, 신장병·요도염·방광염 등에 좋으며, 염증을 없애고 해열하는 효과도 있는 것으로 알려져 왔다. 그래서 《약용식물사전》에 '수박은 이뇨의 효과가 크며, 각기, 신장병, 방광염 등에 효험이 있다'고 되어 있고, 《경험방(經驗方)》에는 '부종이 생겼을 때 수박을 매일 계속해서 먹으면 수박의 이뇨작용으로 부종이 빠진다'고 기록되어 있다.

또 《식감본초(食鑑本草)》란 책에는 '수박의 속살은 속을 청량하게 해주고 기를 내리게 한다. 또한 요도를 이롭게 하며 혈리(血痢)를 다스릴 뿐만 아니라 술독도 풀어준다'는 기록이 있으며, 《일용본초(日用本草)》에는 '수박의 속살은 갈증을 멈추게 하고, 서열(暑熱)을 풀어준다'고 되어 있다.

한편 현대의 과학적 분석 결과에 의하면 수박에는 아미노산으로 시트룰린이라는 특수성분이 들어 있는데, 이 성분이 이뇨과정을 도와주는 역할을 하므로 신장병에 수박이 좋은 것으로 밝혀지고 있다.

따라서 체질적으로 신장의 기능이 약하고, 신장염·방광염·요도염 등에 잘 걸릴 수 있는 체질인 소양인에게 수박이 이롭다는 건 두말할 필요도 없을 것이다.

예로부터 팥은 각기병에 좋은 식품으로 알려져 왔는데, 과학적인 분석의 결과로도 팥에는 다량의 비타민 B_1이 들어 있어 각기병에 유효하다는 것이 입증되었다. 그리고 팥은 신장병, 당뇨병에도 좋은 것으로 알려져 있다.

《명의별록(名醫別錄)》을 보면 '팥은 한열(寒熱)과 소갈 및 속이 뜨거운 것을 다스린다'고 되어 있고, 《약성본초(藥性本草)》에는 '팥은 열독을 제거하며 악혈을 없애준다'고 되어 있다. 또 《본초강목》에는 '팥은 난산(難産)을 다스릴 뿐만 아니라 포의(胞衣:태반)를 내리게 한다'고 기록되어 있다.

그러므로 상체에 비해 하체가 약하고, 몸안에 열이 많으며, 신장기능이 약해 다산(多産)을 하기 힘들고, 신장병에 잘 걸릴 수 있는 체질적 소양인에게 팥은 아주 훌륭한 치료제 구실을 하는 것이다.

조기는 기운을 돕는다는 뜻에서 '助氣', 혹은 '朝起'라고도 하는데, 민간에서는 옛부터 조기가 입맛을 돋구고 소화가 잘되는 음식이라 하여 환자의 병후 회복식이나 노인과 어린이의 영양식으로 많이 이용해 왔다. 그리고 과학적인 분석 결과로도 조기에는 양질의 단백질이 풍부하므로 노인이나 환자의 원기회복이나 어린이의 발육에 좋고, 또 칼슘이나 비타민 A, 나이아신 등이 풍부하며, 소화를 도와주는 식품으로 밝혀졌다.

한방에서는 조기가 급성하리에 쓰이는데, 《식료본초(食療本草)》에는 '굴비는 묵은 체증을 없애주며 중독을 다스린다'고 기록되어 있고, 《개보본초(開寶本草)》에는 '조기를 순채(蓴菜)와 함께 국을 끓여 먹으면 위(胃)를 열어주며 기(氣) 또한 늘린다. 또 굴비를 구워 먹으면 이뇨에 좋을 뿐만 아니라 배가 팽팽한 것은 물론 심한 설사에도 효과가 있다'고 되어 있다.

그런데 소음인은 체질적으로 비위(脾胃)의 기능이 약하고, 소화불량성 위염·위하수증·위산과다 등의 각종 급만성 위장병에 잘 걸리며, 설사 또한 자주 하는 편에 속한다. 또 소음인은 체질적으로 허약한 경우가 많다.

그러므로 소음인이 조기를 즐겨 먹는 것은 원기회복과 건강유지, 나아가서는 허약한 비위의 기능을 보완하는데 큰 도움이 될 것이다.

한방에서 강장강정 및 완화의 목적으로 많이 쓰이는 대추는 옛부터 쇠약한 내장을 회복시키고, 빈혈증·신경쇠약·식욕부진·부인냉증 등에 효과가 있는 식품으로 알려져 있다. 그래서 대추의 약효에 관한 기록을 많이 찾아볼 수 있는데, 《신농본초경(神農本草經)》에는 '대추는 속을 편하게 하고, 비기(脾氣)를 길러주며 위기(胃氣)를 통하게 한다'고 되어 있고, 《일화본초(日華本草)》에도 '오장을 보하고, 허손(虛損)을 다스리며, 장과 위의 벽기(癖氣)를 없애는 데에는 대추가 좋다'고 나와 있다. 또 《백병비방(百病秘方)》이란 책에는 '위가 냉하여 구토를 할때 씨를 빼낸 대추에다 정향(丁香 : 한약재)을 넣어 물에 푹 삶은 다음 정향은 건져내고, 그 물을 하루에 두번씩 공복에 먹으면 좋다'고 쓰여 있고, 《다산방(茶山方)》에는 '대추나무잎으로 즙을 내어 더위를 먹었을 때 복용하면 좋다'고 쓰여 있다.

따라서 비위가 약하고 몸이 차고 허약하며, 신경쇠약이나 식욕부진, 더위타는 병 등에 잘 걸리는 소음인에게 대추는 약이 되는 식품이다. 그리고 대추의 성분 분석 결과로도 대추의 이러한 효능은 입증되고 있다.

이밖에도 폐의 기능이 약한 태음인은 폐의 기능을 도와주는 식품인 호두나 살구 등을 많이 먹는 것이 좋고, 신장의 기능이 약한 소양인은 허약한 신장의 기능을 회복시키는 데 도움을 주고 몸 안의 더운 열을 식혀주는 식품인 녹두·참깨·좁쌀·굴·새우 등을 많이 먹는 것이 좋으며, 비위의 기능이 약하고 몸이 허약하며 냉한 체질인 소음인은 그의 체질적 약점을 보완해 줄 수 있는 식품인 시금치·냉이·마늘 등을 많이 먹는 것이 좋다. 그리고 체질적으로 간의 기능이 허약한 태양인은 그의 허약한 간의 기능에 무리가 가지 않도록 기름기와 자극성이 많은 식품은 피하고 야채류나 담백한 식품을 택해 섭취해야 한다. 이런 것들 역시 현대의 과학적 분석 결과로도 그 타당성이 충분히 입증되고 있다.

때문에 자연식을 하고자 하는 사람은 맹목적이고 무비판적으로 아무 것이나 먹을 게 아니라 자신의 체질에 맞게 자연식품을 택하는 것이 바람직한 일이다. 그리고 그래야만 보다 확실하고 효율적으로 건강을 유지하고 질병을 퇴치할 수 있게 되는 것이다.

* 오과차(五果茶)의 약효

날씨가 추워지면 아무래도 감기 환자가 늘어나기 마련이다. 흔히 감기를 가볍게 여기는 경향이 있지만, '감기는 만병의 근원'이라는 말도 있듯이 의외로 무서운 병이다.

감기에 잘 걸리는 사람은 노인이나 어린이, 병자 등과 같이 체력과 저항력이 약한 사람들이다. 또한 평소의 생활태도가 불규칙적이거나 영향섭취가 부족한 사람, 육체적·정신적 과로가 심해 피로해 있는 사람도 감기에 잘 걸리며, 체질적으로 감기에 약한 사람도 있다. 특히 겨울철을 앞두고 감기로 고생하게 되면 겨울내내 감기가 떠나지 않을 뿐만 아니라 기관지염이나 폐렴 같은 호흡기질환에 걸릴 염려도 있다.

　또 인체의 여러 기관은 기능적으로 서로 밀접한 관련이 있다고 보는 것이 한방적 견해인데, 만일 호흡기 질환으로 폐나 코의 기능이 저하되면 이들 기관과 밀접한 관련이 있는 대장과 피부의 기능도 함께 저하되는 것이 보통이다.

　따라서 감기를 비롯한 호흡기 질환이 자칫 대장의 기능을 저하시켜 변비증 혹은 설사를 유발하며, 피부의 기능 역시 저하시켜 피부를 거칠게 만들고 머리칼이 잘 빠지게 하고 비듬이 잘 생기게 만든다. 또 이렇게 되면 여성들은 화장이 잘 받지 않고, 남성들은 탈모로 인한 대머리가 될 수 있으며, 중년 이후의 사람들은 피부 노화로 한결 늙어보이게 된다.

　그러므로 감기나 기관지염 같은 호흡기 질환을 사전에 예방하고 좀더 젊고 건강하게 겨울을 보내기 위해서는, 이에 대한 대비를 미리부터 해야 한다. 물론 이에 대한 예방책으로는 규칙적인 생활을 하는 것을 비롯해서 충분한 영양섭취와 휴식, 평소의 꾸준한 체력단련 등 여러 가지가 있고, 한방의와 상의하면 체질과 증상에 따른 약처방도 있을 것이다. 그러나 누구나 손쉽게 할 수 있는 방법으로 '오과차'의 상식(常食)을 권하고 싶다.

　'오과차'란 이름 그대로 오과(五果), 즉 호두·은행·밤·대추·생강을 넣고 끓인 차(茶)를 말한다. 그러면 오과차가 감기를 비롯한 호흡기 질환의 예방, 호흡기 기능의 보강, 노인·어린이·허약자·병자 등의 체력보강, 피부미용, 인체의 기능회복 등에 왜 좋은가?

　우선 호두는 중병을 앓고 난 후에 먹으면 회복이 빠르다고 할 정도로 좋은 식품이다. 호두에는 특히 양질의 단백질과 지방이 풍부한데, 옛부터 호두는 폐의 기능을 보강하고 기침과 담을 없애주며, 정력증진·자양강장·피부미용 및 노화방지 등에 효과가 큰 것으로 알려져 왔다.

　지나친 성생활이나 출산 또는 유산에 다른 체력소모에도 좋으며, 오래 먹으면 피부에 윤기가 나고 머리칼이 검어진다. 한방에서는 호두를 호도인(胡桃仁)이라 하여 자양강장제 및 진해제로 쓰인다.

　은행도 한방에서 진해제로 쓰고 있는데, 폐기(肺氣)를 도와주고 기침과 담을 다스리며, 혈관을 튼튼하게 해준다. 옛 의서(醫書)인 《본초강목》도 '은행을 잘 익혀서 먹으면 폐를 온(溫)하게 하고, 기침과 천식을 가라앉힌다. 생식하면 담이 내리고 독이 사라지며 충(蟲)을 제거한다'고 기록되어 있다. 그러나 은행은 많이 먹으면 오히려 해롭다.

　또 밤은 우유가 부족하던 옛날에 젖이 모자랄 때 흔히 밤암죽(밤의 껍질을 벗겨 물에 불린 다음, 이것을 강판에 곱게 갈아서 체로 거른 후 은은한 불에 끓인 죽)을 쑤어 아이에게 먹이던 영양식으로서 지금도 성장 발육기의 어린이나 허약자에게는 아주 좋은 영양식품이다.

　뿐만 아니라 밤은 입맛을 돋구어 피로회복과 원기회복에 좋으며, 감기에 밤껍질을 생강과 함께 달여먹으면 좋다. 또 배탈이나 설사가 심할 때에도 군밤을 먹으면 좋은 효과를 보게 된다.

　대추는 옛부터 노화방지 식품으로 알려져 왔다. 신경쇠약 · 빈혈증 · 식욕부진 · 부인냉증 · 내장기능 쇠약 · 변비 등에 먹으면 효과가 있고, 폐의 기능을 돕고 기침을 멈추게 한다. 따라서 대추는 민간요법에는 물론 한방에서도 중요한 약재의 하나로 쓰이고 있다.

　그리고 생강은 기침을 다스리고, 거담 · 진해작용을 하며, 감기 · 설사 · 구역질 등에 효과가 있다. 또한 적당량을 먹으면 식욕이 돋아나고, 방향성(芳香性) 식품이기 때문에 생선이나 고기요리에 넣으면 비린내나 누린내가 제거된다.

　이처럼 호두 · 은행 · 밤 · 대추 · 생강에는 여러 가지 탁월한 효능이 들어 있다. 따라서 이 같은 훌륭한 식품들을 재료로 하여 만든 오과차의 효능 또한 우수하지 않을 수 없게 되는 것이다.

특히 오과차는 체질적으로 폐와 대장, 피부와 코의 기능에 약하여 감기·기관지염 등과 같은 호흡기 질환과 두드러기·피부병(여자인 경우에는 겨울철에 손발이 많이 튼다) 등에 잘 걸리는 태음인에게 매우 적합한 식품이다.

또한 체질적으로 허약한 편이고, 특히 비위(脾胃)의 기능이 냉(冷)하고 허약하여 잔병치레가 많고 외한증(畏寒症 : 추위타는 병)에 잘 걸리는 소음인에게도 오과차는 좋은 식품이 된다. 오과차의 여러 효능이 소음인의 허약하고 냉한 비위 기능을 보강해 주고, 허약한 원기를 복돋아 주기 때문이다.

그러나 비위에 항상 열이 있어 한겨울에도 냉수를 즐겨 찾는 소양인에게는 오과차가 체질적으로 적합한 편이 못된다. 물론 오과차의 효능이 소양인의 부족한 정력을 보강시켜 주는 이점은 있으나, 오과차에 들어 있는 대추·생강·호두의 열성(熱性) 성분이 자칫 소양인의 왕성한 비위의 열을 더욱 높여 괴롭게 만들거나 피부발진 같은 것을 일으킬 수 있는 것이다.

이와 같은 체질과 식품의 상관관계를 고려할 때 오과차를 만들때에도 각자의 체질에 따라 재료의 양을 약간씩 달리하는 것이 좋다. 즉 태음인은 그의 체질에 적합한 호두와 은행, 밤을 좀더 많이 넣고, 오과차를 만들어야 하는 것이다.

단, 은행은 많이 먹으면 오히려 해로우므로 한꺼번에 많이 넣지 말 것이며, 호두는 하루에 세알 정도면 충분하다. 또 밤은 껍질을 벗기지 말고 생밤을 사용하는 것이 좋다.

* 약차(藥茶)의 효능

 오늘날 우리가 마시는 차(茶)가 동양적인 한 범절(凡節)로 승화되기는 당나라의 육우(陸羽)에서 비롯되었다고 한다. 육우가 차의 품질, 종류, 차색(茶色) 등을 내용으로 한,《다경(茶經)》을 저술하게 됨으로써 차생활의 급속한 발달을 가져오게 되었다고 할 수 있다.
 우리나라에는 당시(삼국통일시대) 당나라와 문물교류가 활발했던 터라 중국의 차와 다도(茶道)가 자연스럽게 들어오게 된 것으로 보여지는데,《삼국사기(三國史記)》에는 신라 흥덕왕(興德王) 3년 (AD 828) 겨울에 당나라에 사절로 갔던 김대렴(金大廉)이 귀국하는 길에 차나무 종자를 가져왔다고 전하고 있다.
 이렇게 전해진 차생활은 시대를 흘러오면서 민족정신의 원력(原力)을 회복시켜 주었으며, 인간다운 참생활을 잃지 않고 누릴 수 있는 생활의 원동력이 되었다. 특히 선인(先人)들이 남겨놓은 한약재를 이용한 전차(煎茶)인 약차는 커피 같은 것과는 달리 기호적인 차원을 넘어 건강을 위한 보재(寶材)로써 건강증진과 질병예방에도 큰 효능을 나타내고 있다.

1. 생강차(生薑茶)

 차의 재료는 생강뿌리[塊根]이다. 품종에는 소생강・중생강 등이 있는데, 차 재료로는 어느 것이나 다 좋다. 신선한 것으로 골라 흙속에 묻어 두고 쓰면 된다.
 생강차는 위를 보호하고 소화를 촉진시키는 효과가 있다. 오래 마시면 정력을 돕고, 이질・하혈 등에 마시면 더욱 효과적이다. 하혈이 심하거나 마른 구역질이 날 때 생강 10 g 쯤을 그대로 씹어먹으면 묘하게 그친다. 한방에서는 건위·복통·냉통·해소·진통·중서(中署 : 더위병)·곽란 등에 쓰인다. 특히 생강차는 비위(脾胃)의 기능이 약하고 체질이 냉한 소음인에게 아주 좋다.

* 제법(製法) 및 음법(飮法)

① 먼저 생강을 물에 깨끗이 씻어 겉껍질을 긁어버리고 칼로 납작하게 썬다. 생강이 없을 때에는 말린 생강[乾薑]을 대신 써도 좋으나 생강보다는 그 맛이나 효력이 떨어진다.
② 차 분량은 1일 10~15g을 물 500cc에 넣고 뭉근한 불에 천천히 달여 하루에 2~3회 마신다. 양이 많으면 좋지 않다.
③ 생강차는 매운 자극이 강하므로 설탕이나 벌꿀을 1~2스푼씩 타서 마시는 것이 좋다. 대추 3~5개 정도를 넣고 달이면 더욱 좋다.

2. 쌍화탕(雙和湯) 및 탕차

요즘은 쌍화탕을 누구나 흔히 마시고 있지만, 원래는 남녀가 성교한 후에 몸의 피로를 풀기 위해 마셔온 것이다. 쌍(雙)이란 한쌍의 남녀를 뜻하며, 화(和)란 몸을 푼다는 의미이다. 심신이 피로했을 때나 병후에 허약해져 허한(虛汗)이 계속될 때 마시면 좋다.

그러나 쌍화탕은 본시 작약(芍藥)·숙지황(熟地黃)·황기(黃耆)·당귀(當歸)·천궁(川芎)·생강·대추·감초·계피 등 아홉 가지 생약재로 처방된 약이다. 따라서 복용할 때 주의하지 않으면 안된다. 왜냐하면 쌍화탕의 약재인 계피는 열이 많을 때 복용하면 더욱 열을 높여 두통을 일으킬 우려가 있고, 위나 장이 약해 흡수력이 좋지 않은 사람에게는 숙지황이 더욱 소화를 더디게 하기 때문이다. 즉 열이 있고 위가 약한 사람이 쌍화탕을 잘못 복용하게 되면 소화불량이나 설사, 혹은 열을 더욱 높일 수 있다는 얘기다.
또한 쌍화탕 1첩이 한번에 복용할 분량인데, 이를 여러 차례 나누어 마신다면 약으로서의 생명력은 잃게 된다. 그리고 한꺼번에 많이 마시는 것도 좋지 못하다.

* 제법 및 음법

① 약으로 복용할 때에는 처방된 약 1첩을 2홉의 물에 넣고 뭉근한 불에 약 반량으로 졸여 공복에 마신다. 1일 2첩을 복용한다.
② 탕차는 몸이 피로할 때 마시는 것이 좋다. 탕차로 마실 때에는 물 2홉 반에 넣고 약 반량으로 달여 하루 3회 마신다. 벌꿀 2~3스푼씩 타서 마신다. 1일 1첩을 달여 마신다.
근래에는 곳곳에 쌍화탕 찻집이 생겨 편리하게는 되었으나 처방대로 약재를 제대로 사용하는지가 문제이다. 그러므로 약재를 건재약방에서 구입하여 분량대로 가정에서 달여 마시는 것이 더욱 좋다.

3. 구기차(枸杞茶)

구기자로는 그 잎을 쓰는 구기엽차와 열매를 쓰는 구기차로 구분하여 만든다. 차의 재료로는 잎・열매・근피(根皮) 등 어느 것이나 다 좋다. 주로 많이 쓰이는 것은 열매이다. 잎이나 열매나 그 효능에는 차이가 없다. 그러나 일반에서는 열매차가 더 많이 알려져 효능도 더 좋은 것으로 알려져 있다.
구기차는 옛날부터 강장강정제로 전해오고 있다. 과학적인 성분 분석 결과로도 구기차에는 강장제가 되는 베타인이 들어 있음이 밝혀졌다. 또 구기차는 혈압을 정상으로 유지시키는 효과도 있다.

그래서 옛부터 신체허약한 사람에게 구기차를 마시게 해왔던 것이다.
 옛 의서에도 '구기차는 허약한 신체를 보호하고 정력을 돕고 허리를 튼튼히 한다', '계속 마시면 시력이 강해지고 노안(老眼)이 밝아진다'고 기록되어 있다. 구기자에는 또 간장의 기능을 높이고 혈관의 노화를 방지하는 약효도 있는데, 한방에서는 주로 강장제로 쓰인다. 특히 구기자는 신장의 기능이 약해 정력이 부족하고 하체가 약한 소양인의 약재로 쓰이고 있다.

* 제법 및 음법

 ① 열매는 반쯤 익은 것을 따서 말린다. 너무 익으면 수분이 많아 잘 터지고 말리기도 힘들다. 말릴 때에는 파리떼가 잘 몰려들므로, 모기장을 씌워 말린다. 잘 건조되면 용기에 넣어 습기없는 장소에 두고 쓴다.
 1일 분량은 20~25g을 물 500cc에 넣고 달여 2~3회로 분음(分飮)한다. 차는 뭉근한 불에 천천히 끓인다. 마실 때에는 설탕을 넣지 말고 벌꿀 1스푼씩 타서 마신다.
 ② 신선한 구기자잎을 채취하여 그늘에서 잘 말린다. 용기(한지 따위의 종이봉지)에 넣어 습기가 없고 통풍이 잘되는 장소에 두고 쓴다. 종이봉지에 간수할 때에는 매달아 두는 것이 좋다. 한약방에서는 열매는 팔고 있으나 잎은 팔지 않는다.
 잎은 약간 볶아서 쓰기도 하지만 볶지 않아도 좋다. 볶으면 차맛의 향기가 좀 좋다는 것뿐이다. 잎을 물에 넣고 끓여 마셔도 좋지만, 열탕에 넣어 잎을 우려서 마시면 성분의 손실을 막는데 효과적이다.

1회 분량은 열탕 1잔 2~3g을 넣어 우려서 마신다. 많이 마셔도 부작용이 없다. 설탕 대신 벌꿀을 1스푼씩 타는 것이 좋다.

4. 오미자차(五味子茶)

오미자에는 특이한 방향(芳香)이 있고, 신맛이 난다. 맛은 감(甘)·산(酸)·고(苦)·신(辛)·함(鹹) 등의 다섯 가지 맛[五味]를 고루 갖추고 있다.

오미자차는 옛부터 정력의 강장차로 전해오고 있다. 오래 마시면 그 효과를 알 수 있다. 폐기(肺氣)를 보하고, 기침에 좋은 차로 알려져 있으며, 또 목소리가 가라앉은 데 마시면 효험이 있다. 특히 태음인에게 좋은 약차이다. 한방에서는 주로 거담, 진해약으로 쓰인다.

* 제법 및 음법

① 차의 재료는 오미자 열매이다. 가을에 잘 익은 것을 취재하여 햇볕에 말린다. 말리는데 시간이 오래 걸린다. 잘 말려서 종이 봉지에 넣어 습기 없고 통풍이 잘되는 곳에 매달아 두고 쓴다. 건재약방에서 구입할 수 있다. 오미자 열매에는 곰팡이가 잘 생기므로 간수했던 것을 쓸 때에는 잘 살펴 쓴다.

② 차 분량은 1일 10~15g을 물 500cc(약 2홉 반)에 넣고 뭉근한 불에 달여 하루에 2~3회로 마신다.

③ 또는 열탕 250cc에 7~8g을 넣고 하룻밤 두었다가 우러나면 3회로 분음한다.

④ 또다른 방법으로, 오미자를 곱게 가루를 내어 열탕 1잔에 2~3스푼씩 타서 마셔도 된다. 이것은 여행중에 마시기 편리하다.

⑤ 설탕은 쓰지 않고 벌꿀 2스푼씩 타서 마신다.

5. 율무차

율무라고 하면 도정(搗精)하지 않은 것을 말하고, 율무쌀이라고 하면 도정한 것을 말한다. 한방에서는 율무쌀을 의이인(薏苡仁)이라 하여 약용한다. 차로 쓸 때에는 도정하지 않은 율무를 사용한다.

율무의 단백질 분해효소는 암(癌)세포를 녹이는 작용이 있다고 하며, 또 항종양(抗腫瘍)의 작용을 하는 물질의 존재도 최근에 확인되어 암에 대해 이중의 작용을 지니게 되었다고 한다. 단백질의 분해를 빨리 촉진시키는 작용도 있기 때문에 단백질의 연소가 빠르며, 혈액순환이나 신진대사를 활발하게 해준다. 또 율무의 단백질 분해효소는 담낭(膽囊)이나 방광의 결석(結石)을 녹이는 작용도 한다고 한다.

율무차는 보건강장차로서 가장 유효하다. 영양이 풍부하여 피부의 영양공급에도 대단한 효과가 있다. 단백질 분해효소의 작용으로 인하여 피부를 부드럽게 해준다. 특히 미용차(美容茶)로서 어느 차보다도 효과가 확실하다.

얼굴의 기미·주근깨·반점(斑點) 등에 계속 마시면 깨끗이 없어진다. 또 피부에 돋은 물사마귀는 4~5개월만 마시면 신기하리만큼 깨끗이 없어진다. 음식 소화를 돕고 폐의 기운을 열어주는 효과도 있다.

암환자는 율무쌀을 주식으로 하면서 율무차를 계속 마시면, 암의 악화를 방지하는 좋은 효과가 있다는 것이 점차 밝혀지고 있다. 율무차는 특히 태음인에게 좋다. 한방에서는 율무를 이뇨·진해·건위약재로 쓴다.

* 제법 및 음법

① 잘 여문 것을 선택하여 말린 다음 알맞은 용기에 넣어 습기없는 장소에 두고 써야 한다. 차용(茶用)으로 율무를 간수하려면 가을 수확기에 구입해 두는 것이 좋다. 껍질이 있는 율무는 구하기 어렵기 때문이다.

② 먼저 율무를 약간 볶는다. 차 분량은 물 600cc (약 3홉)에 100g 가량이 적당하다.

③ 율무차는 다른 차와는 달리 첫번 끓여 마시고, 다시 물을 부어 한번 더 끓여 마신다. 세 번까지 끓여도 된다. 그러나 율무는 알맹이가 단단하여 다른 차와는 달리 끓이는 시간이 오래 걸린다.

④ 또다른 방법은 율무쌀을 곱게 분말하여 열탕 1잔에 1~2스푼씩 타서 마신다. 끓이면 더욱 좋고 설탕을 조금 넣어도 된다.

⑤ 율무차는 많이 마셔도 부작용이 없다. 차맛도 덤덤하다.

6. 결명자차(決明子茶)

결명자차는 옛부터 소화불량과 눈에 좋은 차로 유명하다. 결명자차의 효능에 대해《실제적 간호의 비밀》이란 책에는 다음과 같이 실려 있다.

'결명자차는 변비·만성 위장병·소화불량·위확장·위하수·위산과다·위 및 장경련·위아토니·맹장염·구내염(口內炎)·황달·신장염·신우염·심장병·각기·당뇨병·방광염·임병·부인병·폐결핵·늑막염·간장염·류머티즘·신경통·뇌병·눈병·중독 등에 유효하다.'

이처럼 결명자차는 적용범위가 대단히 넓다. 특히 결명자에는 완화·이뇨·강장의 작용을 하는 안트라키논 유도체라는 성분이 있고, 소화불량·고혈압·위장병 등에 유효하다는 것이 과학적으로 증명되어 있다. 한방에서는 녹내장·결막염·농루안(膿漏眼) 등에 쓰이는데, 주로 눈병[眼病]에 많이 쓰인다.

* 제법 및 음법

① 차의 재료는 결명자의 씨앗이다. 잘 말려서 종이봉지에 넣어 습기가 없고 통풍이 잘되는 장소에 매달아 두고 쓴다. 건재약방에서 구입할 수 있다.
② 먼저 씨를 약간 볶아낸다. 볶지 않으면 비린내가 난다. 알맞게 볶아야 차맛이 좋다.
③ 차 분량은 하루 20~30g을 물 600cc(약 3홉)에 넣고 뭉근한 불에 달여 수시로 마신다.
④ 설탕이나 벌꿀은 가하지 않는다. 많이 마셔도 부작용이 없는 차다.

7. 모과차(木瓜茶)

모과는 당분이 약 5%이고, 주로 과당(果糖) 형태로 들어 있다. 모과에 감미를 주는 이 과당은 다른 당분보다 혈당(血糖)의 상승을 막아주는 효과가 있다. 칼슘·칼륨·철분 등 무기질이 풍부한 알칼리성 식품이다.

모과의 신맛은 사과산을 비롯한 유기산인데, 이들은 신진대사를 도와 주며, 소화효소의 분비를 촉진시켜 주는 효과도 있다. 모과는 특히 태양인에게 적합한 식품이다.

모과차는 각기병에 특효가 있다. 각기병 환자가 모과차를 마시면 좋은 효험을 본다. 급체와 더위먹은 병, 토사 등에도 효과가 있다. 폐렴·기관지염·연주창·선병(腺病) 등에도 유효하고, 폐결핵에도 효과를 나타낸다. 모과차를 오래 마시고 폐결핵을 치료한 실례도 있다. 그러나 폐결핵에 효과를 보려면 적어도 5~6개월 이상 계속 마셔야 한다.

한방에서 모과는 토사곽란·각기·전근(轉筋 : 근육경련) 등에 쓰이고, 지해약(止咳藥)으로도 쓰인다.

* **제법 및 음법**

① 차의 재료는 모과열매이다. 잘 익은 것을 골라서 칼로 얇고 바르게 썰어 햇볕에 말린다. 잘 말린 것을 종이봉지에 넣어 습기가 없고 통풍이 잘되는 장소에 매달아 두고 쓴다. 차를 끓이기 전에는 말린 모과에 곰팡이가 있는지 없는지를 살피도록 한다.
② 모과를 곱게 분말시켜 물에 타서 마신다. 차 분량은 물 1잔에 분말 2~3스푼씩 타서 하루에 2~3잔 마신다.
③ 여름에는 냉수를 사용하고, 겨울에는 열탕을 사용한다.
④ 벌꿀을 1스푼씩 타서 마시며 양을 초과하지 않는다.

8. 유자차(柚子茶)

유자는 산미(酸味)가 아주 강한 과일이다. 성분은 귤과 비슷하다. 기침과 두통, 신경통 등에 약으로 쓰인다.

유자차는 옛부터 관절염에 유효한 차로 전해 오고 있다. 주독(酒毒)을 푸는 데도 좋고, 또 소화에도 좋다. 신경통에도 유효하고 기침에도 효과가 있다. 산후의 복통에는 유자껍질로 차를 달여 마시면 효과를 볼 수 있다.

동지(冬至)에 유자탕으로 목욕을 하면 1년내내 감기에 걸리지 않는다 하며, 요통에도 유자탕은 유효하다.

* **제법 및 음법**

① 차의 재료는 유자 열매 전체를 쓰기도 하고 껍질만 쓰기도 한다. 구입한 후에는 맑은 물로 깨끗이 씻어야 한다.

② 간단하게 만드는 법은, 유자를 얇고 바르게 썰어서 열탕 1잔에 두세 쪽씩 넣어 우려서 마신다.

또다른 방법은, 유자를 알맞게 썰어 단지 같은 용기에 유자 한 겹마다 벌꿀이나 설탕을 넣어 차곡차곡 잰 다음, 밀봉하여 습기없는 서늘한 장소에 둔다. 배합 분량은 유자 1개분에 벌꿀 2스푼 가량 넣는다. 이것을 유자청(柚子淸)이라고 한다.

열탕 1잔에 2~3스푼씩 타서 하루 2~3잔을 마신다.

9. 들깨차[白蘇茶]

들깨는 자양강장제로서 효험이 크다. 특히 들깨는 소음인에게 아주 적합한 식품이다.

옛날부터 들깨차는 심신을 보익(補益)하는 보건차로 마셔 왔다. 위장에 좋고 천식에도 유효하다. 계속 마시면 정신이 맑아지고 백발을 예방한다고 한다. 또 들깨에는 피부를 아름답게 하는 비타민 E, F가 들어 있어 미용차로서도 합당하다.

옛날에 딸을 둔 어머니들은 딸을 시집보낼 때가 되면 들깨국을 많이 먹였다고 한다. 그 만드는 방법은 들깨를 물에 3~4시간 담가두면 쭉정이가 위로 뜨는데, 이것을 골라내고 말려 적당힌 볶은 다음, 맷돌에 갈아서 분말로 만들어 물에 타서 먹는다.

* 제법 및 음법

① 들깨에는 검정들깨와 흰들깨가 있다. 차용으로는 어느 것이나

좋다. 잘 여문 것을 선택하여 쭉정이는 까불러 낸다. 잘 말려서 알맞은 용기에 넣어 습기가 없고 통풍이 잘되는 장소에 두고 쓴다.

② 들깨차는 볶는데 따라 차맛이 달라진다. 들깨는 볶을 때 잘 볶았는지 덜 볶았는지 빛깔로는 알 수 없고, 오직 볶을 때의 냄새로써 짐작하게 된다. 따라서 볶는 요령이 필요하다.

③ 차용은 알맹이므로 껍질을 까는 요령이 필요하다. 완전하게 껍질을 벗기기는 곤란하므로 반쯤 벗기고 곱게 분말한다.

④ 열탕 1잔에 1~2스푼씩 타서 마신다. 꿀이나 설탕을 가하는 것이 좋다.

⑤ 껍질을 벗기기 어려우면 분말하여 가제에 싼 다음 열탕에 넣어 우려 마시든가, 물에 넣고 끓여서 마신다.

⑥ 분량은 물 500cc에 40~50g 을 가제에 싸서 넣고 끓여서 하루에 마신다.

10. 귤피차(橘皮茶)

귤이 익기 전에 껍질을 벗겨서 말린 것을 청피(靑皮)라 하고, 익은 뒤에 말린 것을 진피(陳皮) 또는 귤피(橘皮)라고 한다. 한방에서는 귤피를 건위발한(健胃發汗) 약재로 쓰고 있다.

귤피차가 감기, 발한에 좋다는 것은 이미 잘 알려진 사실이다. 동맥경화의 예방에 유효하고 각기병에는 반드시 마셔야 할 차이다. 설사·두통 등에도 유효하며, 오래 마시면 몸이 경쾌해지고 소화가 잘된다.

* 제법 및 음법

① 차의 재료는 귤껍질, 즉 귤피이다. 귤피는 흔한 것이므로 얼마

든지 구할 수 있다. 농약의 위험이 있으므로 우선 물에 깨끗이 씻은 다음 껍질 안쪽에 붙어 있는 흰줄기를 깨끗이 떼버리고, 그늘에서 잘 말린다. 종이봉지에 넣어 습기 없고 통풍이 잘되는 장소에 매달아 두고 쓴다.

② 차 분량은 임의로 가감한다. 1일 10g 가량을 물 400cc(약 2홉)에 달여 하루에 2~3회 마신다. 귤피차는 오래 달이면 비타민 C가 파괴되므로 슬쩍 달여야 한다.

③ 또는 귤피를 곱게 분말하여 열탕 1잔에 1~2스푼씩 타서 하루에 2~3잔 마셔도 좋다.

④ 설탕보다는 벌꿀을 1~2스푼 타는 것이 좋은데, 많이 마시면 좋지 않다.

11. 쑥차[艾葉茶]

쑥은 특히 민간요법에 많이 쓰인다. 한방에서는 지혈(止血)·통경(通經) 및 보온약(保溫藥)으로 쓰인다.

쑥차는 옛날부터 위장병에 마시는 차로 전해오고 있다. 변비·신경통·냉병·부인병·요통·천식 등 그 효과범위가 넓다. 쑥차만을 마시고 만성 위장병이 완쾌된 실례는 많다.

옛부터 쑥은 음력 5월 단오 전후하여 채취한 쑥이 가장 약효가 좋다고 전한다. 차로 쓰는 쑥도 이무렵의 쑥잎을 채취하는 것이 좋다.

쑥은 옛날부터 바닷가의 쑥이나 섬의 쑥을 쓰고 육지의 쑥은 약재로 쓰지 않는다. 향만 맡아 보아도 바닷가의 쑥과 육지의 쑥은 이내 구분된다. 바닷가의 쑥은 바닷바람을 쐬어 독성이 적고 향이 순하나, 육지의 쑥은 독한 냄새를 풍긴다.

* 제법 및 음법

① 차용으로는 향이 좋은 바닷가의 쑥을 쓴다. 쑥잎은 전초(全草)를 채취하여 말린 다음에 잎을 따는 것이 편리하다. 햇볕에 잘 말려서 종이봉지에 넣어 통풍이 잘되는 곳에 매달아 두고 쓰는 것이 좋다.

② 쑥차는 너무 쓰기 때문에 결명자와 등분하여 달이는 것이 좋다. 1일 분량은 쑥잎만으로 달일 때에는 물 500cc(약 2홉 반)에 쑥잎 10~15g 을 넣고 달여 하루에 마신다.

③ 결명자와 혼용할 때에는 물 600cc에 쑥잎 5~6g, 결명자 10~15g 을 넣고 달여 하루에 마신다.

④ 설탕을 타지 않는다. 쓴맛을 싫어하는 사람은 양을 줄이는 것이 좋다. 과음은 좋지 않다.

12. 국화차(菊花茶)

국화는 두 종류가 있다. 하나는 줄기가 붉고 기운이 향긋하며 맛이 단 감국(甘菊, 眞菊)이고, 다른 하나는 줄기가 푸르고 굵은 고의(苦薏)라는 것이다. 식용과 차용으로 쓰는 것은 감국이다. 고의는 맛이 써서 먹지 못한다. 한방에서는 국화를 주로 두통약으로 쓴다.

국화차는 옛부터 불로장수의 차로 전해 오고 있다. 특히 간장을 보하고 눈을 밝게 하며 머리를 좋게 한다. 또 신경통·두통·기침에 유효하고, 피부를 윤택하게 한다.

* 제법 및 음법

① 꽃이 활짝 필 무렵에 채취하여 그늘에서 말린 다음 종이봉지에 넣어 습기 없고 통풍이 잘되는 장소에 매달아 두고 쓴다.

② 마른 국화꽃과 벌꿀(끓인 물)을 등분하여 고루 버무려서 오지그릇 같은 용기에 넣고 밀봉한다. 그것을 습기 있는 찬 곳에 둔다.

③ 약 3~4주일 지난 뒤에 꺼내어 열탕에 타서 마시는데, 그 분량은 1회 열탕 1잔에 2~3스푼씩 타서 하루에 2~3회 마신다. 마실 때 꽃은 먹지 않는다.

13. 생맥산(生脈散)

《동의보감》을 보면, 더위를 이겨내는 여러 가지 조섭법과 함께 더위를 먹어 신체에 이상이 생겼을 때의 치료법을 상세히 기록한 대목이 있다. 그중 여름철에 더위에 지치지 않고 원기왕성하게 지낼 수 있는 음료수로 생맥산(生脈散)이란 것이 있다.

이 생맥산의 원료는 인삼과 오미자, 그리고 맥문동(麥門冬)이다. 인삼의 약효는 너무나 잘 알려진 것이고 오미자의 약효에 대해서는 이미 설명한 바 있으므로 생략한다. 다만 오미자는 앞서 설명한 것 외에도 소화를 돕고 식욕을 돋구며 여름철에 장복하면 오장을 보호하는 효과가 있음을 덧붙인다.

그리고 맥문동은 폐를 보하고 강정 효과가 뛰어난 약재로 알려져 있다. 특히 오미자와 맥문동은 태음인에게 아주 적합한 약재이며, 생맥산은 체질적으로 땀을 많이 흘리는 태음인에게는 아주 좋은 여름철 음료수가 된다.

* 제법 및 음법

① 맥문동 7.5g 과 인삼과 오미자 각각 3.8g 을 적당량의 물에

넣고 끓이면 된다.
　② 맛과 향기가 아주 좋아서 적당히 설탕을 넣으면 훌륭한 음료수가 된다.

3
상식의 허실

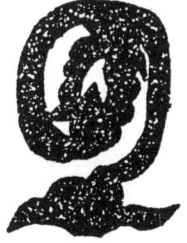

상식의 허실(虛實)

* 게장과 꿀을 같이 먹으면?

게장은 그 짭조름하면서도 고소한 맛으로 입맛을 돋구는 음식이다. 그래서 예로부터 우리의 각 가정에서는 입맛을 잃게 되는 봄철이 되면 게장을 담그어 가족의 건강유지에 힘써왔다.

그런데 우리의 조상들은 예로부터 게장과 꿀을 함께 먹으면 안된다(혹은 죽는다)고 하여 이를 금지해 왔고, 지금도 이와 같은 속설(俗說)을 맹목적으로 굳게 믿는 사람들이 의외로 많다. 심지어는 '게장과 꿀'의 금기(禁忌)가 한걸음 더 발전하여 '게와 설탕', 혹은 '게를 먹기 전후에는 사탕과 같은 단것을 먹어서도 안된다'는 얘기까지 나오게 되었다. 게를 먹고 나서 단것을 먹으면 게의 살이 엉켜 식도(食道)를 막아 죽게 된다는 것이다.

이러한 얘기가 언제 어디서 연유되었는지는 아무도 모른다. 또 일설에 의하면 일본인한테서 전해왔다고 하나 확증은 없다. 그럼에도 불구하고 '게장과 꿀'에 관한 속설이 아무런 과학적인 뒷받침도 없이 사실인 것처럼 믿어지고 있는 이유는 무엇 때문일까.

게장과 꿀, 이 두 가지 음식을 놓고 실제로 많은 양을 함께 먹어본다든가, 과학적인 실험과 연구를 통해 이 두 가지 음식의 상관성을 비교분석한 연구는 이제까지 없었다. 그러나 국내의 과학자들은 이 두 가지 음식에서 문제가 될 수 있는 과학적인 근거는 아무것도 없다는 견해를 밝히고 있다.

　인간이 언제부터 꿀을 이용했는지는 확실히 알 수 없으나, 이미 원시시대 때부터 이용해 왔을 것으로 추측된다. 꿀의 주성분은 당질이 대부분이나 비타민 $B_1 \cdot B_2 \cdot B_6$, 판토텐산, 젖산, 개미산, 철분, 칼슘 등 그 성분이 다양하다. 특히 꿀에는 칼륨이 상당량 들어 있어 박테리아가 생존하지 못하게 하는 역할을 한다.

　뿐만 아니라 꿀 속의 과당은 체내의 당분 흡수를 지연시키고 흡수된 당분의 소비를 촉진시켜 혈당의 상승을 막아주며, 또한 꿀은 빨리 분해되기 때문에 신장을 편하게 하는 역할과 함께 피로회복·진정작용·보혈작용 등도 한다. 더우기 꿀에는 비타민 B_6가 들어 있어 피부가 거칠어지는 것도 막아 준다.

　이처럼 꿀에는 좋은 효능이 많기 때문에 예로부터 꿀은 민간약으로 널리 사용되어 왔다. 그런데 꿀은 그 종류에 따라 색깔·향미(香味)·성분 등에 차이가 있으며, 어떤 것은 독성(毒性)이 심한 것도 있다.

　또 꿀을 많이 먹고 나서 속이 편치 않거나, 심한 경우 혼수상태에 빠지는 수도 있다. '꿀을 많이 먹으면 속에서 불이 난다'고 하는 것도 이러한 현상 중의 하나다.

　이 같은 현상이 일어나는 이유는 꿀이 삼투압작용, 즉 수렴작용을 하기 때문이다. 특히 우리나라 사람 중에 많은 위궤양 같은 위장병을 가진 사람에게서 꿀이 다량의 수분을 흡수해 버림으로써 이러한 현상이 일어날 수 있는 것이다.

　예로부터 혓바닥에 바늘이 돋거나 염증이 생겼을 때, 또는 입안이 헐었을 때 꿀에 붕사(硼砂, 한방에서는 보통 월석이라고 한다) 가루를 녹여 발라두면 아주 효과가 좋다고 전해 온다.

　또한 《약성론(藥性論)》이란 책에도 '입안에 창이 생긴 데에는 꿀에 무우잎을 담가 물고 있으면 좋다'고 기록되어 있다. 이것은 모두 꿀의 수렴작용을 이미 우리의 선조들이 알고서 치료에 활용한 것이라 할 수 있다.

이와같이 꿀에는 부작용도 있고 꿀의 특성을 활용한 치료요법도 있으나, 그 어떠한 꿀도 사람을 죽음으로 이끌 수는 없다. 즉 꿀을 많이 먹음으로써 사람이 죽는다는 건 있을 수 없다는 얘기다.

그렇다면 게, 혹은 게장이 사람을 죽게 만들 수 있는 것일까.

게에는 로이신·아르기닌·라이신 등의 필수아미노산이 풍부하게 들어 있고, 또 지방의 함량이 적어 맛이 담백하며 소화가 잘되므로, 특히 발육기의 어린이나 비만증·고혈압·간장병 환자에게 좋은 식품이 된다. 반면에 게는 부패하기 쉬운 식품이며, 부패한 게를 잘못 먹으면 식중독을 일으킬 수 있다.

그런데 옛날 사람들은 식중독을 음식물이 소화가 안되어 체내에서 부패하기 때문이라고 생각했다. 그러나 식중독은 음식물 자체의 부패보다는 부패한 음식물에 기생하는 미생물의 부패에 의한 독성이 더 무섭다. 또한 민물 게에는 디스토마균이 들어 있어 민물게장을 먹으면 디스토마에 감염될 우려가 많고, 체질에 따라 게에 대한 알레르기현상이 나타날 수도 있다.

그렇지만 게 자체에 사람을 죽일 수 있는, 그 어떤 성분이 들어 있는 것은 아니다. 따라서 게장과 꿀 사이에 혹 문제가 생긴다면 게 자체에서 오는 식중독이나 알레르기현상 등으로는 생각할 수 있으나, 근본적으로 게장과 꿀 사이에 배합금기(配合禁忌)가 있는 것이 아니라는 결론이 나온다.

결국 '게장과 꿀'에 관한 속설은 우연한 기회에 게장과 꿀을 동시에 먹은 사람이 죽은 것이 전설처럼 전하여 내려왔기 때문이거나, 말 만들기 좋아하는 사람들이 심심풀이로 지어낸 것으로 밖에 볼 수 없다.
 과학적인 근거가 없는한 '게장과 꿀'의 속설은 당분간 속설로서만 남겨 두어야 할 것이다.

* 돼지와 새우젓은 상극인가?

 식당에 가서 돼지 수육이나 삼겹살 같은 돼지고기를 먹을라치면 으례 뒤따라 나오는 것이 있다. 새우에 소금을 뿌려 담근 새우젓이다.
 식당 주인은 물론 돼지고기를 먹는 손님들 역시 돼지고기 음식에는 새우젓이 뒤따라야 한다는 걸 당연하게 생각하는 게 보통이다.
 만일 종업원의 부주의로 새우젓은 빠뜨린 채 돼지고기만 덜렁 내놓을 경우 종업원에게 호통이 떨어지기 일쑤다. '새우젓도 없이 어떻게 돼지고기를 먹으라는 거얏!'하고 무슨 큰일이라도 난 것처럼 목에 핏대를 세워가며 호통치는 사람을 종종 볼 수 있는 것이다.
 가정에서도 예외는 아니다. 잔칫상이나 술상에 돼지고기가 나오면 '바늘에 실 가듯' 으례 새우젓도 함께 나온다. 심지어는 돌아가신 분의 제사상에도 삶은 돼지고기와 함께 반드시 새우젓을 올려 놓는 사람도 있다. 돌아가신 조상에 대한 지루한 배려(?) 때문인지도 모른다.
 뿐만 아니라 '돼지가 새우젓을 먹으면 죽는다'는 얘기도 있다. 그래서 돼지를 기르는 집에서 돼지에게 새우젓을 주지 못하도록 엄격히 금지하는 것을 심심찮게 볼 수 있다.
 돼지고기는 반드시 새우젓과 같이 먹어야 한다는 사람들에게 그 이유를 물어보면, '소화가 잘되기 때문에', '맛이 있기 때문에' 혹은 '남들이 그렇게 하니까'하고 대답하는 것이 대부분이다.

또 돼지에게 새우젓을 먹여서 안되는 이유에 대해서는, '전부터 돼지에게 새우젓을 먹이면 안된다는 말을 귀에 못이 박히도록 들어왔기 때문에' 아니면 '새우젓을 먹은 돼지가 죽었다는 얘기를 들었기 때문에'라고 대답하는 것이 보통이다.

그렇다면 돼지고기와 새우젓을 함께 먹으면 소화가 잘되고 돼지가 새우젓을 먹으면 죽는다는, 항간의 믿음은 어느 정도 타당성이 있는 것일까. 그리고 이러한 속설(俗說)을 뒷받침해 줄 만한 과학적인 근거는 과연 있는 것일까.

돼지고기는 영양학적으로 매우 우수한 식품일 뿐만 아니라 맛 또한 훌륭한 식품이다. 그래서 중국에서는 돼지고기를 재료로 한 요리가 일찍부터 발달했고, 서양에서는 돼지고기로 햄·베이컨·소시지 등 저장용 가공식품으로 만들어 자주 먹고 있다.

또한 우리나라에서도 예로부터 잔칫상에는 돼지고기가 빠지지 않고 오르고 있으며, 돼지고기를 좋아하는 사람이 날로 늘어나고 있는 추세다.

돼지고기는 지방질이 많은 것이 특징이며, 다른 육류보다 비타민 B_1이 훨씬 많이 들어 있다. 특히 돼지간에는 비타민 A가 풍부히 들어 있으며, 돼지기름에는 필수지방산인 지놀산이 상당량 함유되어 있는 것으로 알려져 있다.

민간법에서는 예로부터 돼지고기뿐만 아니라 돼지의 내장 등을 약용으로 많이 써오고 있다. '기관지천식에 돼지고기를 짓찧어 돼지기름으로 익혀 먹는다', '조루증에 돼지콩팥을 삶아 자주 먹으면 좋다', '돼지기름은 모든 간독을 풀어주고 위장을 이롭게 한다', '돼지창자는 허갈(虛渴)과 소변이 잦은 것을 다스린다'하는 것 등이 그것이다.

그러나 돼지고기에는 역겨운 듯한 특유의 냄새가 있으므로 요리할 때에는 냄새를 제거할 필요가 있다. 또한 조충의 알이나 선모충(線毛蟲) 등의 기생충이 많으므로 절대 날것으로 먹지 말고 반드시 익혀 먹어야 한다.

만일 덜 익은 돼지고기를 먹게 되면 복부 동통(疼痛)·설사·불면증 같은 증상이 나타나는 수가 있다. 그리고 체질에 따라서는 돼지고기를 먹으면 소화가 잘 안되거나 설사를 하는 경우도 있다.

특히 한방에서는 돼지고기를 신장의 기능을 보(補)해 주는 식품으로서 신장의 기능이 약한 소양인에게는 적합한 식품이 되지만, 체질적으로 비만한 편이고 대장의 기능이 약한 태음인이나 비위(脾胃)의 기능이 약해 소화력이 좋지 않은 소음인에게는 그다지 적합한 식품이 못되는 것으로 보고 있다.

더우기 돼지고기의 색깔이 너무 붉은 것은 영양이 부족했던 돼지이기 때문에 피해야 한다. 돼지고기는 가급적 색깔이 맑은 것을 택해야 좋고, 지방층은 될수록 색깔이 흰 것이 좋다.

새우는 양질의 단백질과 칼슘을 비롯해서 비타민·무기질 등이 풍부한 강장식품이다. 특히 필수아미노산이 많이 들어 있으며, 고유의 풍미가 있다. 그러나 인이 많이 들어 있는 산성식품이다.

우리나라에서는 서·남해에서 많이 잡히는 이 새우를 이용하여 젓을 담가 김장용이나 반찬, 혹은 양념 등으로 쓰고 있다. 새우젓에는 5월에 담그는 오젓, 6월에 담그는 육젓, 가을에 담그는 추젓이 있고, 이밖에도 백하젓·자하젓·곤쟁이젓 등 여러 종류가 있다. 그 맛이 짭짤하면서도 독특하여 입맛을 돋구어 준다.

민간요법에서는 옛부터 새우를 소화가 잘되는 식품일 뿐만 아니라 해독작용도 하는 걸로 보아 종기나 창(瘡), 옴 등에 새우를 약으로 써왔다. 또한 소금같이 짠 음식이 소화를 돕고 체한 데 효과가 있다고 믿어 왔다.

따라서 새우와 소금으로 만든 새우젓이 해독작용과 함께 소화촉진 작용을 할 것으로 생각할 수도 있다. 부패하기 쉽고 소화가 잘 안되는 식품인 돼지고기를 먹을 때 새우젓을 함께 먹으면 소화도 잘될 수 있을 뿐만 아니라 돼지고기로 인한 중독도 미리 방지할 수 있지 않을까 하는 생각이다.

그리고 이러한 논리가 비약하여 돼지가 새우젓을 먹게 되면 새우젓의 해독작용과 소화촉진작용이 돼지 몸속의 담백질과 지방질 등을 분해시키거나, 혹은 중독작용을 일으켜 급기야는 돼지를 죽게 만들지나 않을까 하고 염려할 수도 있다.

물론 지방질이 많아 느끼한 맛이 드는 돼지고기를 먹을 때 산뜻한 맛의 새우젓을 가미하면 한결 비위가 덜 상할지는 모른다. 또 사람에 따라서는 소화가 잘되는 듯한 느낌도 가질 수 있다.

그러나 아직까지는 이같은 민간의 속설을 뒷받침해 줄 만한 과학적인 근거가 제시되지 못하고 있는 실정이다. 만일 새우젓이 돼지고기의 소화를 크게 돕고 해독작용까지 하는 게 사실이라면 새우젓에서 단백질을 분해시키는 프로테아제 같은 강력한 효소가 실험에서 검출되어야 한다.

또한 지방질을 분해하는 효소가 새우젓에 많이 포함되어 있어야 한다. 그럼에도 불구하고 아직까지는 이를 뒷받침해 줄 만한 연구결과가 제시되지 않고 있는 것이다.

뿐만 아니라 민간의 속설을 실험해 보기 위해 돼지에게 새우젓을 먹여 보았지만 돼지는 결코 죽지 않았다는 실험결과까지 나와 있다. 즉 생후 1년 쯤 된 돼지에게 짠 새우젓을 처음에는 먹이에 적게 섞여 먹이다가 나중에는 상당량을 무려 두 달 간이나 계속 먹였어도 그 돼지는 죽지 않았다는 것이다.

결국 새우젓이 돼지의 상극식이 되지 못했다는 얘기가 된다. 따라서 돼지고기와 함께 새우젓을 먹는 것은 맛을 위해서는 좋을지 모르나, 소화나 해독을 위해서 먹는다는 건 그 근거가 희박하다고 봐야 한다.

* 목쉰 데는 달걀이 좋다?

일반적으로 사내아이들은 큰소리를 지르며 놀기 때문에 목이 쉬는 경우가 많다. 또 요즘 한창·인기인 프로야구 같은 스포츠를 보며 모교나 고향 팀을 실컷 응원하고 나서 목이 쉬었다고 하소연하는 사람들도 있다. 그리고 봄나들이나 회사의 야유회 같은 데에 가서 노래나 말을 많이 하고 나면 무슨 말인지조차 알아듣기 힘든, 이른바 쉰소리를 내는 사람들도 왕왕 볼 수 있다.

이럴 때 주위에서는 흔히 날달걀을 깨뜨려 먹어 볼 것을 권한다. 또 어떤 사람은 달걀에다 식초를 섞어 먹으면 목쉰 것이 금방 낫는다고 말하는 사람도 있다. 목이 쉬었을 때 뿐만 아니라 목에 아무런 이상이 없을 때에도 날달걀을 먹으면 목소리가 아름다와진다 하여 매일 아침 날달걀을 먹는 사람도 있다.

이들의 말처럼 날달걀은 과연 목이 쉰 데 좋은 것일까. '목쉰 데 달걀'이라는 오래 전부터 전해 내려오는 민간의 속설은 어느 정도 과학적인 근거가 있는 것일까.

목이 쉬는 것은 어린아이에서 노인에 이르기까지 모두 볼 수 있는 현상이다. 어린이의 경우 목이 쉬는 것은 아직까지 그 원인을 알 수 없는 후두유두종(喉頭乳頭腫)으로 감기처럼 앓다가 2~3일 후에 목이 쉬며 열이 나고 온몸이 쇠약해지는 것과 기침과 호흡곤란을 동반하는 후두 디프테리아와 급성 성문하후두염(急性聲門下喉頭炎) 등이 있다.

그러나 5~6세 정도의 어린이가 갑자기 목이 쉬면 파피로마라는 종기를 생각해 볼 수 있다. 이것은 유아·소아에게서 잘 볼 수 있는 것으로서 종기가 성대 또는 피열연골, 가성대 등에 발생하는 것이다.

이것을 그냥 내버려 두면 점점 많이 생겨서 숨이 답답해지는 수도 있으나, 대부분은 성장하여 감에 따라 자연 없어진다. 증세로는 쉰 목소리, 이물감, 기침 등이며, 심할 때에는 호흡곤란의 증세도 나타난다. 또 전염한다는 주장도 있다.

사춘기에 이르러 목이 쉴 때에는 변성(變聲)으로 인한 경우가 많다. 그러나 변성기에 따르는 목 쉬는 현상은 별로 걱정할 게 못된다. 단지 목소리가 변하는 시기에 무리를 하면 성대가 위축되는 일이 있으므로 조심할 필요가 있다.

목이 가장 많이 쉬는 경우는 교사·성악가·연설가 등 목을 많이 쓰는 사람에게서 흔히 볼 수 있는, 가인결절(歌人結節)현상이다. 성악가 중에는 과도하게 노래를 불러서 결절이 생기는 사람도 있다. 이러한 현상은 모두 음성의 과용과 무리한 발성법이 원인이 되는 것으로서 성악가보다는 교사층에 더 많고, 특히 여자의 경우가 더 심하다.

이밖에도 술을 많이 마시거나 담배를 과다하게 피우거나 또는 노래나 말을 많이 하는 사람들은 성대가 비후(肥厚)해져서 쉰 소리를 내게 된다. 또 감기를 앓고 난 후에 목이 쉬는 수도 있으며, 심하면 목소리가 나오지 않는 경우도 있다.

특히 주의해야 할 것은 40세 이후 아무런 원인도 없이 목이 쉴때이다. 과도하게 노래나 말을 하지 않았음에도 불구하고 목이 쉬면 후두암을 의심할 수 있으므로 일단 전문의를 찾아가 볼 필요가 있다. 이 병은 남자에게 많다. 여자에게 있어서는 월경중에 과도하게 노래를 불러서 성대에 출혈을 일으키는 수가 있다.

　요즘에는 약간 쉰 듯한 목소리를 '허스키 보이스'라고 해서 오히려 매력적으로 보는 이상한 풍조가 만연되고 있는 것 같다. 그리고 가수나 사회자 중에는 이같은 '허스키 보이스'를 통해 대중의 인기를 끄는 사람도 있다. 그러나 원칙적으로 볼 때 쉰 목소리보다는 맑고 또렷한 목소리가 좋은 것이며, 갑자기 목이 쉬었을 때에는 서둘러 치료하는 것이 좋다. 그런데 이때 목이 쉰 것을 치료하기 위해 달걀을 먹으면 어떻게 될까.

　달걀은 일반에 잘 알려진 대로 높은 영양가를 지닌 식품이다. 성분의 대부분은 단백질이며, 노른자위는 칼슘·철분·비타민 등이 풍부하다. 그러나 달걀의 흰자위에는 단백질의 소화작용을 억제하는 안티트립신이 들어 있고, 또 노른자위에는 콜레스테롤이 들어 있어 많이 먹으면 좋지 않다.

　음식물에 중독되었을 때 달걀을 먹으면 달걀이 그 독을 흡수한다. 또 술에 취했을 때에도 날달걀을 먹으면 알콜이 달걀에 흡수된다. 또한 달걀은 민간요법으로 신장병·위장병·폐병·대하증·소변불통·설사 등에 두루 쓰인다.

　그러나 '목쉰 데 달걀이 좋다'는 일반적인 속설 외에는 목이 쉬거나 부었을 때 등 목병에 달걀을 민간요법으로 쓴다는 기록은 찾아보기 힘들다. 일부에서는 달걀의 매끄러운 윤택성이 쉰 목소리에 도움이 될 것이라고 말하나, 이것은 어디까지나 막연한 추측에 불과할 뿐 과학적인 근거가 있는 것은 아니다.

　달걀이 만일 목쉰 데에 도움이 된다면 그것은 단백질 등 영양분이 풍부한 달걀이 영양제로서의 간접적인 효과를 나타내는 것에 지나지 않는다는 것이 학계의 지배적인 견해이다. 즉 스태미너와 관계가 있을 뿐이라는 주장이다. 달걀의 흰자위에서는 점액당질 분해효소제를 추출하여 약으로 쓰긴 하지만, 달걀 한 개의 흰자위에서 목쉰 데 좋은 효과를 기대할 수는 없다는 것이다.

뿐만 아니라 인체 구조학상으로 볼때 달걀이 목쉰 데 직접적인 작용을 하기는 힘들게 되어 있다. 목이 쉰다는 것은 후두 안쪽에 있는 두 쌍의 성대에 이상이 생겨 나타나는 현상인데, 목소리는 폐에서 나온 공기가 기관(氣管)을 통해 성대를 울리게 하여 입으로 나오는 것이다. 그러나 달걀을 먹으면 성대와는 아무런 접촉도 없이 식도를 통하여 위(胃)로 들어가 소화가 된다.

다시 말해 목소리가 나오는 통로와 달걀이 들어가는 통로가 서로 다르다는 얘기다. 따라서 목이 쉬었을 때 달걀을 먹는다는 것은 직접적이고도 근본적인 치료법이 결코 되지 못한다는 결론이 나온다.

'목쉰 데 달걀'이라는 속설도 달걀의 매끄러운 성질만 생각해, 목쉰 데 달걀을 먹으면 쉰 목이 매끄럽게 될 것이라는 단순한 생각에서 나온 듯싶다.

목이 쉬면 무턱대고 달걀을 먹기에 앞서 전문의를 찾아가 그 원인이 어디에 있는지를 알아 적절한 치료를 받는 것이 쉰 목을 낫게 하는 지름길임을 알아야겠다.

* 납중독엔 돼지고기라는데?

산업의 발달과 함께 산업재해 및 직업병이 큰 문제로 대두되고 있다. 특히 각종 금속제품이나 화공약품 등을 다루는 업체에 근무하는 사람들 중 직업병을 호소하거나 직업병으로 인해 회복될 수 없는 중태에까지 이르는 일도 적지아니 발생한다.

그래서 각종 금속제품이나 화공약품 등을 다루는 업체에서는 직원들의 건강관리를 위해 수시로 건강진단을 실시하고, 직원 채용때에도 엄격한 건강진단을 실시한다. 중독사고의 예방과 조기발견을 꾀하고 건강한 사람을 채용하기 위해서다.

그럼에도 불구하고 직업병 환자가 줄어들기는커녕 오히려 늘어나고 있는 추세다. 산업의 발달과 함께 직업병과 관련된 제품을 다루는 업체 또한 날로 늘어나고 있기 때문인지도 모른다.

이러한 직업병 중의 하나로, 납으로 인한 중독현상을 들 수 있다. 납은 원래 선사시대 때부터 인간에게 알려져 있었고, 이집트에서는 이미 BC 7천~5천년 전에 금·은과 같이 썼다고 한다. 푸른 색을 띤 회색의 금속인 납은 금속 중에서 가장 무겁고 연하며, 전성(展性)이 크고 내산성(耐酸性)이 있는 것이 특징이다.

납은 금속 그대로 쓰이기도 하나 합금이나 화합물로서도 많이 쓰인다. 다른 금속과는 합금으로 활자·총탄·축전지의 극판·완구·장식품·석기(錫器) 등을 만드는 데 쓰인다고 한다. 그러나 납에는 원래 독이 있어 이것을 장기간 취급하면 몸안에, 특히 뼈에 축적되어 중독을 일으킨다. 용해성의 납을 마시거나 흡입함으로써 생기는 중독현상이다.

예전에는 인쇄기술자에게 납중독 현상이 많이 나타났었지만, 근래에는 예방적인 조치를 취함으로써 많이 줄어들었다. 또 옛날에는 화장용 분으로 연백(鉛白)을 사용한 까닭에 오랫동안 그것을 사용한 여자들에게서 납중독 현상을 볼 수 있었다. 납이 천천히 살갗에 흡수되어 독작용을 일으켰던 것이다.

하지만 지금은 연백을 화장용 분으로 쓰지 않기 때문에 특별한 경우 이외에는 이로 인한 납중독을 볼 수 없다. 최근에는 축전지 공장과 같은 납을 많이 사용하는 공장에서 납중독 현상이 많이 나타나며, 간혹 식기나 장난감 등이 원인이 되어 일어나는 수도 있다.

납중독으로 인해 나타나는 증세는 입맛이 떨어지고 위의 압박감·권태감·창백한 얼굴·구토·설사·요통이 일어난다. 경련성 변비나 빈혈이 일어나기도 하며, 두통·근육통·기억력 상실 등의 증세도 나타난다. 만기(晚期) 증세로는 운동마비가 일어나고, 팔을 펼 수 없게 된다. 기타 고혈압이나 약시(弱視) 등을 수반한다.

 이와 같이 무서운 납중독을 사전에 예방하고, 혹은 치료하겠다는 생각에서였을까. 우리나라에서는 이미 오래 전부터 '납을 만지는 사람은 돼지고기를 먹지 않으면 안된다. 만일 돼지고기를 먹지 않으면 납중독으로 인해 병에 걸리거나 빨리 죽게 된다. 해독이 안되기 때문이다'라는 말이 전해 내려오고 있다. 그리고 지금도 납을 만지는 사람 중에는 자의든 타의든간에 돼지고기를 자주 먹고 있는 사람이 많음을 어렵지 않게 볼 수 있다.

 납을 다루는 공장에 근무하는 사람들은 퇴근 후면 으례 공장 근처에 있는 식당이나 술집 등으로 우루루 몰려가 돼지고기를 찾는다. 그것도 밋밋한 돼지고기만 그냥 먹을 수 없으니까 보통은 소주를 시켜 함께 먹게 된다.

 공장의 직원들간의 회식 때나 야유회 같은 때에도 돼지고기와 소주가 빠지는 법은 거의 없다. 하루의 피로를 풀고 몸속에 쌓인 납을 깨끗이 씻어내는 데에는 돼지고기와 소주가 제일이라는 것이다. 지방질이 많아 미끈미끈한 돼지고기가 납을 감싸 몸밖으로 밀어낼 것이라는 논리다.

 어떤 사람은 돼지고기보다도 돼지의 지방질, 즉 돼지비계가 훨씬 더 효험이 있을 것으로 생각하여 미끈한 비계만 골라 먹기도 한다.

 이러한 현상은 비단 납을 다루는 사람들에게서만 볼 수 있는 것은 아니다.

 탄광촌에서는 이미 오래 전부터 돼지고기가 몸속의 탄가루를 씻어

낸다고 하여 탄광 속에 들어갔다 나오면 의례 돼지고기를 찾고 있으며, 기타 수은이나 화공약품 등을 다루는 사람들도 돼지고기를 즐겨 찾는다.

뿐만 아니라 나이가 많은 할머니들 중에는 미끌미끌한 돼지비계가 아이를 매끄럽게(?) 잘 나을 수 있게 한다며 출산을 앞둔 며느리, 혹은 딸 등에게 억지로 돼지고기를 먹이는 경우도 있다.

외국의 경우도 예외는 아닌 것 같다. 우리나라에서처럼 '납중독에 돼지고기가 좋다'는 생각은 아니지만, 대신 '납중독을 막기 위해서는 우유를 많이 마셔야 한다'는 생각이 납을 다루는 사람들에게 널리 퍼져 있다고 한다.

우리나라에서의 돼지고기와 마찬가지로 미끈한 특성이 있는 우유가 몸속의 납을 깨끗이 씻어낼 수 있으리라는 생각인 모양이다. 그래서 얼마 전까지만 해도 납을 다루는 사람들은 너나 할 것없이 우유를 많이 마셨다고 한다.

그러나 최근 이를 연구 조사한 결과 납중독과 우유는 아무런 관련이 없다는 것, 즉 우유가 납중독을 해소시키지는 못한다는 결론이 나왔다. 또 우리나라의 전문의들도 돼지고기가 납중독을 직접 해소시키지는 못한다고 본다.

그러면 이 같은 속설은 왜 생기게 된 것일까.

우선 앞에서 지적한 대로 돼지고기의 미끈한 특성이 납과 같은 이물질을 몸속에서 제거시켜 줄 것이라는 막연한 생각에서 비롯되었다고 볼 수 있다.

또 육류 공급이 부족했던 우리의 실정에서 그래도 비교적 싼 값으로 손쉽게 구할 수 있었던 것이 돼지고기였기 때문이라고도 풀이할 수 있다. 그리고 하루의 피로를 풀고 동료간의 화합을 다지기 위해 술 마실 구실을 찾다보니 영양가가 풍부하고 술안주로도 적합한 돼지고기를 직업과 연관시켜 이러한 속설을 만들어냈다고 볼 수도 있을 것이다.

물론 이러한 속설이 납을 다루는 사람들에게 심리적인 위안감을 줄 수는 있다. 또 피로에 쌓인 그들에게 훌륭한 영양공급원이 될것은 분명한 사실이다. 그러나 이러한 속설을 액면 그대로 믿어서는 안된다는 것을 알아야 한다.

* 감기엔 고춧가루?

감기는 인류 역사와 더불어 시작된 병이라고 해도 지나친 말이 아닐 정도로 그 역사가 깊고, 또한 수많은 사람들이 앓아 온 병이다. 그리고 어느 특정지역에서만 볼 수 있는 병이 아니라 사람이 사는 곳이라면 어디서나 흔히 볼 수 있는, 전세계적인 병이다.

감기는 코·인후(咽喉)·기관지 등 호흡기 계통의 상기도(上氣道)에 급성 염증이 생긴 것을 말한다. 인체는 외부의 기온변화에 따라 방어반응을 일으키지만, 어떤 때에는 방어력이 불충분하여 저항력이 약해지는 수가 있다. 이처럼 인체의 저항력이 약해진 틈을 타서 체내에 병원균이 침입하여 병을 일으키는데, 감기도 역시 이런 경우에 발병된다.

감기에 걸리면 먼저 재채기가 나고 콧등이 시큰거리며 콧물이 나오는 것이 보통인데, 이것은 감기 증세의 시초이다. 조금 지나면 목이 싸아하게 아프기도 하고 갑자기 오한이 나기도 하며 높은 열이 난다. 또 몸이 나른하여 전신 권태감을 느끼게 된다.

때에 따라서는 기침·가래가 심하고, 감기가 소화기 장애를 일으켜 설사 혹은 소화불량이나 변비를 일으키기도 한다. 감기의 열은 보통 3~4일 계속되고 두통이나 피로감은 5일 정도 지나면 좋아진다. 그러나 감기가 장기간 계속되면 폐렴·기관지염·폐결핵 등을 유발하기도 한다.

이와 같이 감기는 누구나 다 경험이 있는 흔한 병이면서도 아직까지 그 정확한 원인에 대해서는 분명하게 알려져 있지 않다. 여러 의학자들에 의해 바이러스가 확인됨에 따라 감기의 원인을 바이러스로 돌리는 학설이 가장 유력할 뿐이다.

감기의 원인이 이처럼 확실히 규명되지 못한 관계로 감기에 대한 특효약도 개발되지 못하고 있는 실정이다. 그러므로 현대의학에서의 감기 치료는 감기 증세의 특징인 고열과 기침을 멎게 하는 등의 대증요법 정도로 그치고 있다. 그리고 약으로 인한 부작용이 있기 때문에 약을 함부로 쓸 수도 없는 게 현실이다.

프랑스에서는 감기에 걸렸을 때 파자마를 입고서 지팡이에 모자를 걸어 방구석에 둔 다음 그 모자가 둘로 보일 때까지 술을 퍼마시는 관습이 있다고 한다. 이는 감기 환자가 술에 취해서 잠자리에 들게 되면 알콜의 발열작용에 의해 체온이 조절되고, 따라서 감기도 퇴치할 수 있다는 생각에서 나온 방법이다.

이러한 발상은 우리나라에서도 쉽게 발견할 수 있다. 예로부터 우리나라에서는 감기에 걸렸을 때 콩나물국에 고춧가루를 많이 타서 맵게 먹으면 감기가 낫는다고 믿어 왔고, 지금도 이 방법은 흔히 쓰인다. 주위에서 누군가가 감기에 걸리면 '그깟 감기 갖고 뭘 그래? 뜨거운 콩나물국에다 고춧가루를 듬뿍 타서 먹으라구. 그런 다음 이불을 푹 뒤집어 쓰고 한잠 자고 나면 나을 테니까'하고 말하는 사람을 흔히 볼 수 있고, 누구나 한번쯤은 이 방법을 써 보았을 것이다. 심지어는 감기를 쫓는다고 소주 같은 독한 술에다 고춧가루를 타서 먹는 사람도 있다.

이처럼 감기에 걸렸을 때 콩나물국에 고춧가루를 타서 먹으면 어떻게 될까. 고춧가루가 과연 감기를 퇴치시킬 수 있는 것일까.

고추나 고춧가루는 우리의 식생활에서 없어서는 안될 정도로 널리 쓰이는 식품이다. 고추의 빨간색은 캡산친이라는 성분이며, 매운 맛의 성분은 알칼로이드의 일종인 캡사이신이다. 또 주석산·구연산·사과산 등도 풍부하다. 이밖에도 고추에는 단백질·당질·지방·칼슘 등이 들어 있고, 특히 풋고추와 고춧잎에는 비타민 A와 C가 아주 많이 들어 있다.

고추는 적당히 먹으면 혈액순환도 잘되고 위액의 분비도 촉진되나, 지나치게 많이 먹으면 위와 장을 자극하여 설사를 하고 간기능을 해친다.

학명은 고초(苦草)이며, 한방에서 고추는 발한·식욕부진·회충과 조충의 구제약·류머티즘 등에 이용되고 있다. 《약용식물사전》에는 '고추는 가열성(苛熱性) 건위약으로서 소화불량·수종·장풍(腸風) 등에 쓴다.

또한 동상·류머티즘·신경통·기관지염에 효과가 있다'고 기록되어 있고, 《다산방(茶山房)》에는 '담이 걸리는 데 고추를 쪼개어 걸리는 쪽 반대편 발바닥에 붙인다. 또 이질에 고추 3개, 당귀 5돈을 물 2홉에 달여 공복에 마신다'고 쓰여 있다.

고추의 성분을 통해 알 수 있듯 고추는 매운 맛이 강한 자극제라고 할 수 있다. 따라서 고춧가루를 먹게 되면 고춧가루가 발한작용을 하여 땀을 흘리게 된다. 그리고 땀을 흘리게 되면 체온이 내려가므로 감기에서 오는 고열을 감소시켜 줄 수 있다. 즉 고춧가루가 체온조절 기능으로 해열작용을 한다고 볼 수 있는 것이다.

실제로 감기에 걸렸을 때 콩나물국에 고춧가루를 타서 먹게 되면 열이 내리며 몸이 개운해지는 것을 느낄 수 있고, 이것이 가끔 위력을 발휘하여 감기가 물러가는 수도 있다. 그러나 이 방법은 고춧가루가 체온조절 기능을 하여 일시적으로 해열작용을 하는 대증요법에 불과할 뿐 고춧가루가 결코 감기를 원인적으로 제거하거나 완치시킨 다고는 볼 수 없다.

만일 고춧가루에 감기를 퇴치시킬 수 있는 효능이 있다면, 평소 맵게 먹는 습성이 있는 우리나라 사람들은 감기에 잘 걸리지 않거나 감기에 걸려도 쉽게 나아야 할 것이다. 그러나 실제로는 그렇지 못하지 않은가.

감기에 특효약이 따로 없고, 또 흔한 병이라고 해서 감기를 가볍게 여겨서는 안된다. 예로부터 '감기는 만병의 근원'이라고 하듯이 감기는 폐렴·기관지염·폐결핵·축농증 등과 심한 경우에는 뇌막염 같은 무서운 합병증을 유발할 수 있기 때문이다.

그러므로 평소에 감기에 걸리지 않도록 충분히 예방조치를 취하는 것이 필요하다. 만일 감기에 걸렸을 때에는 우선 안정을 취하고 충분한 영양공급과 휴식을 취하면서 실내 환기가 잘 되도록 해야 한다. 그런 다음 합병증이 생기지 않고 감기가 빨리 낫도록 전문의의 적절한 치료를 받아야겠다.

* 중이염에 피마자씨는?

이명(耳鳴 : 귀에서 소리가 나는 것)을 비롯한 모든 귓병, 특히 중이염(中耳炎)에 걸렸을 때 많은 사람들이 곧잘 피마자씨를 귓속에 넣고 있다. 그렇게 하면 귀에서 소리가 나지도 않을 뿐더러 귓병도 나을 수 있다는 믿음때문이다.

귀에 물이 들어가지 못하도록 하기 위해 수영을 하기 전, 혹은 목욕을 하기 전에 피마자씨를 귓속에 넣는 사람도 더러 볼 수 있다.

귓병 중에서 제일 많은 것이 중이염인데, 한방에서는 중이염을 보통 이옹(耳癰)이라고 한다. 중이염의 원인은 귓속의 고막을 뚫고 외부로부터 병균이 침입하기 때문인데, 중이염의 60퍼센트 이상은 감기에 의한 것이다. 또한 코나 편도선 등에 염증이 있을 때 중이염을 일으키는 수가 많으며, 홍역이나 성홍열 같은 급성 열병으로 인한 합병증으로 나타나기도 한다.

중이염은 여자보다도 남자에게 많고, 특히 네 살 미만의 소아에게 많다. 그 이유는 어른에 비해 어린이의 구씨관(귀와 코 사이에 뚫려 있는 이관(耳管))이 넓고 짧아서 균의 감염이 잘되고 저항력이 약한 탓이다. 중이염은 유전병이 아니다. 소질만이 유전되나 아직 확실치는 않다.

중이염의 증세로는 초기에 심한 이통(耳痛)과 발열·난청·이명·두통 등이 있으며, 욕지기·현기증·기억력 상실 등의 현상이 나타나기도 한다. 그냥 내버려 두면 귀에서 차츰 고름이 나오고 소리가 들리지 않으며 자기 말소리가 자기 귀에 울리는 증세도 나타난다. 심한 경우에는 귀가 먹을 뿐만 아니라 뇌막염마저 일으켜 생명까지 위협받는 수도 있다.

귀에서 소리가 나는 원인은 여러 가지인데 내이(內耳)의 염증, 고음이나 저음에 의한 충격, 신경성, 혈압, 피로 등이 중요한 원인이다.

한방에서는 원기부족, 신기부족(腎氣不足), 신경쇠약 등으로 오는 경우도 있는 것으로 보고 있다. 그러나 귀에서 소리가 나는 메카니즘에 대해서는 아직까지 정확한 원인을 모르고 있으며, 병이라기보다는 하나의 증세로 취급하고 있다.

이와 같은 중이염을 비롯한 귓병이나 귀에서 소리가 날 때 피마자씨를 귓속에 넣으면 어떻게 될까. 과연 피마자씨는 귀에서 나는 소리를 멈추게 하고, 귓병 치료에 도움이 되는 것일까.

결론부터 말한다면 귓병이 낫기는커녕 오히려 더욱 악화되고, 원래부터 있던 귀울림과 이물질인 피마자씨가 내는 소리가 겹쳐 더욱 크게 들린다고 할 수 있다.

또한 피마자씨 자체가 핵이 되어 그 주위에 귀지가 뭉쳐져 커다란 덩어리가 됨으로써 이물작용을 초래한다. 따라서 소리의 방향을 제대로 잡지 못하고 몸의 균형마저 잃게 된다. 결국 귓속에 피마자씨를 넣는 건 스스로 부작용을 불러 일으키는 어리석은 짓이라고 할 수 있다.

뿐만 아니라 피마자씨는 귓병 치료와는 아주 거리가 멀다. 피마자씨는 완화제로서의 약효가 있기 때문에 전염성 장(腸)질환 초기에 약으로 쓰이기도 하고, 피마자 기름은 예로부터 설사약으로 널리 알려져 있다. 그리고 피마자씨나 피마자 기름은 기계유·화장품 재료용·인쇄잉크·염료·공업용 원료 등으로 이용되기도 한다.

그러나 예로부터 전해오는 의서(醫書)에도 피마자씨가 귓병이나 귀에서 소리가 나는데 약효가 있다는 기록은 없으며, 민간요법에서도 피마자씨를 이러한 병에 약으로 쓰지 않고 있다. 단지 속설로서만 전해 올 뿐이다.

민간요법에서는 중이염 등으로 귀에서 고름이 나올 때 면봉이나 약솜을 감아서 여기서 무우즙을 묻힌 다음 귀에 넣어두는 방법이 있고, 명태국을 끓여서 뜨겁게 먹거나 생강을 넣고 토란국을 끓여 낸 후 이것을 귓속에 몇 방울 넣기도 하며, 잘 익은 산수유를 건조시킨 다음 달여서 약으로 쓰기도 하지만, 피마자씨를 약으로 쓰지는 않는다.

이처럼 민간요법에서조차 약으로 쓰지 않는 피마자씨가 '귓병이나 귀에서 소리가 날 때 귓속에 넣으면 좋다'는 속설을 만들어 낸 이유는 무엇때문일까.

우선 귓병에 피마자씨를 귓속에 넣는 요법은 귀에서 소리가 나는 것을 막기 위해 시작된 것으로 추측할 수 있다. 보통 귀에서 소리가 날 때 손으로 귀를 누르거나 귀를 잡아당기면 귓속의 소리가 잠시나마 멈추는 효과를 피마자씨로 대신하려고 했던 것 같다.

또 피마자씨가 완화제로 쓰이고 피마자 기름이 설사약으로 널리 쓰여 왔던 만큼 이것을 귓병에도 적용시키려고 했다고도 볼 수 있다. 즉 피마자씨가 귓병을 완화시키고, 피마자 기름이 귀의 고름을 모조리 배출시켜 귓병을 낫게 할 수 있으리라는 막연한 기대감에서 시작되었을지도 모르는 것이다.

그리고 약을 구하기 힘들었던 시절, 귓병이나 귀에서 소리가 나는 것 때문에 고생했던 사람이 길가나 공터에서 흔히 자라는 피마자씨를 따서 무심코 귓속에 넣어본 결과 일시적이나마 효과를 보았기 때문에 이것이 속설로서 퍼졌을 가능성도 있다.

그러나 피마자씨가 귓병이나 귀에서 소리가 나는 데에 약효를 낼 수 없다는 건 분명한 사실이다. 필자 또한 피마자씨로 귓병을 치료하기 위해 귓속에 피마자씨를 넣었다가 오히려 증세만 심해진 환자를 여러 번 대한 적이 있다.

한방에서는 중이염 치료에 체질이나 증세에 따라 여러 가지 처방을 쓰고 있다. 체질은 건강하나 정력이 모자라고 갱년기의 증후가 보였을 때 녹용을 가미해 쓰는 조위승청탕(調胃升淸湯)류의 처방이 있고, 보통 체력으로 별다른 이유없이 치유가 되지 않고 시일을 오래 끌 때 쓰는 만형자산(蔓荊子散)류의 처방이 있으며, 보통 체력으로 발병 초기에 쓰는 형개연교탕(荊芥連交湯)류의 처방 등이 각기 따로 있는 것이다.

이때에는 술이나 기름진 음식, 또는 자극성이 있는 청량음료·커피·코코아·매운 음식 등은 당분간 먹지 않는 것이 좋다. 대신 비타민이 풍부한 과일이나 야채 등을 많이 섭취하는 것이 필요하다.

* 홍역에 가재즙을 먹으면

　과학이 발달된 요즘이야 좀 덜한 편이지만, 얼마 전까지만 해도 우리나라에서는 미신이 성행했다. 자식 없는 부인들이 아들을 얻기 위해 바위나 나무에 기도를 드리고, 외출할 때에는 일진(日辰)을 따지는 등 숱한 미신이 있어 왔고, 지금도 미신을 믿는 사람이 적지 않다.
　소복(素服)한 여인이 앞길을 가면 그날은 재수가 없다든지, 목수가 연장을 넘어가지 않으며, 부인네들이 바가지를 밥상 위에 올려놓는 것을 불길하게 생각하는 것 등도 미신이다. 또한 '사(四)'자가 죽을 '사(死)'자와 음이 같다고 해서 군대에서 4소대·4중대·4대대·4사단 등의 명칭을 붙이지 않고, 병원에서도 입원실의 호수에 4자를 사용하지 않는 것도 미신때문이라고 볼 수 있다.
　집안 식구 중의 누군가가 병에 걸렸을 경우에도 약을 써서 치료하려는 대신 주술과 금기로써 병을 고쳐 보려는 일이 흔히 있었다. 예를 들어 무당을 시켜 굿을 한다든지, 학질에 약을 쓰지 않고 버드나무 잎을 병자의 나이 숫자대로 따서 봉투에 넣고 '유생원댁입납(柳生員宅入納)'이라고 써서 길거리에 버린다든지, 또는 종기가 생겼을 때에는 범 '호(虎)'자를 써놓으면 병이 낫는다고 믿었던 것이다. 실로 터무니없는 미신행위라고 하지 않을 수 없다.
　특히 말 못하는 어린이가 병에 걸렸을 때 아무런 근거도 없는 처방을 써서 병을 더욱 악화시키거나 심지어는 죽게 만드는 경우도 있었다. 이러한 미신행위의 하나로 홍역에 걸렸을 때 가재의 생즙을 내어 먹이는 것을 예로 들 수 있다.

  어린이가 홍역에 걸려 높은 열이 나고 발진이 있으면 가재의 생즙을 먹이는 것이 최고라는 생각이 민간에 뿌리깊이 박혀 있었다. 그래서 홍역에 걸린 자녀를 둔 부모는 급히 냇가로 달려가 가재를 잡아다가는 그것을 생즙을 내어 먹이곤 했던 것이다.

  이제 도시에서는 이런 일을 하는 사람은 없는 것 같다. 그러나 아직도 산골 같은 궁벽한 오지에 사는 노인들 중에는 이러한 속설을 굳게 믿는 사람이 있다.

  아직까지도 사라지지 않고 남아 있는 이러한 속설처럼, 홍역에 가재가 좋다는 것은 어떤 근거에서 시작된 것일까.

  가재는 가재과에 속한 절족(節足) 동물로서 새우와 게의 중간형이다. 맨앞의 큰발에 집게발톱이 있고, 뒷걸음질을 잘하는 특성을 지니고 있다.

  봄부터 가을까지 주로 산야(山野)의 골짜기나 개울의 바위 밑에서 서식하는데, 그 맛은 게와 비슷하다. 한명(漢名)으로는 석해(石蟹)라고 한다.

  그런데 민간에서는 오래 전부터 침을 흘리는 아이에게 가재를 구워 먹이면 효과가 있다는 말이 전해 내려왔다. 따라서 침을 흘리게 되는 홍역에 가재를 먹이면 나을 것이라는 막연한 생각을 했다.

  그러나 한방 의서(醫書)에 가재가 홍역에 좋다고 기록되어 있는 것은 찾아볼 수가 없다. 다만 '속방(俗方)'에 '가재를 즙을 내서 종기가 아물지 않는 데 바르면 효과가 있다. 또 열이 있을 때 생가재를 짓찧어 나온 즙 1공기와 식초 1공기를 함께 끓여 한번에 마시고 나서 땀을 푹 내면 좋다'고 기록되어 있을 뿐이다.

  또한 한방에서는 예로부터 홍역 치료에 침뜸이나 탕약(湯藥)을 써오고 있지만, 홍역에 가재가 약이 된다는 것은 부정하고 있다.

이런 점에서 볼 때 홍역에 가재가 좋다는 것은, 홍역이 회복될 무렵 우연히 가재의 생즙을 먹인 것을 가재의 생즙 덕분에 병이 회복될 걸로 잘못 생각한 데에서 나온 것으로 볼 수 있다.

또 일부에서는 이것보다도 더 원시적인 발상에서 비롯되었을 것으로 보기도 한다.

가재의 형태에서 비롯되었을 것이라는 주장이다. 즉 뒷걸음질을 잘 치는 가재의 특성을 보고, 뒷걸음질 하는 가재의 생즙을 먹으면 홍역 때 흔히 나타나는 높은 열이나 발진도 뒷걸음질 할 것이라는 생각에서 나왔다는 것.

뒷걸음질 잘하는 가재가 병마저 뒷걸음치게 할 수 있다는, 지극히 원시적이면서도 미신적인 발상에서 비롯되었다는 애기이다.

예로부터 우리나라에 미신이 성행했고, 이와 비슷한 방법으로 병을 물리치려는 생각이 많았다는 사실을 놓고 볼 때 수긍이 갈 만한 주장이다.

홍역은 전염성이 강한 급성 전염병이며, 대체로 누구나 일생 동안에 한번은 걸린다. 특히 어린이에게 많으며, 출생 후 5개월까지는 걸리지 않는다. 병원체는 일종의 바이러스로 보이며 주로 환자가 뱉는 가래나 침으로 감염된다. 잠복기는 약 10일이다.

면역은 일생 동안 계속되며, 따라서 2번 걸리는 법은 없다. 병의 증세는 3기로 구분되어 제1기(초기)는 감기와 비슷하게 열이 나고, 눈이 붉게 되며 콧물이 나오고 기침이 난다. 이때에 입 속의 점막에 몇 개의 백색 반점이 보인다.

이것은 홍역의 독특한 증세로서 4일 정도면 없어진다. 열은 발병 후 2~3일로서 일단 내렸다가 또 다시 올라 다음의 제2기인 발진기가 된다. 갑자기 피부에 발진이 나타나 처음에는 안면에, 차차로 아래 쪽으로 내려가서 2일 정도로 손발까지 전체에 생긴다. 발진기는

3일 정도로서 끝나며 열도 내린다.

  제3기는 회복기로서 얼마 후에 발진은 없어진다. 단, 이때에 기관지염이나 폐렴이 병발하기 쉬우며, 환자가 어릴수록 위험하다.

  이와 같은 홍역에 가재의 생즙이 아무런 도움도 주지 못한다는 것은 의학계의 일치된 견해이다. 가재의 생즙엔 홍역의 열을 덜해주는 해열작용이나 발진을 없애주는 작용이 전혀 없다.

  오히려 무서운 부작용만 초래할 뿐이다. 가재는 폐흡충(肺吸蟲)의 제2의 중간숙주(宿主)이며, 폐흡충의 유충은 우리 나라 어느 지방의 가재든 모두 갖고 있다. 그 중 제주도의 가재가 제일 심한 편이다.

  그러므로 가재의 생즙은 무서운 폐디스토마, 즉 폐흡충증의 원인이 된다. 따라서 홍역에 걸린 어린이에게 가재의 생즙을 먹이는 것은 아주 위험한 처사이다. 홍역에 걸리기 전에 미리 예방주사를 맞는 것이 보다 현명한 일이고, 만일 홍역에 걸렸을 경우에는 전문의의 적절한 치료를 받는 것이 옳은 일임을 알아야겠다.

4 한방과 민간요법

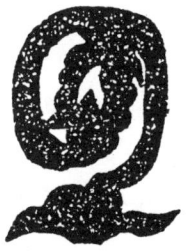

1) 한방의 정력 강장비결

* 한방의 특징

　한방이란 5천년에 걸쳐 경험과 체험에 의한 의료 체계이기 때문에 왜? 특효가 있느냐 하는 과학적 근거를 입증하지 않고 발달한 의학이라고 말할 수 있다. 이와 같은 발달 과정을 거쳐 왔기 때문에 한방은 과학적 증거를 제시할 수 있는 뚜렷한 근거가 없으며 일반적인 상식으로는 도저히 이해할 수 없는 신비성이 내포되어 있는 것이다.
　한동안 한방이 근대화의 물결 속에서 어떤 의미에서는 정당한 평가를 받지 못했던 연유도 여기에 있다고 볼 수 있다. 그러나 현대에 있어서 다시 한방이 각광을 받게 되었다는 사실은 단순한 중국붐만은 아니며 한방이 실제로 신비한 효과가 있다는 사실이 밝혀져 차츰 활기를 되찾은 것이 아닌가 한다.
　한편 과학적 의학 이론을 자랑하는 서양의학이 실제에 있어서는 환자들을 위해서 필요성이 없는 부분이 많다는 문제점도 제기하고 있다. 생약이 아닌 화학물질을 다량으로 쓰기 때문에 일어나는 약공해(藥公害)는 그 단적인 예인 것이다.

한방은 개인적 특징을 중시한다
　한방은 경험적·체험적 의술이기 때문에 개인의 체질과 개인의 주어진 환경을 중시하고 몸 전체에 대해서 처리한다는 것이 최대의 특징이라고 할 수 있다. 한마디로 말한다면 '서양의학은 병질환을 대상으로 하는데 반하여 한방은 병자라는 사람을 대상으로 한다'는 큰 차이점이 있는 것이다.

한방은 체질을 개선한다

한방의 또 하나의 특징은 '한방은 체질을 개선하고 병을 근치시킨다'는 것이다. 한방에서는 어디까지나 환자를 전체적으로 생각하기 때문에 치료도 필연적으로 원인을 근본에서 부터 찾아내어 근치시킨다는 의료 방법을 쓰게 된다. 따라서 약뿐만 아니라 음식을 중시하고 생활 관리를 치료의 근본으로 삼아 우선 제일 먼저 체질 개선을 생각하게 되는 것이다.

몸 전체를 강장하게 한다

현대인의 소위 반건강체질(半健康體質)이라고 하는 것은 가장 가까운 예로서는 스테미너 부족이라는 형태로 나타나는 경우가 많다. 특히 섹스에 대한 스테미너 부족이 되면 정신적 요인도 있지만 역시 체험적으로 누구나 순간에 떠오르는 것이 있을 것이다.

이러한 입장에서 문제가 되는 것은 어떠한 방법으로 스테미너를 회복하느냐 하는 것이다. 대체적으로 모든 사람들은 우선 제일 먼저 강정제라고 하는 것을 생각하게 되는 것이 틀림없을 게다.

한방에서는 강정을 위해서 강장이라고 하는 것을 가장 중요하게 생각하게 된다. 즉 어느 일부분을 일시적으로 보강시키는 것이 아니라 몸 전체를 조화시켜 그 결과 섹스의 스테미너도 보강하게 된다는 원리가 적용된다는 주장이다. 그러므로 몸 전체가 강장해지면 그 결과가 강정으로 연결되는 것이다.

이와 같이 5천년의 역사가 그 효과를 입증하고 있는 한방요법을 활용하도록 의도한 것이다. 이 생약은 필자가 임상 실험과 경험으로 효과를 입증한 것이다.

남성이라면 '건강한 남성'이 되기 위해서, 여성이라면 '아름다운 여성'이 되기 위해서 곧 시험하도록 권장한다.

* 한방 치료의 비결

육미환(六味丸) **팔미환**(八味丸) : 신(腎) 기능을 보강하고 정력을 왕성케 하며 정수(精水)를 풍부하게 한다.

부자이중탕(附子理中湯) : 체력이 탕진하고 체온이 정상을 유지하지 못하며 늘 피로를 느껴 직복근(直復筋)이 될 때는 경련과 강직(強直)현상이 일어나게 되는데 복용한다.

연령고본단(延令固本丹) : 갱년기에 체력이 줄어들고 정력이 감퇴하며 권태감 피로감을 느껴 매사에 의욕을 잃을 때 좋은 효과가 있다.

산약환(山藥丸) : 비위(脾胃)를 튼튼하게 하고 신(腎) 기능을 보장시켜 증강시켜 준다.

비원전(秘元前) : 체질이 허약해지고 몽정을 하여 소변에 정수(精水)가 섞여 나오는 경우에 특효가 있다.

원지탕(遠志湯) **원지산**(遠志散) : 산후에 몸이 허약해져서 잘 놀래며 현기증이 생겨 어지럽고 말씨가 정상을 벗어날 경우에 대효가 있는 처방이다.

온담탕(溫膽湯) : 감정반응이 민감하여 사소한 일에도 심장의 고동이 격심하고 정신적 불안을 초래하여 쉽게 놀래기를 잘 하며 식욕이 없고 소화장애가 생겼을 때 좋다.

가미온담탕(加味溫膽湯) : 감정반응이 지나치게 예민한 여성으로써 조그만한 일에도 심장이 마구 뛰고 정신적 불안을 가져 오며 쉽게 놀래기를 잘 할때 쓴다.

원지음(遠志飮) : 오랜 정신과로로 인하여 정신혼모(精神昏冒)를 일으키거나 잘 놀래는 경우에 특효가 있다.

원지환(遠志丸) : 사소한 일에도 잘 놀래거나 꿈속에서 몽정(夢精)을 흔히 하며 정신상태가 심히 불안할 경우에 좋은 약이다.

목과산(木瓜散) : 중풍증으로 한쪽 다리를 못쓰거나 아프며 아울러 식욕이 감퇴했을 때 좋은 처방약이다.

만금탕(萬金湯) : 중독증의 전조증인 사지의 무력감, 퇴화한 체력 또는 좌우 반신불수를 치료하는데 뛰어난 효험이 있다.

귀용탕(歸茸湯) : 소화기와 호흡기에 작용하는데 신장작용을 강화하여 비대증을 막으며 머리가 명석해지는 특징있는 약이다.

녹용대보탕(鹿茸大補湯) : 정신적·육체적 피로가 격심하고 식욕이 떨어지며 나이에 비해서 열등하게 정력이 저하되었을 때 효과적이다.

녹각산(鹿角散) : 피로감이 겹치고 정력이 감퇴하여 녹용대보탕을 복용하고 싶으나 경제적 여건이 맞지않을 때는 이 처방으로 대용하여 효과를 볼 수 있다.

향사육군전(香砂六君煎) : 신경성 체질이나 신경을 많이 쓰는 현대인의 대표적 보약으로 신경성으로 오랜 소화장애를 가져올 경우 특히 좋은 치료제다.

이진탕(二陳湯) 가미보생탕(加味保生湯) : 임신을 했을 경우 1개월후부터는 임신오조증(입덧)이 일어나며 구토증이 심할 때 이 약을 쓰면 빠른 효과를 볼 수 있다.

쌍화탕(雙和湯) : 체력 전반이 약하고 항상 피로와 권태감이 따르며 모든 일에 의욕을 상실했거나 지나친 성생활에 따른 피로회복 감기 등에 활용되는 특효약이다.

사물탕(四物湯) 팔물탕(八物湯) 십전대보탕(十全大補湯) : 여성의 빈혈과 월경불순 자궁내 질환 등의 생리현상의 조절제에 뛰어난 효과약이다.

천궁다조산(川芎多調散) : 신경수축 운동의 강제작용으로 일어나는 고혈압으로 두뇌의 심한 통증과 무거움, 어지러움증으로 불안할 때 좋은 효과가 있다.

천궁육계탕(川芎肉桂湯) : 체온을 상실할 때 어깨·머리·허리·팔다리가 아프고 뻣뻣해지고 통증이 심할 때 이 약을 복용하면 씻은듯이 갠다.

백출반하천마탕(白朮半夏天麻湯) : 여성에게 있어서 식욕이 부진하고 소화력이 부족하며 신경과민 현상이 일어나고 저혈압증이 생기며 나아가 빈혈·어지러움증·사지무력 및 냉감·심한 두통이 있는 것을 비위(脾胃)의 허약에서 오는 담궐두통(痰厥頭痛)이라고 하는데 이 약을 활용하면 뛰어난 효과가 있다.

삼소음(蔘蘇飮) : 감기로 두통이 심하고 담이 많으며 정신적 과로가 격심해서 특히 전체 체력의 저하로 잦은 감기를 앓을 때 활용한다.

생맥산(生脈散) : 여름에 땀을 많이 흘려 머리가 어지럽고 원기가 탕진해서 체력이 허약해졌을 때 인삼·오미자·백문동을 1:1:2의 비율로 섞어서 달여가지고 식힌 다음 꿀로 단맛을 내어 마시면 생기가 난다.

보중익기탕(補中益氣湯) : 소화기가 약하고 체력이 허약하며 호흡능력도 약할 때, 또 여성의 산전산후의 체력허약 빈혈 또는 폐결핵의 경우 체력 증강이나 소화력 촉진에 특효약이다.

환소단(還少丹) : 강장과 강정 회춘의 비방약으로 남녀공용으로 복용하는 좋은 약이며, 특히 심신이 함께 쇠약해지고 신경쇠약의 증상이 있을 때 좋은 효과를 올릴 수 있다.

양기환(陽氣丸) : 양사불기(陽事不起)로 마음이 초조하고 사정의 쇠퇴 등에 특효가 있다.

감리기제단(坎離旣濟丹) : 피로하기 쉬운 무기력 체질 또는 노이로제 조루(早漏)·발기부족·성적쇠약 등에 직효가 있다.

경옥고(瓊玉膏) : 전정(塡精)·보수(補髓)·조진(調眞)·양성(養性)·반로(返老)·환동(還童)이라 하여 강정·강장 회춘 불로장수의 효과가 구가되고 있는 약으로써 허약체질의 개선과 모든 만성 질환을 퇴치하며 오장의 기능을 강건케할 뿐 아니라 백발을 검게 한다고 약효가 자랑된다.

삼재환(三才丸) : 정력을 부활시키고 오장의 기능을 강화하며 내구력(耐久力)을 붙게 하는 특수 효과 처방약이다.

⊙ 보약(補藥)의 복용요령

온 몸의 기능을 부활시키고 체력을 강건케 하며 강정회춘에 효과를 얻기 위한 보약의 복용을 할 때는,

육미지황탕(六味地黃湯) 대조환(大造丸) 보천대조환(補天大造丸) : 체온이 좀 높아 서늘한 것을 좋아하며 변비증이 있고 피부가 윤택하지 못한 음허(陰虛)한 체질에 복용한다.

삼기건중탕(蔘芪建中湯) 녹용대보탕(鹿茸大補湯) : 손발이 차고 더운 것을 좋아하며 찬음식을 먹거나 몸을 조금만 차게 하면 탈이 잘 나고 땀이 많이 흐르면서 기운이 없는 양허(陽虛)한 체질에 좋다.

십전대보탕(十全大補湯) 팔물탕(八物湯) 인삼양영탕(人蔘養榮湯) 고진음자(固眞飮子) : 음허와 양허의 체질을 겸한 사람에 좋다.

고암신심환(古庵腎心丸) : 지나친 정신적 과로 또는 과색(過色)으로 인하여 심(心)과 신(腎)이 극도로 쇠퇴한 것을 한꺼번에 보익(補益)케 함으로써 노화과정(老化過程)에서 일어나는 여러 가지 증상을

제거하는 한편 갱년기를 극복해 나갈 수 있는 묘약이다.

육미지황원(六味地黃元) : 보양제(補陽劑)의 대표적인 처방약으로 위장이 튼튼하며 설사나 구토증이 없는 사람이 복용토록 한다.

청서익기탕(淸暑益氣湯) : 여름철을 무사히 넘기기 위해 기(氣)를 보익(補益)케 하는데 복용한다.

소요산(逍遙散) : 부인들의 허약체질의 개선 또는 월경을 원인으로 일어나는 부인 특유의 모든 증세에 우수한 효과를 나타내는 처방이다.

◇ 민간요법

뇌풍두통(腦風頭痛) 항상 머리가 빈 것 같고 어지러우며 두통이 심할 경우 뇌풍두통이라고 한다. 원지(遠志)의 가루를 내어 코에 불어넣는데 3~4회만 계속하면 대단히 효과적이다.

음부(陰部)가 차가울때 부인의 질내(음부)가 늘 차가웁고 성정(性情)을 느끼지 못할때 사상자(蛇床子)와 백분(白粉)을 함께 섞어서 보드라운 가루를 내어 대추 크기만하게 만들어서 감촉이 좋은 면포에 싸서 질내에 삽입하면 전신이 따스해지고 성정이 솟는다.

요의(尿意) 갱년기에 들어 소변에 이상이 생기고 요의가 잦아질 때 사상자(蛇床子)를 술에 하루 저녁 담가서 말려가지고 볶아서 가루로 만들어 하루에 3~4차례씩 찻 숟가락으로 하나 정도를 술 또는 더운 물로 장기간 계속적으로 복용하면 놀라운 효과가 있다.

허약체질 체력이 허약하며 몸 온도가 늘 낮을 때 원지(遠志)의 가루를 낸것 10g 가량을 한잔의 청주에 넣어 뚜껑을 꼭 덮어놓은 다음 10~15분이 지난 뒤에 걸러서 공복에 하루 한차례씩 한달 가량만 장기간 복용하면 놀라움게 체력이 증강한다.

식욕부진 계절을 타서 밥맛을 잘 잃으며 가을철의 기온 변화에 의해서 신경통 증세가 찾아들고 천식기가 있을 때 모과[木瓜]를 엷게 썰어가지고, 꿀이나 설탕을 넣고 맑은 술을 부어 밀봉한 다음 약 한달가량 잘 보관해 두면 향기롭고 빛 좋은 모과주가 되는데 이 술을 한번에 한컵씩 반주로 3차례씩만 계속적으로 오랫동안 복용하면 대효를 얻는 약이다.

식욕감퇴 및 체력저하 피로가 겹치고 밥맛을 잃으며 체력이 저하되면 밥을 지을 때 인삼(人蔘) 두 뿌리를 뚝빼기에 담아 뜸을 들이면서 밥솥 속에 넣어두면 밥물이 넘어와 백삼탕(白蔘湯)이 되는데 이 약을 아침 저녁으로 하루 두차례씩 계속해서 복용하면 체력증강에 뛰어난 특효약이다.

체력증강 체력을 왕성케 하고 거치른 피부를 아름답게 하기 위해서 꿀 2kg에 인삼가루 400g을 넣어 잘 섞어 가지고 2주일가량 잘 두었다가 꺼내어 식간(食間)에 한 숟가락씩 술이나 더운 물에 풀어서 하루 세차례 복용하는데 오랫동안 복용하면 정력제의 상약이다.

산전산후 또는 큰 병후의 회복 산전산후(產前產後) 또는 큰 병을 앓고 나서 원기가 탈진했을 때 이의 회복을 위해 영계(軟鷄)의 닭내장을 긁어내고 인삼[白蔘] 큰것 네뿌리를 넣고 고와서 먹으면 특효 있는 보신약이 된다.

체력 전반의 보강 체력 전반을 보강하고 모든 병을 이겨내기 위해서 창출(蒼朮)·구기자(枸杞子)·백엽(栢葉)·천문동(天門冬)·하수오(何首烏)를 각각 같은 분량으로 넣고 달인 물로 술을 빚으면 황정주(黃精酒)가 되는데 이 술을 공복에 한잔씩 하루 세번만 계속 복용하면 체력 증강과 아울러 정수(精水)가 풍부하고, 머리카락이 검어지며 특수 정력제의 효능이 있는 약이다.

피로회복 정력증강 겹친 피로를 회복시키고 정력을 증강시켜 강력한 체력을 보강키 위하여 구기자(枸杞子) 200g 을 토사자(兎絲子)와 술에 담가서 찧어 떡같이 만들어서 건초한 것 200g 을 오미자(五味子)와 복분자(覆盆子)를 찧어서 천주를 뿌려가지고 시루에 찐 다음 말린 것 각 150g, 차전자(車前子) 볶은 것 75g 을 한데 섞어서 가루로 만들어 꿀로 반죽하여 녹두 크기의 환으로 지어서 하루 세차례씩 1회 50개 정도를 술이나 더운 물로 복용하면 정력 증강에 뛰어난 약이다.

피부 미용 피부가 검고 거칠 때 반하를 가루로 내어 쌀로 빚은 식초에 개서 얼굴에 도포(塗布)하고 한나절 쯤 두었다가 떼어내고 조각 달인 물로 씻어낸다. 이러한 방법을 계속하면 얼굴에 윤이 나고 피부가 옥같이 아름다워진다.

입맛이 없고 소화력 부족일 때 항상 입맛이 없고 헛배가 부르며 소화력이 약해져서 체력이 감퇴했을 때 창출(蒼朮)이나 백출(白朮)을 가마솥에 넣고 달이면 즙(汁)이 나오는데 이 즙을 다시 고으면 고약처럼 된다. 이것을 잘 보관하여 놓고 먹을 때마다 당귀(當歸)·백복령(白茯苓)을 넣어서 먹을 때마다 한번에 한그릇 정도를 따뜻한 불 위에 올려 놓고 데워서 복용하는데 하루 2~3차례 공복에 복용하면 특유한 효과가 있다.

피부 보호와 질내의 이상분비 조절 피부를 윤택하고 탄력성 있게 보호하며 질내의 이상분비를 조절하여 건강과 미를 유지해 나가기 위하여 오미자(五味子) 37.5g 을 맑은 청주 1 l 에 담가서 한달가량 꼭 밀봉해 두었다가 꺼내어 하루 세차례씩 한번에 한컵 정도를 계속 복용하면 묘약의 효과가 있다.

식욕감퇴와 무기력증 여름철 더위와 지나친 땀의 분비때문에 식욕이 떨어지고 기력을 회복시키는 데는 조그마한 약병아리의 내장을 긁어내고 황기(黃芪) 37.5g 을 넣고 깨끗한 실로 묶어서 폭 고와서 먹으면 잃었던 식욕과 체력을 얻게 된다.

강정 강장과 조혈 강장과 강정의 효과와 아울러 빈혈·조혈(造血)·정혈(浄血)을 목적으로 건지황(乾地黃) 150 g 을 잘게 썰어서 꿀이나 설탕 200 g, 소주 1 l 의 비율로 함께 병속에 넣어 차고 어두운 냉장고 같은 곳에 한 달 가량 두었다가 복용한다.

회춘불로(回春不老) 병후의 회복은 물론 허약체질을 건강케 하고 정력의 감퇴회복, 불로장수의 강정제로써 황정(黃精) 10 g 을 잘게 썰어서 커피잔으로 반가량의 쌀과 함께 물을 붓고 끓이면 한번에 먹는 적당한 량이 된다. 이 죽을 계속해서 자주 먹으면 체력 회복의 뛰어난 효과가 있다. 여기에다 육종용(肉蓯蓉) 10 g 을 넣어 복방(復方)을 하면 그 효과는 배가되어 효과가 놀라움다.

강장 강정제 강장 강정의 효과와 아울러 진정에 천마(天麻)를 잘게 썰은 것 100 g, 감미료 200 g 에 소주 1 l 을 섞어서 병속에 넣고 꼭 밀봉한 다음 냉암소에 한달가량 두었다가 공복시에 수시로 한잔씩 복용하면 그 효과가 뛰어나다.

강정 진정제 강정의 요약으로 불면증을 다스리며 과민을 조절하고 건위와 진정 효과가 있는 산조인(山棗仁) 10 g 을 1홉의 물에 넣고 0.8홉 정도가 되게 달여서 식간에 하루 두차례분으로 나누어 복용하면 대효가 있다.

강정 불안증 몸이 허약하고 불안증이 있으며 정력이 부족할 때 인삼 5 g 을 될 수 있는대로 잘게 썰어서, 깨끗이 씻은 반홉 가량의 쌀과 섞어 죽을 쑤면 이 죽은 강정 불로에 효과가 높은(1회 복용) 인삼죽이 된다.

이 죽은 소금을 약간 쳐서 먹어도 좋은데 죽을 불 위에서 내리기 전에 쳐야 하며 식기 전에 다 먹도록 해야 효과가 좋다.

피로회복 건강한 체력을 가진 사람이 피로 회복과 정력을 증강하기 위해 육두구(肉頭蔲) 3g을 1일 3회분으로 달여서 식후 30분 경에 계속적으로 오랫동안 복용하면 크게 효과가 기대되는 처방약이다.

병후의 체력회복 병후에 쇠퇴한 체력을 회복시키거나 강장 강정약으로써 용안육(龍眼肉) 10g을 1.5홉의 물에 넣고 1홉 가량이 되게 달여서 하루 세차례로 나누어 복용하되 한달가량만 계속하면 놀라운 체력이 붙는다.

정력강장제 강장과 강정의 효과를 얻고 정력을 돋우며 회춘과 불로 그리고 진통제의 효과가 있는 오미자(五味子) 10g을 1.5홉의 물에 넣어 0.5홉이 되도록 약간 진하게 달여서 1일 3회로 나누어 복용하면 놀라운 정력제의 효과를 얻게 된다.

활력과 정력강화 스태미너를 강장케 하여 활력과 정력을 강화하고 쇠퇴해진 젊음을 갱생케 하는 데는 복분자(覆盆子) 8g을 1.5홉의 물에 넣고 1홉정도가 되도록 진하게 달여서 세번으로 나누어 하루에 복용하는데 오랫동안 장복하도록 해야한다.

도한(盜汗) 신경쇠약증 자양·강장·건위의 효과를 얻으며 만성장염이나 유정·야뇨증·신경쇠약증 치료를 겸하며, 산약(山藥) 10g을 잘게 썰어서 반홉 가량의 쌀을 깨끗이 씻어 함께 죽을 쑤어서 1회에 먹도록 한다. 이런 죽을 쑤어서 자주 먹되 오랫동안 먹으면 대효를 보게 된다.

체력보강 기력을 왕성하게 돋우고 정력을 강화하며 회춘과 불로의 효과가 있는 잣의 외피(外皮)를 벗겨내고 속껍질과 함께 10g을 1.5홉의 물에 넣어 0.9홉 정도가 되게 달여서 3회로 나누어 1일분으로 복용하되 1주일에 3~4일씩 2~3개월간만 계속적으로 복용하면 놀라운 효과를 보게 된다.

강정제 정력의 원천을 배양 강화시키고 성의 활력을 불어넣어 음위(陰痿)와 유정(遺精)의 효과를 거두고 요통 슬냉(膝冷) 소변이상, 신경쇠약 특히 부인의 습관성 유산을 치료하는 효과로써 토사자(兎絲子) 7.5g을 1홉의 물에 0.6홉 정도가 되게 달여서 하루 세차례로 나누어 장기간 복용한다. 또 가루로 만들어 1회에 2g을 따스한 물로 하루 세차례씩 장복하면 놀라운 효과가 있다.

　홍분제　수렴성홍분제로써 강장과 회춘의 효과를 나타내고 남자의 경우 음위와 음낭습양, 여자의 경우 음문소양·대하증·자궁냉감을 다스리는 사상자(蛇床子) 5g을 1홉의 물에 0.6홉 가량이 되도록 달여서 하루 세차례로 나누어 복용하거나 가루로 만들어 1회에 1g씩 하루 세차례를 복용하는데 오랫동안 먹으면 묘약의 신비한 효과가 있다.

　완화제　강장과 강정의 두드러진 효과와 아울러 회춘과 장수 완화제, 산후의 건강회복, 혈기를 왕성케 하는 효과를 얻기 위해서 하수오(何首烏) 9g을 1.5홉의 물에 달여서 세차례로 나누어 하루에 복용하거나 가루로 만들어 1회에 2.5g씩 하루 세차례를 복용하는데 장기간 계속적으로 복용함으로써 큰 효과를 얻게 된다.

2) 정신 신경 계통 질환

* 불면증

◇ 원인 및 증세

며칠 정도 불면증이 있다가 없어지는 경우는 별로 걱정할 필요가 없겠으나 불면증이 적어도 1주일 이상 지속될 때는 일상생활에 지장을 가져다 줄 정도로 머리가 띵하고 정신 집중력이 없어지고 피로하며 의욕이 없어지고 불안 증세까지 곁들이게 된다.

◇ 한방치료

가미귀비탕(加味歸脾湯) 황계(黃耆) 2g, 인삼·창출(蒼朮)·복령(茯苓)·산조인(酸棗仁)·용안육(龍眼肉) 각 3g, 당귀(當歸) 2g, 원지(遠志) 1.5g, 감초(甘草)·목향(木香) 각 1g, 생강·대추 각 1.5g, 시호(柴胡) 3g, 괴자(槐子) 2g을 달여서 복용한다.

산조인탕(酸棗仁湯) 산조인(酸棗仁) 15g, 지모(知母)·천궁(川芎) 각 3g, 복령(茯苓) 5g, 감초 1g을 달여서 복용하는데 이 약은 체력과 기력이 약해져서 불면증을 초래했을 때 복용하면 효과가 놀랍다.

◇ 민간요법

● 마늘의 생즙을 내어 머리맡에 놓고 냄새를 맡으면서 잠을 자면 잘 온다.

● 오엽송(五葉松)의 씨 2개를 3홉의 물에 넣고 2홉이 되게 달여서 하루에 네차례씩 공복에 복용하면 특효가 있다.
● 오랑캐꽃의 뿌리를 캐어 그늘에 말린 다음 그것을 3홉의 물을 붓고 2홉이 되게 달여서 먹거나 가루로 만들어 1회에 19g 정도를 열탕에 타서 공복에 복용하면 특효가 있다.
● 실파뿌리 5~6개를 된장에 찍어서 먹으면 휘발성 성분의 작용으로 잠이 잘오게 된다.
● 산조인(酸棗仁) 19g을 약간 볶아두었다가 2홉의 물이 1홉 정도가 되게 달여서 하루에 세차례씩 공복에 계속 4~5일간만 복용하면 좋다.
● 양파나 재래종 파를 수시로 생식을 하거나 2홉 물이 1홉 정도가 되게 달여서 아침 저녁으로 두 차례씩 공복에 복용하면 놀라운 효과가 있다.
● 대황(大黃)·황령(黃芩)·황련(黃連)을 각 1g씩 0.6홉의 물에 열탕하여 1회에 복용하면 그 효과가 놀랍다. 이 약은 삼황사심탕(三黃瀉心湯)이라는 한방처방이기도 하다.

* 노이로제

◇ 원인 및 증세
무엇인가 위험한 일이 닥칠 것도 같고 무서운 병에 걸릴 것도 같고 교통사고가 날것도 같고 그래서 죽을 것만 같아져서 자꾸만 불안한 마음이 일어난다. 불안한 것이 일정한 것이 아니라 주위 환경에 부딪히는 것마다 모두 불안하다. 이런 경우에 불면증·두통·소화장애·변비 같은 질환이고, 가슴이 몹시 뛴다.
숨이 곧 끊어질 것도 같고 미칠가봐 겁도 난다. 그리고 식은 땀이 많이 흐른다. 그래서 심장이 약해지거나 병들지 않았나 염려스러워진다. 이러한 증세가 지속하면 첫째 점점 몸부터 쇠약해지는 것이다.

◇ 한방치료

청심연자탕(淸心蓮子湯) : 체구에 비해서 지나치게 정신력이 약하고 불안 초조한 마음과 어떤 충격을 받을 때마다 혈압의 고저의 차이가 심해지는 경우에 이 약을 쓰면 효과가 놀랍다.

가미온담탕(加味溫膽湯) : 가끔 잘 놀래고 잠이 잘 안오며 쓸데없이 불안해지고 초조해질 때 이 약을 쓰면 효과가 매우 좋다. 체질이 비교적 튼튼하며 기름진 음식이나 고기를 많이 먹은 사람에게 잘 듣는 약이다.

가미소요산(加味逍遙散) : 미혼처녀나 또는 부인이 어떤 스트레스 때문에 안절부절하고 자신의 의사나 감정을 스스로의 힘으로 조절할 수 없는 때에 쓰면 효과적인 약이다.

귀비탕(歸脾湯) : 불안하며 잠이 잘 오지 않아 가슴이 두근거리며 내성적인 성격일 때 잘 듣는 약이다.

◇ 민간요법

신경 우울증이 있을 때
- 식혜에 고추가루를 약간 맵게 타서 자주 먹는다.
- 돼지고기의 비계를 폭 삶아서 3~4회 정도 먹는다.
- 생굴에 초를 치고 회를 해서 몇차례 먹는다.
- 연근(蓮根)의 생즙을 내어 하루 두차례씩 1회에 반컵정도로 2~3일간 계속해서 복용한다.

히스테리 인삼·석창포·초롱담에 2홉의 물을 붓고 1.5홉이 되게 달여서 하루 세차례로 나누어 장복한다.

경 기
- 털이 생기지않은 쥐새끼를 기름에 넣고 졸여서 수시로 먹는다.
- 굼벵이를 잡아서 깨끗이 씻어가지고 기름에 넣고 졸여서 하루 2~3차례 먹는다.
- 숫탉의 벼슬을 삶아서 2~3차례 먹는다.

경 풍
- 소 쓸개와 웅담에 물을 붓고 달여서 그 물을 하루 2~3차례 먹는다.
- 파 한뿌리를 생즙을 내어 1회분으로 복용하되 하루 2차례씩 3~4일간 계속 먹는다.
- 우황 가루를 내어 1회에 0.2g씩 3~4회 먹는다.
- 무우의 생즙을 내어 1회에 한컵씩 하루 세차례 3~4일간 계속적으로 복용한다.

경 련
- 댄담덩굴과 할미꽃 뿌리를 달여서 한번에 반컵정도로 하루에 두차례씩 2~3일간 복용한다.

* 신경쇠약증

◇ 원인및 증세

모든 일에 불안 초조하고 권태증이 생겨나는 등 가정생활이나 사회생활에 있어서 열등의식을 갖게 된다. 이러한 때에 심각한 공상이나 잡념이 생기며 정신적 안정을 잃고 비정상적인 정신상태가 원인이 되어 신경쇠약에 걸리기 마련이다.
이 증세가 나타나면 두통이 병발하고 현기증이 생기며 매사에 싫증을 느끼고 공상이 많아지며 화를 잘내게 되는 등 여러 증상이 나타난다.

◇ 한방치료

시호탕(柴胡湯) : 황령(黃芩) 1.2g, 작약 1.3g, 대추 1.3g, 반하(半夏) 2.6g, 생강 1.9g, 지실(枳實) 1.9g, 대황(大黃) 0.4g을 3홉의 물에 넣고 2홉 정도가 되게 달여서 하루에 세차례로 나누어 복용하면 특효가 있는 처방이다.

갈근탕(葛根湯) : 갈근(葛根) 2.6g, 마황(麻黃) 1.9g, 생강 1.9g, 대추 1.9g, 계피(桂皮) 1.2g, 작약(芍藥) 1.2g, 석고(石膏) 1.2g에 3홉의 물을 붓고 2홉이 되도록 달여서 하루 세차례로 나누어 공복에 복용하면 특효가 있는 약이다.

계지가용골모려탕(桂枝加龍骨牡蠣湯) : 계지(桂枝)·대추·작약(芍藥) 생강 각 3.75g, 감초(甘草) 2g, 용골모려(龍骨牡蠣) 각 3g에 3홉의 물을 붓고 2홉이 되게 달여서 하루분으로 하여 세차례로 나누어 복용한다.

◇ 민간요법

• 대추 1.5g에 약간 감초를 섞고 4홉의 물을 붓고 2홉이 되도록 달여서 하루에 세차례씩 식사하기 30분 전에 3~4일간만 계속적으로 복용하면 특이한 효과가 있다.

• 의이인(薏苡仁)의 속에 있는 흰살을 끄집어 내어 미지근한 불에 177.5g을 달여서 하루분으로 하여 세차례로 나누어 4~5일간 계속적으로 먹으면 놀라운 효과를 보게 된다.

• 오랑캐꽃의 뿌리를 캐어 그늘에 잘 말린 다음 이것을 가루로 만들어 1회에 1.9정도의 분량으로 하루 세차례씩 공복에 복용하되 계속적으로 5~6일간만 장욕을 하면 그 효과가 아주 놀라웁다.

* 간 질

◇ 원인및 증세

갑자기 의식을 잃고 쓰러져 온몸에 경련이 오고 입에는 거품을 물고 눈동자는 죽어 간다. 발작 기간은 2~3분 정도의 짧은 순간이다. 이밖에도 소발작 또는 잭스식 발작 등이 있다.

◇ 한방치료

조위승청탕(調胃升淸湯) : 여러사람이 모인 장소나 버스 속 같은데서 번번히 발작하는 경우에 이 약을 써서 효과를 보게 되는 약이다.

십이미지황탕(十貳味地黃湯) : 선천적으로 내분비와 관련을 갖은 질환으로 그 면의 결함이 있는 체질이 약한 사람에게 쓰면 특효가 있는 좋은 약이다.

◇ 민간요법

● 흰 봉선화의 줄기를 잘게 썰어 물을 붓고 달여서 하루에 두 차례씩 장복하면 탁월한 효과가 있다.

● 박씨·개구리·소의 지라·마늘·꿩고기·돼지염통을 익혀서 실컷 먹는다.

* 건망증(健忘症)

◇ 원인및 증세

기억력의 상실을 뜻하는 질환인데 이 건망증으로 다른 병이 원인이 되어 생기는 경우가 많으므로 원인을 자세하게 알아내어 다른 병이 건망증의 원인이 되어 있을 때는 그 병부터 고치도록 힘을 써야 한다.

◇ 한방치료

가미귀비탕 : 황기(黃耆) 2g, 인삼·창출(蒼朮)·복령(茯苓)·산조인(酸棗仁)·안육(眼肉) 각 3g, 당귀(當歸) 2g, 원지(遠志) 1.5g, 감초·목향(木香) 각 1g, 생강·대추 각 1.5g, 시호(柴胡) 3g, 지자(梔子) 2g을 3홉의 물에 2홉이 되도록 달여서 하루 세차례로 나누어 복용한다.

◇ 민간요법

• 복령을 3홉의 물에 넣어 2홉이 되게 달여서 먹으면 특효가 있다. 복령의 분량은 1회 3.75g으로 하여 달여 가지고 아침 저녁으로 두차례씩 건망증이 없어질 때까지 오랫동안 계속해서 복용하도록 한다.

• 원지(遠志)의 뿌리를 캐어 그것을 그늘에 잘 말린 다음 뿌리 말린 것 7.5g을 2홉의 물에 넣고 1홉이 되도록 달여서 하루 2~3차례씩 공복에 십여일간 계속해서 장복을 하면 신통하게 치유가 된다.

• 연꽃뿌리(蓮根)를 캐어 껍질을 벗겨내고 날로 씹어먹거나 식염을 약간 넣고 달여서 복용해도 특이한 효과가 있다. 달일 때에는 껍질을 벗겨낸 연꽃뿌리 11g에 식염을 차순갈로 1개 정도를 넣고 3홉의 물을 부어 2홉 정도가 되게 달여 하루 세차례로 나누어서 복용토록 한다.

* 강정(强精) 강장제(强壯劑)

◇ 민간요법
• 구기자(枸杞子) 10g 정도를 물에 넣고 달여서 1회에 복용한다. 하루 두차례씩 오랫동안 장복하면 특효가 있다.
• 멧대추씨(酸棗仁) 3g을 잘 볶아서 가루로 만들어 1회에 복용한다. 하루 세차례씩 계속적으로 장복하면 놀라운 효과가 있다.
• 오가피(五加皮)의 뿌리껍질 15g을 1회의 분량으로 물 1홉에 넣고 0.8홉 정도가 되게 달여서 하루 세차례씩 10여일간 계속 복용하면 신통한 효과가 있다.
• 삼지구엽(三枝九葉)의 잎과 줄기를 2홉의 물에 넣고 1홉 정도가 되게 달여서 3회분으로 나누어 하루에 복용한다. 계속적으로 장복하면 특이한 효과가 있다.

* 어깨가 결리고 아픈데

◇ 원인및 증세
다른 병이 원인이 되어 그 자극으로 인하여 병발하는 경향이 많으므로 그 병의 원인부터 알아내어 치료를 하면 자연적으로 이 질환의 증세가 없어지게 된다.
◇ 한방치료
진피(陳皮) 3.75g, 지곡(枳穀) 4.8g, 산지자(山梔子) 4.87g, 대황(大黃) 4.87g 길경(桔梗) 4.87g, 감초 약간, 생강 한쪽에 3홉의 물을 부어 2홉정도가 되게 달여서 하루 세차례 분량으로 나누어 복용한다.

◇ 민간요법

• 꽈리의 잎이나 열매 혹은 줄기를 짓이긴 것을 환부에 붙이거나 또는 잎이나 열매 7.5g을 3홉의 물에 넣고 2홉정도가 되게 달여서 하루분으로 하여 세차례로 나누어서 계속적으로 오랫동안 복용하면 특효가 있다.

• 천남성(天南星)의 뿌리를 곱게 갈아 환부에 붙이거나 혹은 뿌리를 짓이겨서 하루 두번씩 새것으로 바꾸어서 갈아붙이면 특이한 효과가 있어 치유가 빨리 된다.

• 토란을 짓이긴 것과 같은 분량의 밀가루를 고루 잘 섞어 반죽을 하면서 생강즙과 설탕을 약간씩 섞는다. 이것을 환부에 하루 한차례씩 새것으로 바꾸어서 계속적으로 4~5일간만 치료를 하면 놀라운 효과를 보게 된다.

• 산숙(山椒) 열매를 그늘에 말려서 고운 가루로 만들어 밀가루에 개어 환부에 붙이는데 하루에 두차례씩 갈아붙이면 특효가 있다.

* 야뇨증(夜尿症)

◇ 원인및 증세

밤에 오줌을 싸는 습성을 말하는데 이 증세는 내분비기능 또는 다른 신경성 자극을 받는 경우가 많은데 이 증세를 치료하지 않으면 다른 병까지 병발하기 쉽고 그렇게 되면 생명의 위험성까지 받게 되는 질환이다.

◇ 한방치료

인삼 3g, 백출(白朮) 2.7g, 황기(黃耆) 2.7g, 백작약(白芍藥)

2.7g, 산채수(山菜萸) 2.7g, 산조인(酸棗仁) 2.7g, 감초를 약간 볶은 것 15g을 3홉의 물을 붓고 1.5홉이 되게 달여서 하루 세번 나누어 복용하되 오랫동안 계속적으로 복용하면 치유가 가능한 처방약이다.

◇ 민간요법
• 닭벼슬을 불에 태워 가루를 만들어서 열탕한 물로 하루 세차례씩 일주일 가량만 장복하면 치유가 된다.
• 사슴의 뿔을 빛이 노랗게 되도록 볶아서 가루로 만들어 한차례에 3.45g을 열탕한 물로 복용하되 하루 세차례씩 장기간 계속적으로 복용하면 완전치료가 가능하다.

* 관절염

◇ 원인 및 증세
뼈마디에 염증이 생겨 통증이 못견디도록 심하게 오는데 이 질환은 잘못하면 불구자가 되기쉽다. 특히 증세가 악화 되면 수술을 받아야하므로 발생 초기에 서둘러서 치료를 하도록 각별한 주의를 해야 한다.

◇ 한방치료
감초부자탕(甘草附子湯) : 감초 2g, 백출(白朮) 4g, 계지(桂枝) 3.5g, 부자(附子) 1g을 2홉의 물에 넣고 1.5홉이 되게 달여서 1회분량으로 하여 하루 세차례씩 4~5일간 복용해야 한다.

◇ 민간요법
• 황백피(黃柏皮)를 그늘에 말려서 가루를 만들어 식초에 개어 환부에 붙여주는데 하루 한차례씩 새것으로 갈아서 계속적으로 치료

를 하면 놀라운 효과가 있다.
- 황토흙을 곱게 체에 쳐서 가루를 만들어 식초에 이겨서 환부에 하루 한차례씩 5~6일만 계속 붙여주면 직효가 있다.
- 월계수 열매를 따서 그늘에 말렸다가 가루로 만들어 참기름에 개어 환부에 하루에 두차례씩 새것으로 갈아 붙여주면 효과가 좋다. 한번에 그치지말고 계속적으로 일주일 이상 치료를 하도록 한다.
- 3년 묵은 시래기를 물에 담그었다가 푹 쪄서 환부에 하루에 두차례씩 새것으로 바꾸어주면서 5~6일 계속하면 찜질작용이 곁들여 특효가 있는 요법이다.
- 월계수 열매를 그늘에서 말린 것 10개와 월계수의 생잎 열다섯잎을 3홉의 물에 넣어 2홉 정도가 되게 달여서 하루에 세차례씩 복용하는데 1회에 작은 잔으로 하나씩 계속적으로 장복하면 놀라운 효과가 있다.
- 난초 뿌리를 캐어 그늘에 말린 것 3.7g을 2홉의 물에 넣어 1홉 정도가 되게 달여서 하루에 두차례씩 공복일 때 복용하되 오랫동안 계속적으로 복용하면 큰 효과가 있다.

* 뇌일혈(腦溢血)

◇ 원 인

뇌일혈은 두개강내(頭蓋腔內)의 여러곳에서 일어날 수 있는 무서운 질환이다. 원인도 많은데 대개 고혈압과 동맥경화증을 일으킨 혈관이 터져서 일어나는 것이 일반적인 현상이다. 이밖에 출혈성 소인(素因)이 있는 혈액질환이라던가 독성 화학물질의 자극에 따른 출혈 염증의 경우와 동맥류(動脈瘤)가 퍼져서 일어나는 원인 등을 들 수 있다.

◇ 증　세

　뇌실내에서 출혈이 생기면 이 출혈은 뇌실질을 파기하고 압박하므로써 여러 증상을 나타내게 된다. 다시 말하면 한쪽에 출혈이 생겼을 경우 그 반대쪽에 반신불구가 오며 뒷쪽일 때는 말을 못하게 된다. 보통 뇌출혈이 되면 혼수·구토 현상이 일어나고 혼수가 일어나지 않을 때에는 심한 두통이 일어나게 된다.

　타각적으로 나타나는 증세로는 빈맥과 몸의 온도가 오르고 호흡이 빨리지는 것을 볼 수 있다. 일반적으로 잘 터지는 동맥은 뇌의 대뇌핵 부분에 자리잡고 있는 혈관으로서 뇌출혈동맥이라고 불리울 정도로 아주 잘 터진다. 이밖에 빠른 시간 내에 자는 것 같이 죽는 뇌교(腦橋)의 출혈도 있다.

◇ 한방치료

　소인탕(蘇人湯)：진피(陳皮)·시소(柴蘇)·향부자(香附子)·백출(白朮)·인삼 복령(茯苓)을 각 30g에 감초 약간을 넣고 5홉의 물에 넣고 3홉이 되게 달여서 복용한다. 이 처방은 기본적인 처방인데 증세와 체질에 따라 다소 가감해서 쓰도록 하면 효과가 놀랍다.

　삼황사심탕(三黃瀉心湯)：대황(大黃)·황령(黃苓)·황련(黃連) 각 1g을 0.7홉의 물에 넣고 4~5분간 달인 다음 꼭 짜서 1회에 복용한다.

　팔미순기산(八味順氣散)：백출(白朮)·복령(茯苓)·인삼·진피(陳皮)·청피(靑皮)·백전(白前)·감초(甘草) 각 30g에 생강 약간, 대추 1개를 넣는다. 5홉의 물을 붓고 3홉이 되게 달여서 세번으로 나누어 하루에 복용하는데 계속적으로 복용, 병이 완치될 때까지 장복을 하도록 하면 대효가 있다.

오약순기산(烏藥順氣散) : 인삼·오약(烏藥) 백전(白前)·천궁(川芎)·백출(白朮)·당귀(當歸)·복령(茯苓)·모과(木瓜)·오미자(五味子)·시소종자(柴蘇種子)·감초(甘草)를 각 30g씩하고 생강 다섯쪽, 대추 1개를 5홉의 물에 넣고 3홉이 되도록 달여서 하루 세차례 나누어 먹으면 놀라운 효과가 있다. 단 이 약은 공복에 복용토록 한다.

◇ 민간요법
• 파초(芭焦) 잎 27.5g을 3홉의 물을 붓고 2홉이 되게 달여서 세차례 나누어 하루 분으로 공복에 복용하되 계속해서 장기간 복용하면 그 효과가 놀라웁다.
• 뽕나무 뿌리를 캐어 그것을 그늘에 말려두었다가 잘게 썰어서 3홉의 물을 붓고 2홉이 되게 달여서 하루에 세차례로 나누어 하루에 공복에 복용하되 이 약을 오랫동안 계속해서 복용하면 치료가 가능한 특효약이다.
• 토당귀(土當歸) 뿌리를 캐어 그늘에서 말린 것 19g을 3홉의 물을 붓고 2홉이 되게 달여서 하루에 세차례씩 공복에 오랫동안 복용하면 큰 효과가 있다.

* 신경통

◇ 원   인
일반적으로 원인을 알 수 없이 사지(四肢) 중에서 어디가 아프게 되면 신경통이라고 말하는데 그것은 병세를 그릇되게 판단하고 있는 것이다.
신경통이라는 것은 어떤 신경의 주행에 따라 심한 통증을 일으키면서 어떤 압통점(壓痛点)을 누르면 그 아래의 신경 주행에 따라서 통증이 일어나는 특징을 가지고 있는 현상을 뜻하는 것이다.
 이 원인으로는 신경이나 신경을 싸고 있는 신경초의 염증이나 신경에 영양을 공급하고 있는 혈관의 장애 또는 신경이 눌리거나 당겨질 때 주위의 어떤 종창으로 밀려났을 때 나타나게 된다.

◇ 증　세
 흔히 있는 신경통으로 늑간신경통이 있는데 늑골 사이를 따라서 통증을 일으키게 되는 것으로 원인은 알지 못한다. 혹은 대상포진(帶狀疱疹)에 따른 신경통인 것도 있는데 신경의 주행에 따라서 피부의 염증을 볼 수 있다.
 또 좌골신경통이라고 하는 것이 있는데 이 좌골신경은 우리의 몸 가운데서 가장 긴 수척신경으로써 이 질환의 원인이 되는 것은 요추부 추간판탈출(椎間板脱出) 등의 여러 가지 원인이 있는데 주의할 것은 정확한 원인과 신경통의 양상을 밝히지 않고는 좌골신경통이라고 불리울 수 없는 것이다.

◇ 한방치료
 감초부자탕(甘草附子湯) : 감초 2g, 백출(白朮) 4g, 계지(桂枝) 3.5g, 부자(附子) 1g을 2홉의 물에 1.5홉이 되게 달여서 복용한다.
 가미귀비탕(加味歸脾湯) : 황기(黃蓍) 2g, 인삼・창출(蒼朮)・산조인(酸棗仁)・용안육(龍眼肉) 각 3g, 시호(柴胡) 3g, 당귀(當歸) 2g, 원지(遠志) 1.5g, 감초(甘草)・목향(木香) 각 1.5g, 지자(梔子) 각 2g을 3홉의 물에 넣어 2홉이 되도록 달여서 복용한다.
 조위승청탕(調胃升清湯) : 갱년기에 접어든 비교적 건강한 40~50대의 사람들이 운동부족과 정신과로 또는 냉방병, 갱년기 장애로 신경통이 온다는 것을 예방하여 적당한 전신의 운동과 맑은 공기

속에서 거처하며 이 약을 복용하면 아주 대효가 있다.

십전대보탕(十全大補湯) : 체질이 약해서 안색이 좋지못한 사람에게 보혈강장제로써 혈액순환을 촉진시켜 가벼운 신경통을 없애는데 특효가 있는 좋은 약이다.

체질이 약한 사람의 강장제로써 신진대사를 활발하게 해주며 신경통도 없애는 이중 효과를 노리는 처방약이다.

◇ 민간요법
- 담이 결릴 때는 천남성(天南星)·감꼭지·메밀·생강·송진을 달여 자주 복용하면 염증이 가시며 낫는다.
- 너삼을 달여 먹거나 닭속에 지네 4마리 정도를 넣고 고아서 2~3차례만 복용하면 신기한 효과가 있다. 참새를 잡아서 털채 구워서 털을 뜯고 그 고기를 먹거나 물에 넣고 삶아서 먹어도 효과가 좋다.

* **요통(腰痛)**

◇ 원인 및 증세
추간판탈출증(推間板脱出症)은 척주 마디 사이의 핵이 옆으로 튀어나와서 말초신경의 뿌리를 누르게 되어 요통과 그 아래에서의 통증이 온다. 이와 같이 신경을 눌러서 동통이 오는 경우에는 잘 때에도 벼란간 통증이 오는 수가 있는데 말단의 신경 뿌리 근처에 이상이 있기 때문인 것이다.

◇ 한방치료
갈근탕(葛根湯) : 갈근(葛根) 8g, 마황(麻黄)·생강·대추 각 4g, 계지(桂枝)·작약(芍藥) 각 3g, 감초 2g을 달여서 복용한다.

이 약은 감기 신경통과 같이 수족이 쑤시는 요통에 효과적인 약이다.

팔미환(八味丸) : 갱년기에 들어서 정력이 모자라고 소변이 잦으며 허리가 욱신거리며 쑤시고 아플 때 쓰면 효과적인 약이다.

가미태음조위탕(加味太陰調胃湯) : 건강한 50대의 사람이 기관이 약해지고 가끔 혈압의 고저가 생기며, 허리와 다리가 오랫동안 아픈 사람에게 강장제겸 치료제로써 위의 증세와 함께 다스리는 처방이다.

양향(良香) : 계심(桂心) 30g, 황목(黃蘗) 7.5g, 비자(榧子) 7.5g, 겨울에는 황목(黃蘗)을 꿀에 담갔다가 구워야 하며 여름에는 그대로 쓴다. 비자는 겉 껍질을 벗겨내고 알맹이는 불에다가 구워야 한다.

이 약재를 가루로 만들어 골고루 잘 섞은 다음 끓는 물에 쪄서 그물을 잠자리에 들기 전 한컵씩 복용하되 장복하면 특효가 있는 약이다.

◇ 민간요법

• 쩔레, 지네 2마리를 당호박에 3홉의 물에 넣어 2홉이 되게 달여서 하루 세차례씩 장복하면 특효가 있다.

• 쩔레의 지하경(地下莖)에 초를 약간 섞어서 밀가루에 이겨서 상처에 하루 한차례씩 3~4일만 붙여 주면 속치가 되며, 이 약은 다리가 아픈 데도 큰 효과가 있다.

• 적핵(摘核)·속중(束仲) 각 70g을 가루로 만들어 매일 식전마다 따끈한 술 한잔 속에 넣고 소금을 약간 타서 4~5일간만 계속 복용하면 특효가 있다.

• 과피(果皮)와 목통(木通)의 줄기를 그늘에 말린 것 3.75g을 2홉의 물에 넣고 1홉이 되게 달여서 그 물로 환부를 하루 10번 이상

씻어내면 찜질을 하는 것과 같아서 특효가 있다.
● 토당귀(土當歸)와 독활(獨活)의 뿌리를 캐어 그늘에 말린 것을 물에 24시간 가량 담갔다가 꺼내서 껍질을 벗겨 햇볕에 말린다음 3홉의 물에 넣고 2홉이 될때까지 달여 하루에 두차례씩 공복에 복용하면 특효가 있는데 치료가 될때까지 계속적으로 오랫동안 복용해야 된다.
● 수세미를 불에 구워서 가루로 만들어 술 한잔으로 새벽마다 복용을 한다. 1회에 복용하는 약의 분량은 3.75g이 적당하다.
● 소주에 마늘을 이겨서 넣는 것이나, 솔잎과 초와 계자를 갠 것을 가지고 환부에 자주 찜질을 하면 통증이 차츰 풀리면서 낫는다.

* 두　통(頭痛)

◇ 원인및 증세
두통이라는 것은 심인성(心因性)에서 발병하는 것인데 여기서 정신 신체화의 반응을 일으키는 증세로써 두통 이외에 불면증·식욕불량 등의 여러 가지 신체적 증상을 병발하는 수가 많다.
중요한 원인은 역시 심리적인 불안상태라고 볼 수 있다.

◇ 한방치료
순기산(順氣散) : 목향(木香)·정자(丁子)·인삼·맥문동(麥門冬)·대복피(大腹皮)·수과(巢果)·상백피(桑白皮)·길경(桔梗)·백출(白朮)·향부자(香附子)·시소(柴蘇)·진피(陳皮)·작향(藿香)·감초를 각 19g, 생강 한쪽, 대추 1개를 5홉의 물에 넣어 3홉이 되게 달여서 하루 세차례 나누어서 복용한다.
천궁다조산(川芎茶調散) : 상다(上茶)·박하(薄荷)· 향부자(香附子)를 각 30g, 형개(荊芥) 15g, 백전(白前) 7.5g, 방풍(防風)

3.7g, 유호 3.7g, 생강 1쪽을 5흡의 물에 넣어 3흡이 되도록 달여서 하루 세차례로 나누어 복용한다.

오수유탕(吳茱萸湯) : 오수유(吳茱萸) 3g, 인삼 2g, 대추·생강 각 4g을 달여서 복용한다. 발작이 심한 두통이 있고, 구토가 있으며, 또한 근육이 뻣뻣해지고 하지(下肢)가 띵한 때 특효가 있다.

표슬산(釣膝散) : 금피(檎皮)·반하(半夏)·맥문동(麥門冬)·복령(茯苓) 각 3g, 인삼·국화·방풍(防風) 각 2g, 석고(石膏) 5g, 감초·생강 각 1g에 3흡의 물을 붓고 2흡이 되게 달여서 복용하면 신경성 두통에는 신기한 효과가 있다.

◇ 민간요법

● 수세미 줄기를 짓이겨 생즙을 내어 하루 세차례씩 복용하면 특효가 있다.

● 무우 생즙을 내어 코 속에 3방울 쯤 넣으면 특효가 있다.

● 천궁(川芎) 3.75g~11.25g을 달여서 차마시듯 마시면 즉효가 있다.

● 감국(甘菊)꽃을 따두었다가 그늘에 말린 다음 가루로 만들어 하루 세차례씩 공복에 3.75g씩 복용하면 좋다.

● 칡 줄기를 그늘에 말려서 고운 가루로 만든 다음 3.75g을 뜨거운 물에 타서 하루에 세차례씩 복용한다.

● 모란 뿌리를 그늘에 말려 가루로 만든 다음 하루에 세차례로 나누어서 복용을 하되 한번에 3.75g을 열탕에 타서 먹는다. 4~5일간 계속해서 복용하면 완치가 가능하다.

* **심장병**

◇ 원인및 증세

　심장은 깨끗하고 신선한 피를 온몸으로 보내고 오래된 혈액을 폐로 보내서 새롭게 하는 펌프와 같은 역할을 한다. 구미에서는 성인병의 가장 많은 병이 이 심장병이라고 하는데 우리나라는 환자율이 그렇게 높지는 않다. 그러나 도시화 해 가는 현실의 여건으로 해마다 늘어가고 있는 실정이다.

　이 병은 대개 입술과 손톱이 자색으로 변하는 것이 특색인데 심장이 두근거리고 숨이 차며 가슴이 짓눌리는 것 같이 아프며 숨이 끊어지는 것 같은 고통이 있다.

◇ 한방치료

　청심연자탕(淸心連子湯) : 소화기관은 좋은데 안색이 나쁘며 맥박이 빠르면 정신적인 안정이 안된 경우에 이 약을 쓰는데 소화에 부담을 주기 때문에 약량을 적게 해서 이 약을 먹어야 한다.

　영계출감탕(苓桂朮甘湯) : 안색이 희고 가슴이 두근거리며 소변량이 적고 위장이 약한 사람에게 이 약을 쓰면 잘 듣는 약이다.

　함사탕(鹹砂湯) : 헤모그로빈의 조성성분과 진정작용을 주효로 해서 처방한 것인데 써 봐서 효과가 있으면 오래 써도 좋으나 전문의의 조언을 받아야 한다.

◇ 민간요법

● 녹두 1홉과 후추 10알 가량을 섞어서 2홉의 물을 붓고 1홉 정도가 되도록 진하게 달여서 하루 세차례씩 계속해서 오랫동안 복용하면 특효가 있는 좋은 약이다.

● 푸른 대나무의 둘레가 2.5㎝ 정도되고, 길이가 80㎝ 정도되고, 길이가 80㎝ 쯤 되게 자르는데 밑의 마디를 남겨 두도록 한다. 중간

에 있는 마디는 파내어 뚫어지게 하고는 그 대나무 속에 산 뱀장어를 4~6마리 정도 넣고 밑부분의 대나무 마디의 한복판에 구멍을 조그맣게 뚫어 놓는다. 이것을 비스듬히 경사지게 하여 불위에 세워 두면 뱀장어의 기름이 대나무의 밑부분에 있는 마디의 구멍으로 흘러 나오는데 이것을 그릇에 받아 한번에 한숟가락씩 하루 세차례를 5~6일간 계속적으로 복용하면 심장병의 완전 치유가 가능하다.

● 감·달걀·마늘·벌꿀·솔잎·술지게미를 자주 먹어도 심장병에 좋은 효과가 있다.

● 큰 잉어를 소금과 식초를 탄 물에 깨끗이 씻어내고 잉어의 머리와 허리 부분을 칼로 찌르면 피가 솟아 나오는데 이 생피를 굳기 전에 먹는데 하루 한마리씩 4~5회만 계속해서 먹으면 심장병은 낫는다.

● 양파와 마늘을 초를 약간 쳐서 생것으로 자주 먹으면 심장병 치료에 큰 도움이 된다.

● 인삼을 한번에 7.5g씩 달여서 복용하되 하루 세차례씩만 계속해서 4~5일간 복용하면 심장이 튼튼해지기 때문에 차츰 병세를 치유해 갈 수 있다.

● 민들레 뿌리를 캐어 그늘에 말린 것 7.5g을 2홉에 넣어 1홉이 되게 달여서 한번에 복용하되 하루 세차례씩 5일정도만 복용하면 곧 치유가 된다.

● 감초·옥수수 수염·은방울꽃 뿌리·복수초 뿌리·장미 뿌리를 달여서 하루 세차례씩 4~5일간 계속 복용하면 특효가 있다.

* 고혈압(高血壓)

◇ 원인및 증세

초기 증상으로는 두통이 가장 흔한 것으로써 가볍게 나타나는 경우에서부터 아주 심한 두통을 나타내는 경우가 있는데 특히 이러한 두통은 새벽에 잠이 깨자마자 나타날 때가 많다.

두통 이외 여러가지 증세가 나타날 수 있으나 이들 여러 가지 증세는 비특이성 증세로써 환자에 따라 차이가 많다.

◇ 한방치료

지곡(枳穀) 11g, 예활(羗活)·독활(獨活)·전호(前胡)·시호(柴胡)·길경(桔梗)·천궁(川芎)·복령(茯苓)·형개(荊芥)·감우(甘魁)·작약(芍藥)·인삼(人蔘) 각 11g, 방풍(防風)·생강 각 7.5g, 연초(蓮草) 3.75g, 지황(地黃) 11g (병이 중할 때는 15g을 씀) 이 약재의 분량을 7일분으로 하며, 물 2홉으로 1.5홉이 되게 달여 하루에 세차례씩 장복한다.

가미청폐사한탕(加味淸肺瀉汗湯) : 건강한 사람이 얼굴이 붉거나 검푸른 색을 하고 평소에 고기와 술을 많이 먹고 변비가 있을 경우 체내의 신진대사 작용을 촉진시키는 강력한 처방이다. 변이 풀리면 대황을 뺀다.

도담가희침(導痰加稀荵) : 미식과 육식을 많이 한 비대증의 사람이 복용한다.

◇ 민간요법

• 박속을 푹 삶아서 한번에 한컵씩 2~3회를 복용하되 10여일 복용하면 특효가 있다.

• 하고초를 달여서 1회에 한컵씩 세차례를 복용하되 5~6일간 복용한다.

• 양파의 표면을 덮은 갈색의 껍질을 물에 달여서 하루에 두차례

씩 1회에 5g 정도를 복용한다.
- 건독첨의 잎과 줄기를 깨끗이 씻어서 말려가지고 술과 꿀을 넣고 데워 시루에 쪄서 다시 말리되 9번을 되풀이 하여 가루로 만들어서 된꿀에 반죽한 다음 환으로 지어 한번에 50알씩 미음으로 먹는다. 이와 같이 한달가량만 계속하면 치유가 된다.
- 귤껍질(陳皮)·당귀(當歸)·오가피(五加皮)를 각각 100g을 백주(白酒) 15g 속에 3일동안 담갔다가 아침 저녁으로 따뜻하게 데워서 먹으면 좋다.
- 괴화(槐花)·홍화(紅花)·모밀잎을 달여서 하루 세차례씩 복용하는데 한번에 한컵씩 5일 정도 복용하면 특효가 있다.
- 뽕나무껍질과 율무씨를 달여서 공복에 하루 2~3차례씩 복용하는데 계속적으로 장복하면 특효가 있다.
- 창출(蒼朮)을 말린 것 19g에 3홉의 물을 붓고 2홉가량이 되게 달여서 하루에 세차례 나누어 공복에 장복하면 특효가 있다.
- 푸른 솔잎을 생식하듯 씹어먹는데 하루에 200개 정도를 공복 장복한다. 처음에는 먹기가 고약하지만 조금씩 먹어보면 차츰 습성화 되어 먹기가 괜찮다.
- 열매가 붙어있는 냉이(薺)를 그늘에서 말린 것 10~15g을 1일분으로 달여서 하루 세차례 나누어 계속적으로 복용한다.
- 감과 무우를 달여서 1회에 한컵씩, 하루 세차례 복용하는데 장복을 해야 한다.
- 더덕을 구은 것이나, 수박·팥 삶은 것을 수시로 많이 먹으면 혈압이 내려 간다.

* 뇌졸중증(腦卒中症)

◇ 원인및 증세

갑자기 의식을 잃고 쓰러지기도 하고 반신에 마비가 오기도 한다. 구토증이 일어나며 혼수상태가 되기도 한다. 대개 혼수상태가 일어나기 전에 두통이 일어난다.

◇ 한방치료

우황청심원(牛黃淸心元) : 중풍의 대표적인 구급약이다. 그러나 얼굴빛이 희고 맥이 약한 허증에는 듣지 않는다.

사향(麝香) : 0.5g을 냉수에 풀어 쓰면 우황첨심환에 못지 않게 특효가 있는 구급약이다.

가감윤조탕(加減潤燥湯) : 발병된지 오래된 자의 불면, 팔다리의 마비 등과 체력을 함께 회복시킬 수 있는 처방이다.

조위속명탕(調胃續命湯) : 비만증이 있는 사람에게 써서 손발과 언어의 회복을 빠르게 할 수 있다.

◇ 민간요법

● 방풍(防風)·배잎·오이덩굴·진득찰(희점)·시호·감초와 같은 량의 창포·행인·호박을 달여서 하루 3회 정도 복용한다.

● 개구리 익힌 것, 검정콩 볶은 것, 꽁치 구은 것, 굼뱅이와 참기름 볶은 것, 닭속에 지네를 넣고 고은 것, 들깨기름, 미꾸라지 고은 것을 하루 세차례씩 오래 복용하면 특효가 있다.

● 배·북어·생파나 씨 등도 중풍에 효과가 좋다.

* 현기증

◇ 원인및 증세

갑자기 눈앞이 아물거리며 어지러워서 쓰러지게 된다. 대개 영양

부족 불면증, 위장장애 등에서 오는 경우가 많은데 다른 병세와 합병 또는 유발할 위험이 많은 병이다.

◇ 한방치료

목향환(木香丸) : 황백(黃栢) 38g (이 중에서 15g은 생것, 11.5g은 약간 볶은 것, 11.5g은 서리 마친 것), 향부자(香附子) 19g, 호숙(胡椒) 11g, 목향(木香) 3.75g, 축사(縮砂) 3.7g, 이 약재를 고은 가루로 만들어 쌀풀을 이용하여 정제로 만들어 2일간 나누어 복용하면 완치된다.

향적음 : 진피(陳皮) · 백출(白朮) · 목향(木香) · 황기(黃蓍) · 천궁(川芎) · 복신(茯神) · 인삼 정자(丁子) · 축사(縮砂) · 반하(半夏) · 감초 각 3.75g 생강 두쪽을 5홉의 물에 붓고 3홉이 되게 달여서 2일분으로 나누어 하루 세차례씩 복용을 하면 특효가 있다.

◇ 민간요법

● 무우생즙을 내어 코속에 2~3방울을 넣는데 하루 두차례씩 4~5일간 계속하면 즉효가 있다

● 방풍(防風)뿌리를 캐어 깨끗이 말린것 3.75g을 3홉의 물에 넣고 2홉정도가 되게 달여서 하루 세차례 나누어 식후 30분 후에 복용하는 데 10일간만 계속적으로 장복하면 완치가 가능하다.

● 국화(菊花) · 백작약(白芍藥) · 박리 · 벽오동 등을 달여서 1회에 반컵씩 4~5일간 계속 복용하면 좋은 효과가 있다.

● 산노자(山櫨子)의 열매를 따가지고 말려서 볶은 다음 공복에 하루 2~3차례 먹으면 효과가 좋다.

● 천궁(川芎) 7.5g을 5홉의 물에 넣고 3홉 정도가 되게 달여서 차와 같이 수시로 마시는데 계속적으로 복용하면 좋은 효과가 있다.

● 소의 골이나 자라를 생으로 먹거나 아니면 양념을 하여 생으로 먹어도 즉효가 있다.

＊ 신장병

◇ 원인및 증세
등과 신부(腎部)에 심한 통증이 나타나며 열이 오르고 몸이 퉁퉁 부어오르는가 하면 간혹 오줌 속에 피가 섞여 나오기도 한다. 이 병도 급성과 만성이 있는데 급성은 좀 어렵지 않게 치료가 가능하지만 만성은 오랜 시일이 걸리며 치료에 애로점이 많다.

◇ 한방치료
● 접골목(接骨木)·택사(澤瀉) 각 7.5g, 파초근(芭蕉根)·삼편두(三扁豆)·방풍(防風) 각 11g을 4홉의 물에 넣어 3홉 정도가 되게 달여서 하루 세차례로 나누어 오랫동안 장복하면 특효가 있다.

● 목통(木樋)·택사(澤瀉)·복령(茯苓)·인삼·백출(白朮)·향부자(香附子)·시소(柴蘇)·진피(陣皮) 각 30g, 감초 11g을 5홉의 물에 넣고 2.5홉이 되도록 진하게 달여서 세차례로 나누어 하루에 복용하는데 오랫동안 장복하면 특효가 있는 좋은 처방이다.

● 택사(澤瀉) 3.75g, 산귀래(山歸來) 19g을 3홉의 물에 넣고 2홉가량 되도록 달여서 차를 마시듯 수시로 복용하되 계속적으로 장기간 복용하면 특효가 있는 좋은 약이다.

◇ 민간요법
● 팥을 적당히 삶아내고 이 물을 1홉 정도를 하루 세차례 계속적으로 복용하면 특효가 있는 약이다.

● 결명자와 접골목(接骨木)을 각 11g씩 5홉의 물을 붓고 3홉

정도가 되게 달여서 차마시듯 수시로 복용하되 하루 세차례 장기간 먹으면 대효가 있는 약이다.

• 수박즙을 내어 불에 올려놓고 졸이면 서과당(西瓜糖)이라는 것이 되는데 이것을 한번에 한숟가락씩 하루 2~3회 정도 복용하면 부기가 빠지기 시작하고 10여일간 계속적으로 복용하면 완치가 가능한 특효약이다.

3) 소화기 계통 질환

* 위염(胃炎)

◇ 원 인

위염은 외인성과 내인성으로 오는데 외인성은 음식을 잘못 먹었다든가, 과식·식중독·약물에 의한 중독 등으로 나타나며, 또 다른 질환의 영향으로 이 질환에 곁들여서 내인성으로 오는 경우가 있다.

◇ 증 세

갑자기 일어나는 급성과 오랫동안 계속되고 있는 만성으로 구분할 수 있는데 오목가슴이 아프고 답답하며 팽만감이나 압박감을 느끼게 된다. 곁들여서 구역이 나고 토하는 경우도 있다. 전신이 나른하고 곧 피로감을 느끼며 밥맛이 없다. 대변이 고르지 못하며 흔히 얼굴이 창백하고 두통·어지러움증 또는 불면증이 있기도 하다. 혀에 백태가 끼고 입에서 냄새가 난다.

◇ 한방치료

내소산(內消散) : 기름진 음식이나 날것 술 등을 과식하여 구토와 위통이 심할 때 특히 약효가 좋다.

소건중(小建中) : 계지(桂枝)·생강·대추 각 4g, 작약(芍藥) 6g, 감초 2g

향사평위산(香砂平胃散) : 소화제를 계속 써보았으나 낫지않고 식후에 명치뼈가 아프며 속이 거북한데 쓰면 효과가 좋다.

◇ 민간요법

• 황련(黃蓮) 4g에 물 2홉을 붓고 달여서 하루 세차례씩 공복에 오랫동안 계속해서 복용하면 위장치료와 아울러 건위 보약으로써 좋은 효과가 있다.

• 현초(玄草)를 그늘에서 말린 것 19g에 물을 1.5홉 가량 붓고서 달인 다음 공복에 하루 세차례씩 장복하면 특효를 볼 수 있다.

• 창포(菖浦) 뿌리를 깨끗이 씻은 다음 물을 알맞게 붓고 달여서 하루 두서너차례씩 공복에 복용하면 빠른 치료 효과가 있다.

• 능이버섯 한줌에 3홉 가량의 물을 붓고 미지근한 불에 오랫동안 푹 달여서 수시 복용토록 한다. 능이버섯은 식용균이므로 다량을 먹어도 좋으며, 될 수 있으면 신선한 것이 좋다.

• 무우로 건하게 즙을 내어 아침 저녁 식사 30분 후에 한컵씩 계속해서 먹으면 신효가 있다.

• 무우씨 10알을 아침 저녁으로 식후에 일주일 정도 계속해서 먹으면 식중독으로 생긴 복통에는 아주 신비한 효과를 볼 수 있다.

• 동피(桐皮)를 푹 달여서 하루 다섯차례 정도 복용하면 가슴이 답답할 때는 속이 시원하고 후련해진다.

• 소나무 뿌리나 관솔에 물을 많이 붓고 오랫동안 푹 고와서 먹으면 가슴이 저릴 때는 곧 고통이 없어지고 신효한 약효를 볼 수 있다.

* 음식체

◇ 원인

만성위염으로 위가 좋지않은 사람이 갑자기 과음과식, 폭음포식을 한다던가 불규칙한 식사 자극성이 많은 음식, 담배, 너무 차거나 뜨거운 음식을 먹게 되면 소화력이 약해서 만성위염에 곁들여 소화불량증을 일으키게 된다.

◇ 증세

오목가슴이 답답하고 아프며 헛배가 부르면서 트림 구역질이 나고 아랫배가 못견디도록 아프다. 자주 변을 보거나 변량이 많았다 적었다 하며 식욕이 없고 몸이 나른하며 피로감을 잘느끼면서 두통 현기증이 일어나고 얼굴이 창백해진다.

◇ 한방치료

인삼양위탕(人蔘養胃湯) : 온몸이 나른하고 밥맛이 없으며 구역질이나 현기증이 심할 때 좋다.

평위산(平胃散) : 창출(蒼朮) 4g, 후박(厚朴)·진피(陳皮) 각 3g, 생강·대추 각 2g, 감초 1.5g

지실대황탕(枳實大黃湯) : 몸이 장대한 사람으로 음식에 체하여 배가 부르고 대변이 시원스럽게 봐지지 않는 경우에는 이 약을 쓰면 특효를 볼 수 있다.

◇ 민간요법

보통 음식체

① 감자체 : 오동나무 줄기를 푹 고와서 그 물을 수시 복용하거나

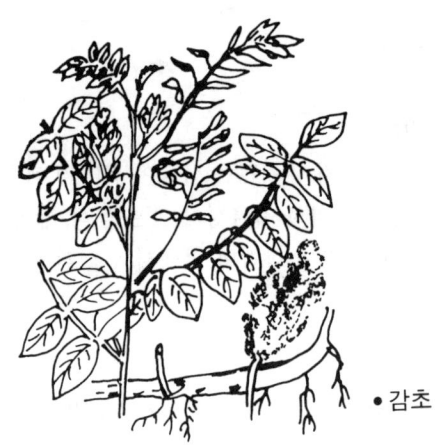
• 감초

미역국을 끓여서 먹으면 가슴속이 시원해진다.
　② 감체 : 수수대 속이나 수수잎을 쑥뿌리와 함께 달여서 먹는다.
　　• 돼지기름을 내어 한 숟가락 정도 먹거나 돼지고기를 볶아서 먹는다.
　　• 된장·미역·소금·생연근·수수떡·계피·김칫국을 먹어도 좋은 효과가 있다.
　③ 달걀체 : 차(茶)나 무씨를 달여서 수시로 차마시듯 한컵씩 마신다.
　　• 야채의 생즙을 내어 진하지 않게 설탕을 타서 마셔도 좋은 효과를 본다.
　④ 고구마체 : 사과즙을 내서 먹거나, 사과를 2~3개 정도 먹어도 좋다.
　⑤ 두부체 : 담배잎(생잎)을 엷게 달여서 작은 숟가락으로 하나쯤 먹는다.

- 쌀을 씻어서 첫물을 버리고 다음에 받아서 체에 깨끗이 받쳐서 먹는다.
- 배를 2개 정도 먹어도 속이 시원해지면서 체가 내려 간다.
- 은행잎의 연한 것을 골라서 물에 깨끗이 씻어서 2잎정도 먹어도 좋다.

⑥ **과일체** : 돼지고기를 잘게 썰어서 연하게 볶아서 먹는다.
- 오이꼭지 5개, 북어 1마리에 물 2홉 정도 붓고 푹 달여서 수시로 먹는다.
- 오이생즙을 진하게 내어 한번에 한컵씩 3~4회 정도 먹으면 속이 아주 시원해진다.

⑦ **살구체** : 살구씨 5개를 북어의 뱃속에 넣고 푹 고와서 1회에 반컵씩 2~3회 가량 먹으면 효과가 좋다.

⑧ **미역체** : 묵은 수수대를 깨끗이 씻어서 잘게 썰은 다음 물을 적당하게 붓고 달여서 먹는다.
- 오동나무 잎이나 줄기를 달여서 한컵씩 5~6회 정도 먹는다.

⑨ **물체** : 칡을 깨끗이 씻어서 잘게 썰어가지고 진하게 달여서 식후에 하루 세차례씩 복용한다.
- 미꾸라지나 은어를 푹 고와서 짜가지고 그 물을 먹는다.

⑩ **밀가루 음식체** : 무우씨를 미지근한 불에 달여서 먹는다.
- 참외를 3개 정도 먹는다.
- 무우 생즙을 진하게 내서 꿀을 조금 타가지고 먹는다.

⑪ **수수체** : 귀리 한줌에 1.5홉의 물을 붓고 1홉이 되도록 달여서 2~3회 정도 먹는다.

⑫ **참외체** : 참외껍질을 먹거나 북어를 달여서 먹어도 좋다. 또 밀가루 음식을 먹는 것도 좋다.

⑬ **찹쌀떡체** : 무우나 가지를 날것으로 먹으면 트림이 나며 가슴이

시원해진다.

원인을 모르는 식체

① 엿기름으로 생즙을 내어 한번에 2홉 가량 하루에 세차례씩 식후에 먹으면 아주 효력이 좋다.

② 창출(蒼朮)과 백출(白朮)을 가지고 생즙을 내어 한번에 한컵씩 하루 세차례를 장복하면 특효가 있다. 또 가루를 만들어서 복용해도 좋다.

③ 굴비 대가리를 푹 쪄서 먹어도 특효가 있다.

④ 뽕나무 껍질, 익모초 파뿌리, 호장근에 나팔꽃씨나 닭개피를 넣고 달여서 하루 2~3번 정도 먹어도 약효가 좋다.

⑤ 강엿, 깜부기 달걀, 고추가루, 꿀, 새우젓, 술강즙, 오이꼭지, 유자, 참기름, 칡, 황율을 먹어도 좋은 효과가 있다.

⑥ 마늘에 설탕이나 마늘과 오이를 날 것으로 먹어도 특효가 있다.

⑦ 고사리 나물을 먹거나 검은 콩을 볶아서 먹어도 좋은 효과가 있다.

⑧ 급체는 소 쓸개나 피마자 기름, 참기름을 먹고서 배를 문지르면 금시에 트림이 나며 체가 내려 간다.

⑨ 오래 된 체는 메밀대와 뽕나무를 잘게 끊은 다음 물을 붓고 달여서 하루 세차례씩 공복에 먹어도 좋다.

⑩ 닭똥을 말려가지고 가루로 만들어 한번에 한 숟가락 정도 하루 2~3회 먹으면 효과가 좋다.

⑪ 머위로 생즙을 많이 내어먹으면 토(吐) 하게 된다. 토하면 복통증이 없어진다. 특히 물고기를 먹고 중독이 되었을 때는 아주 신효한 효과를 보게 된다.

고기체

◇ 한방치료

대화 중음(大和中飮) : 고기를 먹고 체했거나, 기름진 음식을 과식하고 날짜가 오래되어 만성이 되었을 때 이 약을 쓰는데 간부장(肝腑脹)이 겸했을 때는 삼능봉출(三陵蓬朮)을 가해서 쓰도록 한다.

◇ 민간요법

① **닭고기체** : 지네 한마리, 오동나무 줄기와 꽃에 물을 붓고 미지근한 불에 달여서 먹으면 아주 특효가 있는데 독한 약이니까 양을 많이 먹는 일이 없도록 주의를 해야 한다.

• 유자를 달여서 한컵씩 하루 두서너 차례 먹는 것도 좋은 효과를 볼 수 있다.

② **돼지고기체** 복숭아씨에 물을 붓고 약간 진하게 달여서 하루 세차례씩 먹으면 차츰 가슴이 시원해지면서 체가 내려 간다.

• 생강·소금·새우젓·딸기·배·삼씨감(연시)·해바라기씨를 조금씩 먹어도 가슴 속이 시원해진다.

• 산자(밥풀과자)를 먹으면 즉각적인 신통한 효과를 본다.

③ **생선체** : 생강과 소엽의 생즙을 내어 하루 3~4회 정도 한번에 한컵씩 먹어도 좋은 효과가 있다.

• 생강과 깻잎을 생즙을 내어 하루 세차례씩만 먹으면 신효한 효과가 있다.

④ **쇠고기체** : 능이 버섯을 약간 진하게 달여서 식후에 하루 세번씩 복용하면 좋은 치료 효과를 볼 수 있다.

• 양파를 썰어서 날로 먹으면 속이 시원해지면서 고기의 체한 것이 내려 간다.

• 엿기름 가루를 만들어 소화제 같이 1회에 한 숟가락씩 하루 세차례 공복에 먹으면 건위작용과 아울러 치료제로써 특효를 볼 수 있다.

• 까마중이(龍發) 뿌리 38g, 아기유 열매 19g에 물 3홉을 붓고 미지근한 낮은 온도의 불에 오래 달여서 하루 두서너 차례만 먹으면 고기체에는 신효한 약효를 본다.

• 느타리버섯을 요리해서 먹으면 체했던 고기가 녹아서 체가 내려 간다.

• 배를 깎아서 즙을 내어 1회에 한컵 가량 두번만 먹으면 시원스 럽게 체기가 내려 간다.

• 살구씨를 달여서 그 물을 두서너 차례 먹어도 좋은 효과가 있 다.

⑤ 개고기체 : 인진(茵蔯), 치자 각 3g, 대황(大黃) 1g을 1.5홉의 물을 붓고 1홉이 되게 달여서 식후에 하루 3회 2~3일만 복용하면 신통한 효과가 있는 약이다.

• 산자(밥풀과자)를 먹으면 체가 시원스럽게 내려 간다.

• 오래된 새우젓 국물을 반홉 가량 2번만 먹으면 신통하게 체기가 내려 간다.

• 살구나 배를 구워서 2~3개만 먹어도 시원스럽게 내려 간다.

• 배 생즙 낸 것을 모밀가루와 섞고 물을 부어서 자주 먹으면 개고 기체에는 특효가 있다.

• 까마중을 물에 달여서 1회 한컵 가량 하루 세차례씩 식후에 2~3일만 복용하면 특효가 있다.

• 살구씨(소량으로)·수수대·구절초(九折草)에 물을 붓고 달여 서 하루 세번씩 식후에 복용하면 신효한 효과가 있다.

* 주체(酒滯)

◇ 한방치료

가미대금음자(加味對金飮子) : 술을 과음하여 위 부분이 늘 답답하고 불쾌감을 느끼고 밥을 잘 먹지 못하는 경우 해독 소염 식욕을 함께 다스리는데 신비한 효과가 있는 특수한 약이다.

◇ 민간요법

• 인삼 3뿌리를 푹 달여서 하루에 2~3회 정도 2일만 복용하면 신통하게 주체가 치료 된다.

• 팥을 삶은 물을 그냥 먹거나 꿀을 타서 먹으면 가슴속이 시원한 효과가 있다.

• 속이 쓰리고 아프며 가슴이 울렁거릴 때는 북어국을 뜨끈하게 끓여서 마시면 시원해진다.

• 소나무의 연한 줄기를 잘게 끊어서 질그릇에 넣고 물을 부어 달여서 먹어도 좋은 효과가 있다.

• 칡뿌리를 가루로 만들어 공복에 세 숟가락씩 먹으면 빨리 주체를 치유할 수 있다. 또 칡뿌리의 생즙을 내어 한번에 반홉가량 하루 세차례 공복에 먹어도 특효가 있다.

* 가슴앓이

◇ 민간요법

• 너삼뿌리(苦蔘根) 말린 것을 달여서 식후에 반홉 가량을 계속 복용하면 치료가 된다.

• 검은 깨를 한 숟가락 가량 씹어서 먹으면 곧 가슴앓이가 가라앉는다.

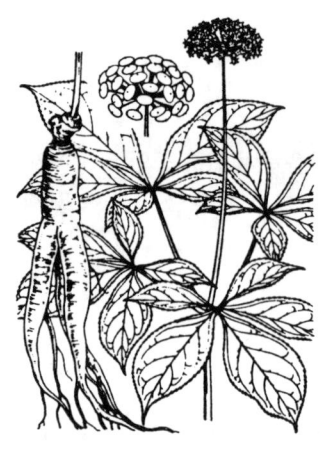

• 인삼

〈신농본초경〉을 보면 인삼은 오장을 보하고 정신을 가라 앉히며 정기를 안정시키고, 경기를 멎게 하며 눈이 밝아지고, 마음이 열리게 하고 오래 복용하면 몸이 가벼워지게 하여 장수한다고 기록되어 있다.

• 꿀을 한 숟가락 가량 먹거나 마늘·모과·무우를 한쪽 정도 먹으면 좋은 효과를 볼 수 있다.
• 식초·소금·후추를 반 숟가락 가량 먹으면 답답증이 곧 가라앉는다.

 * 서체(暑滯)

◇ 원 인

여름철은 활기를 잃고 사지가 늘어지며 스트레스가 생기고, 자극으로 인하여 계절을 타게 되는데, 한더위에 소화가 잘 안되고 식욕이 없어지며 몸이 나른하고 원기를 잃게 된다. 이 때에 허덕거려지고 더위를 먹게 된다.

◇ 증 세

땀이 흐르고, 허덕거려지며 밥맛이 없고 몸을 움직이기가 싫어진다.

◇ 민간요법
● 익모초(益母草)에 생강을 약간 넣고 생즙을 내어 밤이슬을 맞추어서 아침 일찍 공복에 먹는다. 3일간만 계속해서 하루 한차례씩 먹으면 곧 효과가 있다.
● 마늘 · 사과 · 박하를 생으로 먹어도 좋은 효과가 있다.
● 메밀과 햇보리를 섞어서 밥을 지어 먹으면 특효가 있다.
● 맥문동 7.5g, 인삼 3.8g, 오미자(五味子) 3.8g에 물을 적당히 붓고 끓여서 먹으면 신비한 효과를 보게 된다.

* 건위(健胃)

◇ 원인 및 치료
평소에 기력이 약하고 손발이 차며 안색이 좋지 않고, 식욕이 없으며 소화가 잘 안되는 위약체질이다.

◇ 한방치료
황백피(黃栢皮)의 껍질을 벗겨서 말린다음 가루로 만든 것 3g 가량을 1.5홉의 물에 가라앉힌후 3회로 나누어 복용하면 신통한 효과를 볼 수 있다.

◇ 민간요법
● 더덕을 깨끗이 씻어서 약단지에 넣고 푹 달여서 한번에 8g을 자기 전에 계속 복용하면 좋은 효과가 있다.
● 황련(黃蓮) 1g을 가루로 만들어서 1회에 0.5g씩, 아침 저녁으로 식후에 먹으면 신효한 효과가 있다.
● 매자나무(小蘗) 목식물(木植物)을 달여서 한번에 한컵씩 하루

2~3회만 복용하면 좋은 효과가 있다.

● 두릅나무(楡木)를 1.2홉의 물에 넣고 달여서 하루 2~3회만 먹으면 아주 신통한 약효를 보게 된다.

* 위하수증 · 위무력증

◇ 원 인

대개 이 두 가지의 질병이 곁들여서 오는 경우가 많으며 신체가 허약한 무기력성 체질인 사람에게 많이 오는 병이다.

◇ 증 세

흔히 밥을 먹고난 뒤에 헛배가 부르며 팽만감이 일어나는 느낌이 있는데 이 때는 긴장이 되고 압박되는 느낌이 생기면서 오목가슴이 아프고 답답하다.

변이 고르지 못하며 밥맛이 없고 현기증 · 두통이 일어나서 곧 피로해진다. 윗배에서 출렁출렁 물 흔들리는 소리(振水音)가 들린다.

◇ 한방치료

이중탕(理中湯) : 허약체질로써 사지와 복부가 차며 날것이나 찬물만 먹어도 설사를 잘하는 냉한 체질의 몸을 따뜻하게 하고 위장을 튼튼하게 하는데 특효가 있는 약이다.

복통이 심한 사람은 백작약(白芍藥) · 계지(桂枝)를 가미해서 건리탕(建理湯)을 쓰도록 하는 것이 좋다.

향부육군자탕(香附六君子湯) : 체질이 허약한 데다가 만성적인 소화불량이 곁들여서 밥을 먹고나면 노곤하고 헛배가 점점 더 불러서 괴로운 때 쓰면 특효한 약이다. 특히 신경쇠약성을 겸한 소화불량에 신비한 효과가 있다.

육군자탕(六君子湯) : 평소에 체력이 약해서 손발이 차고 안색이 누렇고, 식욕이 없으며 소화력 약한 허약 체질의 강장제 및 식욕부진과 소화력을 돕는데 이 약을 쓰면 신효가 있는 약이다.

◇ 민간요법

적송(赤松)·접골목(接骨木)에 물을 붓고 푹 고와지도록 오래 달여서 식후에 하루 세차례씩 먹으면 좋은 효과가 있다.

* 위궤양

◇ 원　인

위 또는 십이지장·점막·혈관의 경련·염증·혈전 등이 생겨서 발병하는 수도 있고, 자율신경이 조화를 이루지 못하고 국소의 혈행 장해가 일어나거나 점막의 염증으로 하여금 미란이 생겨서 오는데 좌우간 발병원인이 복잡하다.

◇ 증　세

오목가슴과 윗배가 심하게 아프고 밥을 먹고 난 뒤 1시간 전후해서 동통이 오는 것은 대개의 경우 십이지장 궤양에 많다. 대개의 경우 공복시 동통이 오는 것은 위의 유문부 근처나 십이지장 궤양에 많다.

그리고 가슴이 쓰리든가 트림 등이 있고 이러한 환자의 ⅓정도가 구토를 하며 가끔 위출혈 또는 토혈이 있다. 이것을 보통 잠출혈이라고 하는데 눈에 보이지 않고 화학적인 대변검사를 했을 경우 출혈현상이 발견된다.

출혈이 있을 때는 커피의 찌꺼기 같은 구토물을 볼 수가 있고 속에 흑갈색으로 변한 혈액이 섞여있는 것을 볼 수도 있다. 많은 출혈이 있을 때는 대변색이 암흑색의 콜탈 같은 색조를 띈다. 궤양이 뚫어질 때에는 천공증상이라고 하여 갑자기 아주 심한 복통이 윗배에 나타나고 복벽이 딱딱해지는 굳은 느낌을 본다. 얼굴이 창백하고 맥이 빠지며 허탈상태로 되며 구역·구토가 있다.

◇ 한방치료

사군자탕(四君子湯) : 밥맛이 없어지고 혈색이 나쁠 때 사군자탕을 쓰면 아주 특효를 볼 수 있다. 인삼·백구·복령(茯苓) 각 3.8g, 감초·생강·대추 각 1.5g

진무탕(眞武湯) : 자호(紫胡)·앵피(櫻皮)·길경(桔梗)·생강·천궁(川芎)·복령(茯苓) 각 3g, 충활(虫活)·방풍(防風)·감초·형개(荊芥) 각 2g.

가미정전이진탕(加味正傳二陳湯) : 오랜 소화불량 끝에 위궤양의 진단을 받고 비교적 식사는 잘 하는 편이나 식후에 규칙적으로 위통 때문에 고생하는 사람에게 쓰는 보편적인 약이다.

반하사심탕(半夏瀉心湯) : 반하(半夏) 5g, 황령(黃苓)·건강(乾薑)·감초·대추 각 2.5g, 황연(黃蓮) 1g.

가미쌍화탕(加味雙和湯) : 식욕도 없고 식후에 별 부담을 느끼지 않으나 2시간쯤 지난 뒤에 규칙적으로 위통이 오면서 항상 피로와 빈혈증이 있는 사람에게 쓰면 좋은 약이다. 단 소화불량이나 체기 또는 설사를 하고 있는 사람은 못 쓴다.

가미귀비탕(加味歸脾湯) : 평소에 위장이 약하고 빈혈체질로써 정신적 과로로 인하여 밥을 먹고난 뒤 2시간 가량 지나면 위통이 있는 위나 십이지장 궤양 또는 위산과다증에 쓰면 좋은 약이다. 기력도 회복이 되고 빠른 시일에 병세를 호전 시킬 수 있다.

◇ 민간요법

● 가지꼭지·개오동나무·귤껍질·결명초·애기똥풀(백굴채)·

이질풀·구기자잎을 달여서 하루 대여섯 차례씩 수시로 복용하면 특효를 볼 수 있다.

• 현초(玄草) 19g, 결명(決明) 15g을 물 3홉에 2홉 정도가 되도록 달여서 하루 세차례씩 식후에 복용하면 아주 효과가 좋다.

• 귤껍질을 갈아서 고운 가루를 만들어 한번에 적은 숟가락으로 하나씩 하루 세차례 공복에 냉수로 오랫동안 복용하면 특효가 있다.

• 검붉은 피를 토하면 움직이지 않도록 한다. 그리고 2~3일 동안 음식을 먹지 않는다. 절식으로 위급을 면한 다음에 우유나 미음 같은 연한 음식을 먹으면서 몸조리에 특별한 주의를 하도록 한다.

• 위궤양 출혈이 있을 때는 오이풀(地楡) 뿌리를 건조시켜 100g 정도의 분량에 2홉 가량의 물을 붓고 달여서 하루 2~3회 복용하면 효과가 아주 좋다.

• 꿀·양추를 먹기도 하고 감자나 소라를 익혀서 먹어도 좋다.

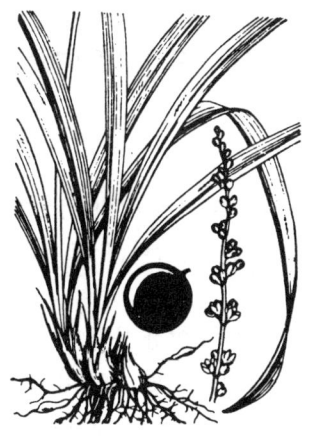

• 맥문동

맥문동은 강장, 강심, 이뇨 등의 효능이 있고 〈명의별록〉에 음이 강해지게 하고 곡물을 소화하고 중을 조화시켜 정신을 보전하고 폐기를 안정시키며, 오장을 편안케 하고 몸을 강건하게 한다고 기록되어 있다.

* 위암(胃癌)

◇ 원 인

암이라고 하는 것은 혹이 생기는 병이다. 그래서 위의 악성종양(惡性腫瘍)이다. 원인은 아직까지 밝혀내지 못하고 있다. 체질, 바이러스를 원인으로 하는 학설이 있는데 그 외에 자극을 많이 받기 때문에 생긴다는 학설도 있다. 이러한 여러 원인의 종합적인 것이 발병원인이 될 것이다.

◇ 증 세

밥맛이 없다든가 윗배의 팽만감·트림·구역·구토가 있고, 끝에 가서는 토혈이나 심한 복통이 일어나는 것을 알 수 있다. 급속히 나타나는 체중감소, 빈혈을 비롯하여 정신쇠약이 나타난다.

윗배를 더듬어 보면 덩어리 같은 것이 느껴진다. 또 위 둘레나 멀리 떨어진 곳의 임파선 특히 왼쪽 목의 임파선종을 볼 수가 있다. 기타 간·복막·난소 등에도 옮겨진다. 대변은 대개 설사나 변비가 보통이고 잠혈반응이 양성으로 나타난다. 위액은 산도(酸度)가 적은 수가 많다.

◇ 한방치료

자근모려탕(紫根牡蠣湯): 당부 5g, 작약(芍藥)·천궁(川芎)·자근(紫根) 각 3g, 대황(大黃)·인동(忍冬) 각 1.5g, 승마(升麻)·황미 각 2g, 모려(牡蠣) 4g, 감초 1g.

보익합대칠기탕(補益合大七氣湯): 평소에 몸이 약한 사람이 운동이 부족한 데다 과식한 것이 원인이 되어 밥을 먹고 나면 속이 더부룩하여 때로는 위통을 약간 느끼는데 위암 초기의 진단이 내려졌을 때 이 약을 쓰면 신효한 효과를 볼 수 있다. 특히 음식에 대한 조심이 있어야 한다.

가미독활지황탕(加味獨活地黃湯) : 평소에 건강이 좋고 밥도 잘 먹으며 병이 없던 사람이 밥을 먹고난 뒤에 위산이 분비되지 않아 위속이 갑갑하고 음식이 소화가 되지 않아 괴로움을 느끼며, 위암의 진단이 내려졌을 때 쓰는 약인데 언제나 안색이 좋지 않고 검붉으레한듯 하고 명민해 보이는 사람에게 특효가 있는 약이다.

옥추단(玉樞丹) :[일명 금해독단자금정(金解毒丹紫金錠)]: 전문의의 지시를 받고서 써야 하며 또 체력이 과히 쇠약하지 않은 사람에 쓰면 좋은 효과가 있는 약이다.

◇ 민간요법

• 산두근(山豆根) 뿌리를 진하게 달여서 1회에 한컵씩 하루 세차례를 복용하며 공복에 오랫동안 복용하면 특효를 볼 수 있다.

• 바위솔(互松)잎 한줌에 2홉 가량의 물을 붓고 1.5홉이 되게 달여 1회에 1컵씩 하루 세차례 공복에 마시면 아주 좋은 효과를 보게 된다. 바위 솔잎을 달일 때 겻보리를 한줌 넣어서 달여가지고 복용하면 부작용을 막을 수가 있어서 더욱 좋다.

• 가지꼭지를 달여서 하루에 세차례씩 공복에 장복하면 신통한 효과가 있다.

• 게오동나무·감초·지네 두 마리를 넣고 싸지 않은 불에 달여서 하루 2~3회 정도 먹으면 특효가 있다.

• 가지꼭지·애기똥풀(백굴채)·칡·마늘을 생즙을 내어 수시 복용하여도 좋은 효과를 볼 수 있다.

* **위경련(胃痙攣)** =적병

◇ 원   인

흔히 오목가슴이 갑자기 아플 때가 있다. 이것이 위경련이다. 가슴앓이라고 할 수 있다. 이 병은 어떤 위질환이 있을 때 별방되는 위의 동통이라고도 볼 수 있다. 신경성 위통이라고 보는 것이 타당하다. 중추신경질환, 신경쇠약, 히스테리 등에서 오기도 한다. 말라리아·빈혈·연중독·니코틴 중독 같은 것에서도 볼 수 있다.

◇ 증　상

느닷없이 덩어리 같은 것이 윗배로 치밀며 아주 심한 통증이 발작성으로 상복부에 나타난다. 얼굴이 창백해지고 맥박이 적고 빠르며 이같은 발작이 자주 일어난다. 원인인 질환이 없으면 평상시는 조용하다.

◇ 한방치료

청열해위탕(淸熱解蔚湯) : 신경질적인 사람이 기분이 몹시 불쾌할 때 습관성으로 자주 일어나는 심한 위통에 이 약을 두세첩만 쓰면 효과를 볼 수가 있다. 얼굴이 붉어지고 명치에서 가슴으로 치밀면서 아픈 것이 특징이다. 약효를 보면 음식에 계속 조심성을 갖고 마음을 편하게 가져야 한다.

정기천향탕(正氣天香湯) : 보통 때 위장이 약하며 손발이 찬 사람이 정신적 충격을 받았거나 울분이 원인이 되어 심장병을 일으켰을 때 쓴다. 단 몸이 장실하거나 체온이 높으면 오히려 이 약으로 해를 입는다.

반출산(蟠葱散) : 늘 위장이 약한 사람이 몸을 차게한 것과 기분이 울적한 것이 원인이 되어 명치로부터 가슴, 옆구리 아래로는 배꼽 근처와 오줌통까지 쑤시는듯 아픈데 쓴다.

◇ 민간요법

● 병이 심해서 급할 때에는 윗부분을 꼭 누르고 있으면 통증이 멈추게 된다. 이렇게 통증이 멈춘 다음 더운 물에 수건을 적셔 찜질을 하거나 붉은 고추를 위장 위에 올려 놓고 찜질을 하면 신기하게 위경련이 멈추게 된다.
● 황경나무의 열매나 껍질을 벗겨 가루로 만들어서 이 가루 4 g을 1.5홉의 물에 풀어서 1홉이 되도록 달여가지고 하루에 세차례씩 식후에 복용하면 특효가 있다.
● 사초(砂草)를 그늘에서 말리어 물을 붓고 달인 다음 한컵씩 복용을 하면 특효가 있다.
● 마늘과 매실을 생것으로 수시로 먹어도 좋은 효과가 있다.
● 마늘 생즙을 내어 0.2홉 가량 먹으면 신통하게 낫는 효과가 있다.
● 백작약 · 생솔잎 · 쑥 · 가지꼭지에 물을 붓고 달여서 하루 세차례씩 복용해도 신통한 효과가 있다.

＊식욕부진

◇ 원인 및 증세

밥맛이 없는 것은 여러 가지 만성질환, 급성 또는 열성(熱性) 질환이 있을 때 많이 나타나는 증세로서 특히 위장질환인 사람에게 더욱 많이 나타나게 된다. 반면에 병을 앓고 있으면서도 자꾸만 먹으려고 하는 병이 있다. 이것은 식욕 항진으로서 당뇨병 기타 여러가지 질환이 있다.

그이외에 식욕에 이상이 있어서 정상적이 아닌 것 소금 · 흙 같은 것을 자꾸만 먹을려고 하는 이식증(異食症)도 있다. 기생충 질환 · 정신병에서 흔히 볼 수 있는 질환이다.

◇ 한방치료

보중익기탕 : 언제나 얼굴이 희고 허약한 체질로써 곧 피로하기 쉬운 사람이 과로하거나 또는 몸살 후에 식욕이 없을때 기력이 함께 회복되는 약이다.

육미지황탕(六味地黃湯) : 평소 강단이 있어 보이나 나이에 비해 언제나 정력이 부족하며, 오후에 잘 피로한 사람에게 듣는 특효약이다.

귀비탕(歸脾湯) : 정신적인 과로에 지쳐 수면도 좋지 않고 식욕도 없는 사람에게 쓰는 보혈강장제이다.

◇ 민간요법

● 산딸기 · 산초 · 생강 · 솔잎 · 우담 · 귤껍질(陳皮) · 검은깨 · 복숭아 · 소라 · 매실 · 배 · 송이버섯 · 칡 등을 먹으면 밥맛이 아주 좋아진다.

● 가물치 · 닭 · 밀가루 음식을 만들어 먹으면 식욕을 돋구는데 특효가 있다.

● 삽주 · 익모초 · 차전자 · 하고초 · 황련 · 들국화 · 보리싹을 달여서 먹어도 밥맛이 잘 나는 특효약이다.

* **구토(嘔吐)**

◇ 원인 및 증세

사람의 골속의 연수 내에 있는 구토 중추가 자극을 받아서 위 속의 것이 토출되는 것이다. 따라서 구토 중추가 직접적으로 자극을 받아서 나타나는 것을 중추성 구토(中樞性嘔吐)라고 하는데 원인이 여러 가지가 있다.

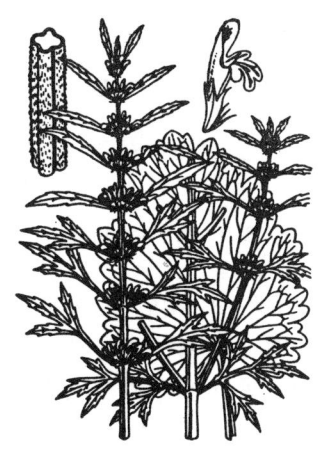

● 익모초

〈신농본초경〉에 익모초는 눈을 밝아지게 하고 정을 익히며 오래 복용하면 몸을 가벼워지게 한다고 되어 있고, 〈진중〉에는 익모초는 혈을 살리고 양을 보하는 효능이 있다고 되어 있다.

◇ 한방치료

곽향안위산(藿香安胃散) : 평소에 소화가 약한 사람이 과식이나 술로 인하여 식사를 하려면 구토를 일으키는 경우에 쓰며 비위가 가라앉는 약이다.

가미육군자탕(加味六君子湯) : 위가 약해서 오랫동안 고생해 온 사람이 정신적 갈등으로 인하여 비위가 가라앉지 않고 계속 식사도 잘 못하고 먹으면 번번이 토할 때에 이 약을 쓰면 체력까지 회복되어 건강해질 수 있는 강장제이다.

비화음(比和飮) : 위장과 몸이 함께 쇠약해져서 음식을 먹으면 반드시 토하는 증세에 특효이다.

반하사심탕(半夏瀉心湯) : 보통 구토를 할 때는 이 약을 5~6첩 달여 먹는다.

◇ 민간요법

● 임신 구토에는 반화 8g, 생강 6g, 복령(茯苓) 3.8g에 2홉의

물을 붓고 달여서 하루에 아침 저녁 식후에 두차례씩 먹는다.
- 백반·생강·꿀을 먹어도 효과가 아주 좋다.
- 갈대·반하·황련·박하를 달여서 한컵 정도 먹으면 속이 가라앉는다.

* 토혈(吐血)

◇ 원인 및 증세

입으로 피를 토하는 병인데 흔히 식도·위·십이지장에서 나오게 된다. 출혈이 위안에 있지 않고 곧 토출될 때는 선홍색이나 위에 머물러 있다가 나오면 위액의 작용을 받아 흑갈색 또는 암홍색이 된다. 폐나 기관에서 나오는 객혈과는 엄격히 구별해야 한다.

◇ 한방치료

가미귀비탕(加味歸脾湯) : 정신적 충격이나 슬픔으로 인하여 갑자기 피를 토하는 경우에 이 약을 써서 정신적 안정을 갖게 하여 잠을 잘 자게함과 동시에 보혈을 아울러 다스리는 다목적인 강장 및 지혈제로써 좋은 약이다.

복령보심탕(茯苓補心湯) : 피로한 끝에 온 첫 증세는 풀렸으나 미열·기침·가래가 아직 가시지 않고 있는데 뜻밖에 객혈이 있어 허둥지둥 폐결핵의 의혹을 갖고 당황할 때에 써서 지혈도 멎고 체력도 서서히 회복시키는 처방으로서 감기 끝에 피가 보였다는 것과 쾌환이 될만한 증세가 보일 때 무리하지 않게 써 보는 것이다.

◇ 민간요법

- 오배자·지유·익모초·다시마·천문동(天門冬)·뽕나무꽃·쑥·율무·살구 등을 달여서 한 번에 반홉 가량 마신다.
- 내출혈일 때는 개고기를 폭 고아서 잘 익힌 다음에 먹으면 특효

가 있다.
 ● 찹쌀밥·연뿌리·생지황·무화과·백반·꽃감·마늘을 먹으면 특효를 볼 수가 있다.

  * 각혈(喀血)

  ◇ 원인 및 치료
 토혈과 비슷하나 각혈은 폐나 기관에서 혈액이 나오기 때문에 위·식도·십이지장에서 나오는 토혈과 구별이 된다.

  ◇ 한방치료
 삼황사심탕(三黃瀉心湯) : 대황(大黃)·황령(黃芩)·황연(黃蓮) 각 1g을 0.6홉의 물을 붓고 4~5분간 달인 다음 짜서 1회에 복용하면 특효를 볼 수 있는 약이다.

  ◇ 민간요법
 꼭두선이의 뿌리와 띠뿌리(茅根)를 1.5홉의 물이 1홉이 되도록 달여서 먹으면 각혈이 곧 멈춘다.

  * 장염(腸炎)

  ◇ 원 인
 장질환은 소장·대장으로 나누어 생각할 수 있다. 여기 여러가지 질환이 있는 예증을 들어보겠다.

  급성장염
 이 병은 어떤 세분된 병에 나타나는 장의 급성 염증성 징후라고 할 수 있다. 그러므로 식중독에서 나타나는 소견 또는 약물중독, 전염병의 일부, 특히 음식물과 같이 들어간 대장균·장티프스균·이

질균・콜레라, 심지어는 인풀렌자 등도 큰 의미로써 이에 속하며 폭음 폭식 불결한 음료수까지도 모두 원인이 되고 있다.

만성장염

오랫동안의 만성이 된 결과를 나타낸다. 이것은 급성장염이 반복하여 나타나기도 하지만 만성의 소화장애나 문맥울혈(門脈鬱血)・신장・심장의 질환이 원인이 되기도 한다.

◇ 증　세

급성장염

느닷없이 설사・구역・구토・뱃속이 출렁거리는 소리와 열이 난다. 탈수상태(脫水狀態)도 있다. 대변이 고약한 냄새가 나기도 하고 점액이나 피가 섞이기도 한다. 후중기(後重氣)도 있다.

만성장염

복부의 팽만감과 불쾌감이 있다. 둔한 복통과 밥맛이 없고 대변은 꼭 설사를 하는 것은 아니지만 점액이 섞인다.

◇ 한방치료

반하사심탕(半夏瀉心湯) : 반하(半夏) 5g, 황령(黃芩)・건강(乾薑)・감초・대추 각 2.5g, 황련 1g을 2홉의 물로 달여서 1.5홉이 되게 하여 먹으면 후중기가 개면서 곧 효과를 보게 된다.

◇ 민간요법

● 물엿(조청)을 7.5g 그릇에 넣어 불에 데우다가 달걀 1개, 정종 1잔을 넣고 잘 섞어서 달걀이 잘 반죽이 되었을 때 마시도록 한다. 심하지 않은 병은 한번만 복용해도 치료가 되는데 심할 경우에는 3일간만 계속해서 복용하면 완전히 치유할 수 있다.

● 황련(黃蓮)・차전초(車前草)・현초(玄草)・결명초(決明草)

등의 약초를 달여서 하루에 세차례씩 공복에 복용하면 특효가 있다.
 • 물을 먹고 싶은대로 실컷 마시고 술과 담배를 갑자기 끊는다.
 • 장 출혈이 있을 때는 오이풀(地楡) 뿌리를 잘 말린것 100g 정도에 2홉 가량의 물을 붓고 끓여서 서너차례 복용하면 좋은 효과가 있다.

 * 설 사

 ◇ 원인 및 증세
 설사는 병명이 아니고 하나의 징후인데 일반적인 입장에서 급만성으로 구분하고 있지만 그 종류가 대단히 많다.
 급성설사의 경우
 변이 짧은 시간 내에 물같이 나오고 변을 보는 횟수가 하루 10회 이상이며, 복통·발열 등의 합병 증세를 동반하지만 원인을 찾아서 치유하면 곧 낫는다.

 만성설사의 경우
 약을 써도 반응이 적으며 증세도 있다 없다 한다.
 • 세균성 설사는 가장 무서운 설사이며 식중독을 일으키는 세균때문에 발생한다. 대체적으로 사망율이 45~50%나 되므로 극히 주의를 해야 한다.
 콜레라·장(腸) 비브리오·이질(적리) 등도 세균성이고 환자에게는 큰 고통을 주는 무서운 병이다.
 • 바이러스에 의한 설사는 상기도가 약한 어린이와 노쇠한 사람에게 잘 걸리는 질환이다.
 • 엘리지성 설사는 세균이나 독소(毒素)에 의한 것은 아니지만

어떤 음식을 섭취했을 때 온다.
- **정신 신경성** 설사는 소위 문명병이라고 하는 것인데 불안·공포·분노 등의 스트레스 현상에서 빚어지는 병이다.

◇ 요양방법
- 위장의 부담을 덜도록 1~2일간 금식을 하고 죽을 쑤어서 한공기(약 2홉)씩 하루에 4~5번 정도 먹는게 좋다.
- 설탕을 타지 않고 진하게 끓인 결명자차를 수시로 마신다.
- 2~3일이 지난 후 우유를 1홉 정도 마신다.
- 용변의 횟수가 잦아지면 기력이 줄고 매우 무력해지기 때문에 체력 회복을 도와야 한다.
- 소화기관의 이완으로 입으로 먹으면 곧 배설하는 증후가 생겨 탈수증이 병발하기 쉬우니 유의해야 한다.

◇ 한방치료

진무탕(眞武湯) : 자호(紫胡)·앵피(櫻皮)·길경(桔梗)·생강·천궁(川芎)·복령(茯苓) 각 3g, 독활(獨活)·감초·형개(荊芥) 각 2g.

사신환(四神丸) : 보통 때는 항상 건강하나 새벽녘만 되면 아랫배가 싸르르 아프며 설사를 하는 소위 갱년기에 오는 내분비성 장염의 특효약이다.

곽향정기산(藿香正氣散) : 밖에서 노숙(예를 들면 등산을 했을경우 산에서 자는 것)을 했거나 여행을 했을 때 물을 갈아 먹었는데 가벼운 감기 기운이 겸해서 질환이 발생했을 경우 좋다.

이중탕가감(理中湯加減) : 몸이 허약한 사람이 차게 했거나 찬음식을 먹은 것이 연유가 되어 배가 아프며 설사를 하는데 쓰면 좋은 약의 효과를 볼 수 있다.

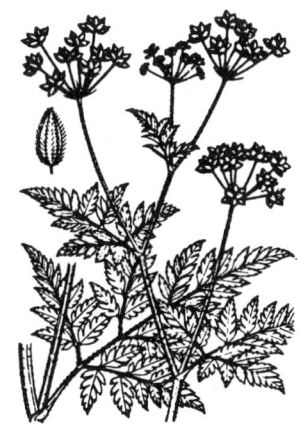

• 사상자

〈신농본초경〉에 '사상자'는 남자의 음위, 부인의 음중 종통에 좋고 오래 복용하면 몸이 가벼워지게 하고 안색이 좋아진다고 했으며 〈명의별록〉에도 부인의 자장을 따뜻하게 한다고 기록되어 있다.

◇ 민간요법

• 배를 따습게 하고 사과를 갈아 물에 희석해서 먹으면 좋은 효과가 있다. 사과에는 설사를 억제하는 '팩질'이 들어 있어서 좋다.

• 쇠비름(馬齒莧)·까마중(龍發)·질경이(車前子)씨·마(山藥)·찹쌀을 볶은 것, 복나무(五倍子)열매를 달여서 한번에 한컵 가량 1일 3~4회 정도 먹으면 특효를 볼 수 있다.

• 현초(玄草=쥐손이풀)를 그늘에서 말린 것을 물을 붓고 미지근한 불에 오래 달여서 한번에 한컵씩 하루 세차례 복용하면 신효한 효과가 있다.

• 그늘에서 말린 산버들을 진하게 달여서 1회에 한컵 정도를 하루에 세차례씩 먹는다.

• 산버들 그늘에서 말린 것 15g, 꽂감 1개, 닭벼슬에 2홉 가량의 물을 붓고 1.5홉이 되게 달여서 먹으면 특효가 있다.

• 순메밀 국수를 물기를 없게 하고 양념을 하지 않은 채 참기름에 비벼서 먹으면 특효가 있다.

●그늘에서 말린 결명초(決明草) 10g에 3홉 가량의 물을 붓고, 1.5홉 가량이 되도록 약간 진하게 달여서 하루에 세차례씩 공복에 장복하면 신효가 있다.
●닭의 벼슬을 깨끗이 씻은 다음 물을 붓고 푹 고와서 그 물을 하루에 2~3회 먹으면 좋다.
●곶감을 녹으라질 때까지 오랫동안 달여서 그 약물을 차마시듯 수시로 먹어도 좋다.
●찔레의 잘 익은 열매를 말려서 물을 붓고 달인 다음 1회에 4g씩 하루 세차례씩만 먹으면 신효한 효과가 있다.
●산사자(山査子) 7.5g, 생강 6g, 빈랑자(檳榔子) 7.5g을 달여서 2~3회 분으로 나누어 하루에 복용하면 신통한 효과를 볼 수 있다. 복용할 때에는 꿀 2순가락을 타서 먹는다.
●냉이(薺)를 불에 태워서 가루로 만든 다음 1회에 작은 숟가락으로 하나 정도로 식후에 하루 세차례 먹는다.

설사의 원인 : 설사를 하면 곧 장이 나쁘다고 생각하는데 반드시 그런 것은 아니고 대장의 운동에 이상이 있기 때문이다. 찬것을 먹었을 때 곧 설사하는 사람도 있다.
① 과음·식사 ② 위산의 결핍 ③ 췌장의 병으로 인한 소화액의 결핍 ④ 소장의 병 ⑤ 대장의 병 등이며, 너무 염려할 필요는 없다.

* 변비(便秘)

◇ 원 인
일정하게 독립된 병명이 없고 몇 가지로 구분하여 볼 수 있다.
일과성 변비는 찌꺼기가 적고 자극이 없는 음식물이라든지 탄닌 성분이 많은 감 같은 식품을 섭취할 때 또는 임심중 의식적으로 대변을 참는 습관이 있는 사람에게서 잘 나타난다.

　이차적 변비는 여러 가지 질병 즉 열성질환·장관협착·빈혈이 있는 사람에게서 많이 볼 수 있다.

　상습적 변비는 흔히 많은 변비다. 이 변비는 이완성 변비와 경련성 변비로 나눌 수 있는데 전자는 장벽(腸壁)이나 복벽(腹壁)의 이완으로써 나타나며, 장의 하수나 변형을 동반하는 경우가 많다. 후자는 장의 신경성 경련을 일으키기 때문에 나타나게 된다.

　◇ 증　세

　보통 헛배가 부르고 밥맛이 없어지며 머리가 무거운 느낌이 드는 것은 이완성 변비다. 그래서 일에 대한 능력이 줄어 든다. 이와 같은 증상이 있는 외에 대변이 자주 마렵기는 하지만 대변이 잘 나오지 않고 또 조금씩 나오더라도 대변을 본 다음 시원치 않은 것은 신경성 변비다.

　◇ 한방치료

　대승기탕(大承氣湯) : 상습 변비로 복부가 뿌듯한 때 지실(枳實) 망초(芒硝) 각 3g, 후박(厚朴) 5g, 대홍 2g을 넣은 대승기탕을 쓰면 특효가 있다.

　마자인환(麻子仁丸) : 식물성의 지방이 주제로 된 완화제이기 때문에 몸에 아무런 부담이 없고 습관성이 없는 특징이 있으며 장기 치료 중에도 다른 약과 서로 자극이 없어 곁들여서 쓸 수 있는 특징이 있는 좋은 약이다.

　팔진탕가감(八珍湯加減) : 조혈 기능을 강화시키면서 소화 기능까지 함께 작용을 수 있는 부인들의 보혈강장제이며, 소위 무력성 변비의 특효약이 된다.

　청심전(淸心煎) : 노쇠한 사람들의 상습성 변비에 대한 특효약이다. 약과 함께 우유를 적당하게 먹고 잣죽을 계속해서 먹으면 더욱 좋은 효과를 볼 수 있다.

◇ 민간요법
- 잘 익은 찔레 열매를 따가지고 말린 것 5개 가량을 달여서 하루 분량으로 하여 두차례로 나누어 먹는다.
- 생계란과 조청을 잘 저어서 섞은 다음 하루 2차례만 먹으면 특효가 있다.
- 결명자를 볶아서 차로 하여 하루에 5~8g 수시로 마신다. 한방에서는 간(肝)과 관련하여 눈이 밝아진다고 하는데 결명자의 씨에는 '옥사안토라키논'이 들어 있어 원만한 사하작용(瀉下作用)이 있다.
- 대황 3g, 도인(桃仁=복숭아씨) 6g, 감초·계피 4g 을 하루의 복용량으로 하여 3홉의 물을 붓고 2홉 가량이 되도록 달여서 세차례로 나누어 먹으면 신비한 약효가 있다.
- 나팔꽃씨에 물을 붓고 달여서 1회에 0.5g 이내로 하루 두차례씩 2~3일만 복용하면 거뜬하게 나을 수 있는 효과를 볼 수 있다.
- 복숭아잎과 치자에 2홉 가량의 물을 붓고 1.5홉이 되도록 달여 하루에 2~3회 정도 복용하면 좋은 효과가 있다.
- 가물치 회를 해서 먹거나 뱀장어를 구워서 먹으면 좋은 약효가 있다.
- 무화과·마늘·간장·돼지염통·들기름·미역·콩기름·파·생강·참깨·참기름을 먹어도 좋은 효과를 볼 수 있다.
- 상습 변비로 고생을 하는 사람은 나팔꽃씨, 호장근 잠재풀에 물을 붓고 달여서 복용하면 좋다.
- 섬유성 식물인 채소나 과일을 많이 먹고 매일 배변하는 습관을 들이는 것이 좋다.

* 황달(黃疸)

◇ 원인 및 증세

황달이라는 것은 병명이 아니고 한가지의 증후다. 여러 가지 질환 특히 간장 질환에 많이 나타나는 병이다. 눈과 입술은 말할 것도 없고 피부색까지도 누런 황색으로 변하며 더욱 심하면 온 몸이 갈색으로 변한다.

또 전신이 나른하고 밥맛이 없으며 구역질이 나고 열이 높은 때도 있고 낮은 때도 있다.

황달은 우리 눈의 흰자위나 입단의 점막에서 가장 빨리 발견할 수 있다. 황달이 있는 경우에는 그 원인적 관계가 반드시 있는 것이다. 따라서 증상·치료 등은 그 원인적 질환에 의하여 각각 다르다.

◇ 한방치료

가감위령탕(加減胃苓湯) : 음식체가 원인이 되어 병이 나고 계속적으로 소화불량이 될 때 이 약을 써서 위 장애도 돕고 황달도 치료하는 약이다. 특히 어린이나 소년에 많이 쓰여지는 약이다.

인진고탕(茵蔯蒿湯) : 건강한 사람이 황달에 걸려서 배가 부르고 변비가 곁들여 있을 때 쓰는 좋은 약이다.

인진 오령산(茵蔯五苓散) : 황달병에 걸린지가 오래되지 않고 소변을 보아도 시원스럽지 않으며 그외의 증세가 없을 때 쓰며 혈액 속의 담즙이 소변을 통해서 배설되는 작용을 하는 약이다.

◇ 민간요법

• 가막조개와 물을 각각 1되씩 섞어서 끄늘한 불에 한시간 정도 끓인 다음 조개는 건져 내고 국물이 약 3홉이 되도록 졸인 다음 간을

맞추어서 하루 네번 정도 오랫동안 복용토록 한다.
- 결명초(決明草)씨를 곱게 빻아 물을 붓고 20g 가량을 진하게 달여서 먹으면 효과가 좋다.
- 잘 마른 인진고(茵蔯蒿)의 잎과 줄기를 가늘게 자른 것 20g과 물 3홉 가량을 붓고 약간 진하게 달여서 1홉 정도가 되게 한다. 이 약물을 하루에 2~3회씩 계속 복용하면 좋다.
- 무우로 즙을 내어 한번에 한컵씩 하루 세차례씩만 식후에 오랫동안 복용하면 치유할 수가 있다.
- 인진고(茵蔯蒿=사철쑥) 한줌, 생강 한뿌리를 잘게 잘라 가슴과 사지(四肢)에 바르고 사철쑥 4뿌리, 치자 7개, 감초 3.8g, 대황 3.8g을 달여서 식후에 하루 세차례씩만 복용하면 좋다.
- 오이꼭지를 가루로 만들어 코에 넣으면 눈의 누런 빛이 없어지고 노란물이 코로 나오면서 낫는다.
- 계란 1개를 껍질채 태워 가루를 만들어서 초 1홉에 탄 다음 따뜻하게 해가지고 먹으면 콧속에서 분비물이 나온다. 3번만 계속해서 복용하면 웬만한 황달병은 거뜬하게 낫는다.
- 담즙의 흐름을 방해하는 황달일 때는 빨리 진단을 해서 외과적으로 처리해야 한다.

* 간염(肝炎)

◇ 원 인

대변 중의 바이러스가 배설되고 물이나 음식물에 오염되어 사람에게 옮겨져서 감염된다. 잠복기간이 20~40일 쯤 걸린다. 혈청 간염은 수혈이나 혈액제품·주사기 등을 사용함으로써 바이러스가 체내에 옮겨서 감염된다. 잠복기간은 40~120일쯤 걸린다.

◇ 증　세

온 몸이 나른하고 밥맛이 없어지며 두통·구역·구토 또는 배가 아프기도 하고 설사나 열이 나는 경우가 있다. 이런 증상이 며칠 계속 되다가 황달이 나타난다. 그리고 2~6주간 가량 계속되며 맥은 대개 빠르지 않다.

가끔 피부의 가려움증을 느끼며, 황달이 나타나기 직전부터 소변 색이 암갈색을 나타낸다.

◇ 한방치료

시호사물탕(柴胡四物湯) : 몸이 수척하고 밤에 열이 심할 때에 잘 듣는 약이다. 특히 급성 간염에는 2~3첩이면 바로 약효가 나타나며 안심하고 써도 좋다. 단 달걀은 피해야 한다. 달걀을 먹게 되면 부작용이 일어나 병이 오래 간다.

대화중음가감방(大和重飮加減方) : 과음과식 또는 폭음포식이 원인이 되어 위와 간장·비장이 종창이 되는데 신열은 없고 소화장애가 심한 간염에 잘 듣는 약이다. 병세가 좋아질 때까지 특히 음식에 조심을 해야 한다.

소시호탕(小柴胡湯) : 급성 간장염에 쓰이는 약으로 신열이 있고 오후에 오한과 함께 열이 높고 입안이 쓰며 때로는 토하며 오른편 상복부에 압통이 있는 경우에 쓰면 약효가 좋다. 좀 성질이 급한 듯한 사람에게 잘 듣는다.

◇ 민간요법

● 석골풀·하수오(何首烏)·시호(柴胡)·오수유를 물에 넣고 달여서 하루 2~3차례 복용하면 좋은 효과가 있다.

● 자라를 푹 고와서 바드득 짜서 그 국물을 한컵씩 하루 세차례씩

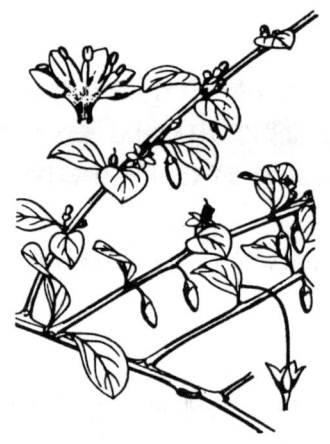

● 구기자
〈신농본초경〉에 '구기자'는 오래 복용하면 근골이 튼튼해지고 몸이 가벼워져서 늙지 않으며 추위와 더위를 잘 견딘다고 했으며 〈명의별록〉에는 음을 강해지게 한다고 기록되어 있다.

2~3일만 복용하면 특효를 볼 수 있다.
● 구기자를 달여서 하루 2번 정도 마시거나 생즙을 내어 반컵 가량을 하루 2번 정도 먹는다.
● 황달을 동반하는 급성 간암은 바이러스에 의해 감염되고 유행성 간암과 혈청 간암이 있다.

* 회충(蛔蟲)

◇ 원인 및 증세

회충은 대개 소장에 기생하는데 구역질이나 구토, 입맛이 없으며, 배가 아프다. 이 증세가 있으면 이상한 것을 즐겨 먹는 경향이 있다. 예를들면 흙을 먹는다든가 소금・신 과일・숯・지물(紙物) 같은 것을 즐겨 먹는다.

회충이 많이 기생하게 되면 덩어리가 되어 장폐쇄증을 일으키기도 한다. 간혹 충수나 담관에 들어가서 염증을 유발하기도 한다.

약으로는 여러 가지 구충제가 있다. 인분을 준 밭에 맨발로 다니지

말며, 인분을 준 생야채를 깨끗이 씻어서 먹고, 식기를 끓인 물로 소독하는 것이 가장 좋은 예방법이 된다.

◇ 한방치료

고련피(苦楝皮 : 먹구슬 나무의 껍질)를 달여서 하루에 5~10g을 아침 공복에 복용한다.

해인초(海人草) : 해인초를 진하게 달여서 한컵 가량 아침 공복에 복용한다.

◇ 민간요법

● 학슬(鶴蝨＝국화과의 담배풀)을 달여서 하루에 4~12g을 아침 공복에 먹는다.

● 편축(扁蓄＝옥매듭 나무)의 잎과 줄기를 달여서 하루에 5~10g을 달여서 공복에 복용한다.

● 마늘 한통을 갈아서 매일 저녁 먹는데 5~6일간 계속해서 복용해야 한다.

● 지렁이를 말려 가루로 만들어서 5~6일간 계속 복용해야 한다.

● 추자 열매를 생으로 계속 먹어도 좋은 효과가 있다.

* **채독**(십이지장충＝十二指腸虫)

◇ 원인 및 증세

구충증이라고도 하는데 대개 소장의 상부에 주로 기생한다. 이 기생충에 감염하게 되면 빈혈 증상이 나타나게 된다. 구충이 장점막에 붙어서 계속적으로 출혈을 시키기 때문이다. 그러므로 안색이 나빠지고 가슴이 두근거리며 손톱의 모양이 달라지게 된다. 대변의 잠혈·반혈이 나타나며, 혈액검사에서 백혈구 중 호산구가 많아지게 된다.

◇ 민간요법

• 누에 번데기를 한홉 가량 기름을 내어 하루에 3~4회 정도 먹으면 아주 특효한 효과가 있다.
• 빈 속에 하루 세차례씩 호도를 계속해서 먹으면 좋다.
• 비자나 추자열매를 공복에 계속해서 먹으면 아주 좋은 효과가 있다.

* 요   충

◇ 원인 및 증세

소장 하부에서부터 맹장 경상부에 기생한다. 요충이 홍문으로 나와서 알을 낳기 때문에 견디지 못할 만큼 가렵다. 이러한 증세로써 잠을 제대로 잘 수가 없고 심지어는 신경에 까지 영향이 미쳐 신경과민이 된다.

호박씨 : 늙은 호박에서 긁어낸 호박씨를 햇빛에 말리고 불에 볶은 다음 껍질을 벗겨서 어린이들에게 주면 고소해서 잘 먹는다. 극약인 다른 구충제에 비하여 부작용이 없어 허약한 어린이에게는 아주 좋은 약이다.

◇ 민간요법

• 고련피(苦楝皮=먹구슬나무)의 껍질을 달여서 5~10g을 아침 공복에 복용하면 특효가 있다.
• 쑥을 그늘에 말리어 물을 붓고 달여서 수시로 먹으면 특효가 있다. 또 쑥떡을 해서 먹으면 먹기도 좋고 약효도 좋다.

* 촌   충

◇ 원인 및 증세

조충(條蟲)이라고도 하는데 증상이 없을 때도 있으나 흔히 위장 증상인 구역·구토·복통 또는 설사 등이 나타난다. 또 밥맛이 없어지고 때에 따라서는 빈혈 증상이 나타나는 경우도 있다.

◇ 한방치료

해인초탕(海人草湯) : 생체에 부담이나 부작용이 일어나지 않고 구충되는 특징이 있다. 단맛이 좋지 않아 먹기가 거북하다.

금운산(錦雲散) : 약량이 많아 먹기가 거북해서 어린이에게 복용시키기에 약으로는 부적당하다. 약효는 보장이 된다. 복약의 전후를 통하여 동물성 기름이나 설탕 같은 것의 영양 섭취를 삼가하는 것이 약효를 위해서 좋다.

◇ 민간요법

- 관중(貫衆=참새발 고사리의 백리)을 달여서 5～10g 가량을 한번에 복용한다.
- 먹구슬 나무의 껍질(苦楝皮)을 달여서 하루에 5～10g을 공복에 복용하면 특효가 있다.
- 석류의 뿌리껍질(根皮)을 물에 깨끗이 씻은 것 55g에 물 1.5홉을 붓고 1주야를 재운 다음 1홉 정도가 되도록 달여서 하루에 세번씩 식후에 복용하면 좋은 효과가 있다.
- 아침밥을 굶고 피마자 기름 한숟가락을 먹은 다음 호박씨 38g을 갈아 한컵의 꿀에 섞어서 반은 아침에, 반은 점심을 굶고 먹으면 촌충을 구제하는 특효를 볼 수 있다.
- 추자 열매를 까서 생으로 먹으면 좋은 효과가 있다.

* 위통(胃痛)

◇ 한방치료

안중산(安中散) : 위산과다와 위통에 특효를 보는 약인데 만성위장병에 위산과 같은 효능을 갖는 한방의 처방약이다.

건리탕(建理湯) : 몸이 허약해서 몸을 조금만 차게 하면 틀림없이 위통이 나타나는 사람에게 좋은 효과가 있는 약으로 오래 쓰면 근절될 수 있는 처방이다. 이약을 복용하면 손발과 뱃속이 더워지고 소화도 잘 된다.

◇ 민간요법
- 관격에는 고삼지유를 달여서 한컵가량 2번 복용한다.
- 곽란에는 오이순이나 질경이 또는 그 뿌리의 생즙을 내어 2번가량 복용한다.
- 구역질이 나는 데는 뽕나무를 미지근한 불에 오랫동안 달여서 1회에 한컵 가량 2~3회 복용한다.
- 급성 위카다르일 때에는 소금을 한줌가량 먹거나 마늘을 한통쯤 먹으면 금시에 효과가 나타난다.

* 딸꾹질(呃逆)

◇ 한방치료

페대탕(柿帶湯) : 하향(下香) 1.5g, 폐대(柿帶) 5g, 생강 4g에 2홉의 물을 붓고 1.5홉의 되도록 달여서 식후에 복용한다.

◇ 민간요법
- 젖을 한컵 정도 먹으면 즉시 갠다.
- 꽂감 1개를 달여서 그 물을 한컵 정도 먹어도 곧 갠다.

* 복막염(腹膜炎)

◇ 원　인

맹장염에 걸렸던 환부가 터져서 복막에 침해하는 경우에 생기는 병인데 이외에도 위장의 궤양이 터진 것을 그대로 놓아두거나 담주머니나 담관이 터져 생기는 수도 있다. 또 결핵균의 침해로 발명하는 결핵성 복막염도 있다.

급성화농성 복막염 : 복벽의 제일 안쪽은 복막이라는 막으로 둘러싸인 복강에는 세균이 없으나 위나 장에는 많은 세균이 있다. 터지자마자 심한 복통이 있고 때에 따라서는 환자가 실신할 때도 있다.

결핵성 복막염 : 결핵균이 원인이 되어 복막염이 생길 때는 증세가 그다지 심하지 않다.

◇ 증　세

오한과 함께 배가 심하게 아프며 간혹 초기에는 설사를 하는 때도 있고 배가 커지며 고통을 느끼고 구역질이 나게 된다. 발병 후로는 급격히 몸이 쇠약해지는데 병세가 복막염과 비슷하면 서둘러서 치료치 않고 방치하면 큰 일이 생기게 된다.

◇ 한방치료

소건중(小建中) : 갑자기 복부가 땡겨지는 통증이 일어날 때 계피(桂皮)·생강·대추 각 3.8g, 작약(芍藥) 6g, 감초 2g의 처방인 이 약을 복용하면 곧 통증이 가라앉는 특효가 있다.

◇ 민간요법

● 토란을 깨끗이 씻어서 껍질을 벗기고 갈아서 고은 가루를 만든 다음 밀가루와 생강을 섞어 짓이겨서 개여 직경 1.2cm와 1.5cm가

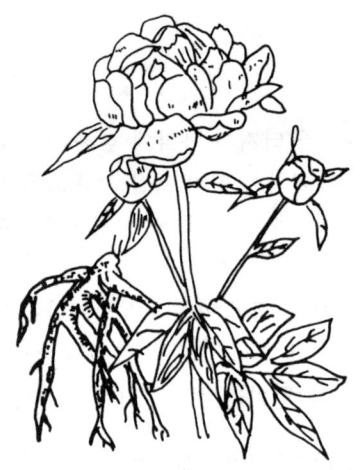
• 작약

되게 종이 위에 펴서 이 두개의 약을 환부에 덥석 붙인다. 하루 2~3번 정도만 갈아붙이면 신통한 효과가 있다.

• 갯버들의 껍질을 벗겨내면 껍질 바로 안에 희고 엷은 껍질이 있다. 이 껍질을 벗겨서 그늘에 말린 다음 잘 말려서 3홉의 물을 붓고 15분 정도 달여서 2홉 정도가 되면 1회에 복용토록 한다. 하루에 4~5회 가량 장복을 하면 특효가 있다.

• 패장초(敗將草) 한줌에 1.5홉의 물을 붓고 1홉 가량이 되도록 달여서 하루에 세차례씩 식후에 4~5일만 복용하면 웬만한 복막염은 낫는다.

* 맹장염(盲腸炎)

◇ 원 인

급성과 만성이 있는데 발병은 맹장의 충양돌기(蟲樣突起)라고 하는 부분에 염증이 생겨 오른쪽 복부 아래에 통증을 일으키게 된다.

◇ 증　세

　환부에 손을 못댈만큼 지독한 압통이 있고 누워서 오른쪽 다리를 펴서 상하로 운동을 하지 못한다. 이런 사이에 시간이 흐르면 멍우리가 생기며 음식물을 토하고 현기증이 생겨 거동의 자유를 잃고 때로는 열이 없다가도 느닷없이 38도 이상까지 열이 오르게 된다.

◇ 한방치료

　번루(蘩蔞) 200g 가량을 소금에 넣어 절인 다음 여기서 나온 즙액을 반컵 가량 마신다. 하루 2～3회씩 3～4일만 복용하면 특효가 있다

◇ 민간요법

　● 무우생즙 낸 것과 생강즙 낸 것을 섞어서 꼭 짠 다음 이 찌거기를 맹장의 환부에 하루 2～3차례 가량 붙이면 좋다.
　● 초결명(草決明)을 진하게 달여서 한번에 한컵씩 하루 2～3회 장복하면 좋다.
　● 토란껍질을 두껍게 벗겨 곱게 갈아서 만든 가루와 밀가루를 같은 양으로 섞어가지고 약간의 생강을 넣어 짓이긴 다음 맹장부분에 두텁게 붙인다. 하루에 2번씩 3～4일만 계속하면 특효가 있다.

* 최토(催吐)

◇ 원인 및 증세

　구토증을 자극하는 것과 위를 자극하는 것이 있으나 대개 위의 지각신경을 자극하는 것이 많다.

◇ 민간요법

　참외꼭지 말린 것 2g, 팥 2g 을 가루로 곱게 만들어 먹는다.

* 비장(脾臟)이 부었을 때

◇ 한방치료

사역산(四逆散)·자호(紫胡) 5g, 지실(枳實) 2g, 작약(芍藥) 4g, 감초 1.5g에 2홉의 물을 붓고 1.5홉이 되도록 달여서 하루 세첩씩 5~6일만 복용하면 부기가 내리기 시작한다.

◇ 민간요법
• 잔디 2줌에 3홉의 물을 붓고 1.5홉이 되도록 진하게 달여서 하루 2~3회 복용하면 특효가 있다.

* 여름을 탈때

◇ 원인 및 증세

몸이 쇠약해지며 밥맛이 없고 안색이 나빠지며 몸이 나른하고 활동력이 감퇴된다. 계속 밥맛을 잃고 원기를 잃게 되면 다른 병이 병발할 염려가 있다.

◇ 한방치료

인삼양위탕(人蔘養胃湯) : 체질이 허약하고 식욕이 없으며 원기가 없어질 때 이 약을 써서 밥맛을 돋구고 원기를 회복시키며 위를 보호하는데 좋은 약효가 있다.

◇ 민간요법
• 여뀌를 짓이겨서 진하게 생즙을 낸 후 불에 따뜻하게 데워서 한번에 한컵씩 하루 세차례 2~3일만 복용하면 좋은 효과가 있다. 향기와 자극기가 위장의 기능을 항진시키고 신경을 흥분시킨다.
• 생강과 대추를 넣어 차를 만든 다음 진하지 않게 약간 설탕을

넣어 복용하면 좋은 효과가 있다.
- 소주 1홉에 매실 5~6개를 담구었다가 매실을 건져 내고 더운 물 반홉 가량을 붓고 설탕을 탄후 복용한다.
- 옥수수를 푹 삶아서 건져낸 물을 1회에 한컵씩 하루 2~3회 복용토록 한다.

4) 호흡기 계통 질환

* 감 기

◇ 원 인

상기도(上氣道)에 급성 염증이 생긴 것을 감기라고 하는데 바이러스에 의해서 감염된다. 환자의 병균을 검출해 보면 많은 종류의 바이러스가 검출되므로 어떤 한가지의 바이러스에 의해서 감기에 걸린다고 단언할 수가 없다.

◇ 증 세

갑자기 오한이 나고 콧물이 나며 재채기를 하고 목이 아프며 37~38도의 열이 나는 등 급성으로 발병한다. 특히 어린아이들에서는 열이 높고 모든 증세가 심하게 나타난다.

보통 열은 3~4일 계속하며 두통·피로감은 5일쯤만 지나면 좋아진다. 1차적인 급성기가 지나면 2차적으로 여러 가지 세균이 기관지에 들어가 기관지염이 생겨 기침을 하고 담이 나온다.

이것은 또 폐렴을 유발시킬 염려가 있으며 감기 후에 폐렴이 잘 발생한다. 감기가 한달 이상이나 계속되면 폐결핵의 초기임을 의심하여 병세에 각별한 경계심을 가져야 한다.

◇ 한방치료

계피(桂皮) 5g, 작약(芍藥) 4g, 감초 3g, 대추 5g, 생강 4g,

갈근(葛根=칡뿌리) 7g, 마황(麻黃) 4g을 달여서 하루 세차례로 나누어서 복용하도록 한다.

◇ 민간요법
• 무우를 다진 다음 물엿이나 꿀을 섞고 뜨거운 물을 부어서 잘 저어가지고 마신다. 초기의 해열발한(解熱發汗)에 효험이 아주 좋은 약이다.
• 귤껍질(橘皮)을 팔팔 끓는 물에 넣어서 울여 낸 다음 이 물에 설탕을 타서 마시면 좋은 효과가 있다. 또 귤껍질을 까맣게 볶아서 가루를 만들어 가지고 식후에 한번 한순가락씩 하루 세차례를 먹어도 좋은 효과가 있다.
• 파의 흰 부분을 짧게 잘라서 물을 많이 붓고 팔팔 끓인 호물거리는 것을 마신다. 초기의 발한 해열에 아주 좋다.
• 파 3뿌리, 생강 5조각, 마늘통 1통을 잘 다져서 팔팔 끓는 물에 넣으면 풀어진다. 이 물에 설탕을 타서 자기 전에 마셔도 효과가 아주 좋다.
• 대추 말린것 10g에 물 1.5홉을 붓고 1홉이 되도록 달여서 하루 2~3차례씩 2, 3일만 복용하도록 좋다.
• 청주나 약주를 따근하게 데운 다음 그 안에 계란 2개를 거품이 날 때까지 저어서 푼다. 이것을 마시면 열이 곧 내린다.
• 수양버들 가지를 가늘게 자른 것 10g, 생강 3조각을 물에 넣고 팔팔 끓여서 하루 2~3회 정도 먹으면 좋다.
• 하눌타리(栝樓)를 가루를 내어 6g을 1일 분량으로 하여 달여서 3~4일만 먹으면 특효가 있는 약이다.

* 인플루엔자(독감)

◇ 원 인

흔히 독감 또는 유행성 감기라고 하는 것이다. 인플루엔자 바이러스에 의해서 감염되어 발병한다.

◇ 증 세

대개 24~72시간 동안 독감 바이러스가 잠복하며, 두통·오한·전신통 등의 증상으로 발병하며, 몸 온도가 38~40도의 고열이 난다. 눈알이 빠지는 것 같이 아프고 점막이 충혈되며 호흡기 증세보다 전신통 증세가 더 심하다.

코피가 나거나 목이 아프고 인두(咽頭)는 건조하고 목이 쉬고 기침이 난다. 합병증이 자주 일어나며 고열이 4~5일 계속되고 기관지염·폐염 등이 발생한다.

환자가 일단 치유된 것 같이 보였다가 다시 오한과 발열로 발병하는 것은 재발이 아니라 2차적인 세균 감염으로 인한 것이다.

이 병은 합병증이 일어나지 않으면 위험하지 않지만 폐염을 일으켜 사망하는 경우가 많다.

◇ 한방치료

형방패독산(荊防敗毒散) : 신경질적인 성미에 얼굴 빛이 거므스레한 편이나 위장이 튼튼한 사람에게 잘 듣는 감기약으로써 발열·편도선염·기침이나 폐염까지도 예방이 되는 특효약이다.

삼소음(蔘蘇飮) : 평소에 위장이 약하고 감기 초기에 열이 남과 동시에 기침이 심한 경우에 위장까지 보호하는 감기약이다.

쌍금탕(雙金湯) : 몸살과 감기, 소화를 동시에 치료하는 특효약의 이상적인 신비한 처방이다.

◇ 민간요법

• 공복에 댓잎·박속·칡을 물에 넣고 약간 진하게 달여서 하루 3~4회 정도 마신다.

• 달걀 1개를 마늘 반통으로 낸 생즙에 풀어서 공복에 먹는다.

• 따끈하게 데운 소주 1잔 속에 큰 숟가락으로 꿀 1숟가락을 타서 공복에 하루 2~3회 가량 복용토록 한다.

• 꿀과 소엽(蘇葉) 즙을 각 0.3홉에 귤껍질 가루를 한숟가락 가량 넣고 잘 섞어서 공복에 하루 세차례씩 복용하면 특효가 있다.

• 꿀 1숟가락과 참기름 1숟가락을 잘 섞어서 공복에 하루 서너차례 복용해도 특효가 있다.

• 무우를 강판에 갈아 진하게 생즙을 내어 꿀을 한숟가락쯤 타서 공복에 수시 복용토록 해도 좋은 효과가 있다.

• 오이즙 반컵과 꿀 한숟가락을 넣어서 잘 섞은 다음 저녁 공복에 3~4일만 복용하면 특효가 있다.

• 작약뿌리를 깨끗이 씻은 다음 질그릇에 넣고 푹 달여서 1회에 한컵씩 3~4회 가량 복용하면 특효가 있다.

• 생강·대추·설탕을 각각 같은 양으로 넣고 물을 2홉가량 부어 약간 진하게 끓인 다음 기름에 끓인 파뿌리를 넣고 다시 미지근한 불 위에 올려 놓고서 30분 가량 달여 빠듯하게 공복에 하루 세차례씩 복용하면 신통하게 치유되는 특효약이다.

• 인동 덩쿨을 깨끗이 씻어서 물을 붓고 오랫동안 달인 다음 하루 두세차례 공복에 복용하면 좋은 약효가 있다.

• 모밀 두 숟가락을 1.5홉의 물에 타서 공복에 하루 세차례씩 복용한다.

• 박의 위꼭지 부분을 둥글게 도려낸후 엿을 넣고 꼭지를 다시

닫은후 솥에 넣어 푹 끓인 다음 박을 건져내어 그 속을 먹는다.

* 폐렴(肺炎)

◇ 원　인

　영양의 비타민 C의 부족 과로·불면·감기 등의 발병이 폐염 발생의 첫째 원인이 되며, 유독 가스를 마시거나 마취를 했을 때 심장이 나쁘거나 오랫동안 병상에 누워 있는 환자 등에서 폐염이 발생하기도 한다.

　또한 노인이나 술을 많이 마시는 사람도 폐염에 걸리기 쉬울 뿐만 아니라 일단 이런 병에 걸리면 좀처럼 낫기가 힘들다.

　그밖에 몸을 차게 하거나 심한 육체적 노동을 하는 사람에게 잘 발생한다.

◇ 증　세

　오한이 나고 몸이 떨리며 39~40도 높은 열이 난다. 이러한 상태는 보통 30분 내지 수시간 동안 계속되며 환자는 중병에 걸린 느낌을 갖게 된다.

　심하게 두통을 앓으며 식욕이 감퇴되고 토할 때도 있다. 때로는 처음부터 흉통(胸痛)·기침 등의 흉부 증세가 나타날 때도 있다. 발병 후 좀 늦게 다각적인 흉부 증세가 나타난다.

　한쪽 가슴이 찌르는 듯이 아프며 이 흉통은 심호흡으로 더욱 심해진다. 중증인 경우에는 심한 호흡곤란증이 오며 때로는 치아(齒牙) 노제가 나타나 입 주위와 손과 발끝이 파랗게 된다. 기침을 할 때마다 고민을 한다. 폐렴이 발생한 쪽을 아래로 하여 누우면 흉통이 경해진다.

　발병 2일째부터 특유한 가래를 배출한다. 가래는 끈적끈적하며 녹슨 쇳빛을 띈다. 병이 경과함에 따라 가래의 성질이 변해지며 점차 점액 농성 또는 순농성으로 되며, 후에는 장액성으로 되어 배출하기 쉽게 된다.

일반 증세로써 전신이 쇠약해지고 식욕이 없어지며 두통 불안을 호소하고 혼수상태에 빠져 헛소리를 할 때도 있다.

입술 또는 코 부근에 작은 수포진이 생길 때도 있다. 거의 언제나 열이 높으며 그 열형은 특유하고 열이 있을 때는 맥도 빨라진다.

이 병의 경과는 개인적 관계, 병의 경중, 합병증의 유무 등과 관계가 있으나 일반적으로 결과가 양호하며 대개 5~7일에 많은 땀을 흘리고 체온이 급속 하강하여 완치하게 된다. 그러나 때로는 심장 기능장애 또는 뇌막염·심낭염 등의 합병증으로 사망할 때도 있다.

◇ 한방치료

소청용탕(小靑龍湯) : 건강한 사람에게 기침과 호흡 곤란 및 고열로 폐렴이 발생했을 경우 예후를 좋게 만드는 효과가 좋은 처방약이다.

시호반하탕(柴胡半夏湯) : 약간 신경질이 있고 보통 정도의 체력을 가진 사람으로 폐렴과 함께 옆구리와 가슴의 동통이 있으며 오후에 규칙적인 오한과 발열이 있을 때 이 약을 쓰면 늑막염까지도 아울러 치료할 수 있는 좋은 효능의 약이다.

삼소탕(蔘蘇湯) : 일반적으로 체력이 약하며 신열이 37~38도에 머물고, 기침만이 심한 소위 가다르성 폐렴의 질환에 잘 듣는 약이다.

◇ 민간요법

● 뱀장어를 산채로 병 속에 1~2마리를 넣고 병입을 마개로 꼭 밀봉한 다음 물속에 넣고 한시간쯤 끓이면 병속에 기름이 생긴다.

이 기름을 한 숟가락씩 하루에 세차례 일주일 가량만 복용하면 특효를 본다.
* 산 잉어나 뱀장어의 대가리를 잘라서 거꾸로 쥐고 있으면 생피(生血)가 떨어진다. 이 피를 그릇에 받아 반컵정도 취하지 않을 정도로 먹으면 신기하리만큼 원기를 돋아주며 체력도 동시에 회복될 수 있는 특효약이다. 닭의 생피도 역시 같은 효능이 있다.
* 검정콩 10알과 백남천(白南天) 열매 10알, 도합 20알을 1홉의 물에 넣고 달여서 하루에 세차례씩 공복에 복용하면 약효가 아주 좋다.
* 무우 1개, 5개 마디의 연근(蓮根)·흑호마(黑胡麻) 7.5g, 마늘 2개, 양파 3개를 잘게 끓어서 꿀 한 숟가락을 넣고 잘 섞은 다음 3홉의 물을 붓고, 2홉이 되도록 약한 불에 달여서 2시간에 한번씩 복용하면 큰 효과를 보게 된다.
* 닭을 깨끗이 잡아서 난도질을 한 다음 연근 20g, 검은깨 두 숟가락을 넣고 푹 고와서 먹으면 특효가 있다. 이렇게 3회가량만 계속 먹어보면 병세가 완연이 달라짐을 느낄 수 있다.
* 뱀장어를 고와서 고기와 멀국을 하루 2~3회 가량 먹어도 좋은 효과가 있다.
* 붕사 1g, 꿀 10g을 섞어서 먹거나 배(梨)속을 도려내고 붕사 한 차숟가락을 넣은 다음 불에 구워서 먹는다.
* 무우와 연근의 생즙을 내어 한번에 한컵 가량씩(하루 세차례) 3~4일 동안 복용하거나 한번에 한 숟가락씩 호도기름을 하루 세차례 5~6일을 먹어도 아주 좋은 약효가 있다.

* 기침(喘息)

◇ 원 인

체질적인 유전이 많이 관계되나 알레르기성 질환의 자극에서 오는 경우가 있고 소아의 기관지천식은 습진에 걸렸던 일이 있는 어린이들에게 주로 많이 나타나게 된다.

두드러기가 잘 나타나는 사람에게도 잘 걸리는 병이다. 그러나 주로 알레르기로 일어나며 어떤 물질에 대하여 보통사람과는 달리 과민하게 반응을 보이는 경우가 많다. 가령 먼지, 꽃가루, 동물의 털, 곡식의 가루, 음식 등 우리의 생활 주변에 있는 모든 물질들이 알레르겐으로 작용하기 때문이다.

또한 기후나 기후 조건이 천식발작에 미치는 영향이 크다고 볼 수 있는데 특히 기온이 가장 큰 영향을 주게 되며, 갑자기 기온이 내려가면 발작을 일으키는 경우가 흔하다.

이밖에도 습기・저기압・강우전선의 통과 같은 기후적 조건 등이 발작을 유발시키기도 한다.

◇ 증 세

이 증세는 여러 조건에 따라 증세를 여러모로 구분할 수가 있다.

● 담이 나오지 않고 인두・후두 기관의 염증・흉막염・폐암・폐염 초기・폐결핵 등에서 볼 수 있는 마른 기침이 잘 나오는 증세가 있다.

● 담이 잘 나오며, 기관지염・폐염・폐농양・기관지 확장증 등에서 볼 수 있는 습성 기침 증세가 있다.

● 백일해・급성 후두염・후두 결핵・기관지염・결핵기관지염에

서 볼 수 있는 발작성 기침이 있는데 대개 밤에 기침이 심하고 낮에는 좀 드물다.
- 기침할 때 쉰소리가 나는 쉰소리 기침을 하는 경우가 있는데 대동맥류의 반회신경의 장애를 동반할 때, 또는 후두의 결절 궤양·종양 등으로 나타난다.
- 성대가 부어 있어서 개짖는 소리같은 기침이 나타나며, 후두염·디프테리아 등에서 잘 나타난다.

◇ 한방치료

마황탕(麻黃湯): 마황(麻黃) 4g, 행인(杏仁) 10g, 계피 4g, 감초 3g을 달여서 먹으면 특효가 있다.

정천탕(定喘湯): 비대하여 비교적 체력이 좋은 사람의 천식에 쓰이는 약인데 일단 발작이 나면 뜬 눈으로 밤을 새거나 주사를 맞아야 견디는 사람에게 쓰는 특효약으로 오래 쓰면 근치가 될 수 있다.

신비탕(神秘湯): 평소에 천식 기미가 있으나 감기에 걸려서 심한 발작을 일으키지 않을 때 갑자기 유인이 되지 않도록 피부를 단련시켜 두고 음식은 담백한 것을 섭취하도록 한다. 밤을 새지 않을 정도로 심하지 않은 발작이면 이 약으로 능히 가라앉게 된다.

◇ 민간요법
- 뽕나무 껍질 말린 것 15g, 생강 3조각에 물 1.5홉을 붓고 1홉이 되도록 달여서 공복에 하루 세차례씩만 복용하면 특효를 본다.
- 금귤(金橘) 15개에 꿀이나 설탕을 2숟가락 쯤 넣고 잘 섞어서 조금씩 복용하면 신효한 효과가 있는 약이다.
- 무우를 잘게 짤라 사기그릇의 사발에 넣고 물엿 반홉을 넣은 다음 뚜껑을 꼭 덮어 둔다. 이렇게 해놓고 하룻밤을 재운 뒤에 보면 맑은 물이 고인다. 이것을 먹으면 효과가 좋은데 만일에 다급할 때에

는 무우를 찧어서 생즙을 낸 다음 물엿을 조금 섞어서 복용해도 된다.

• 레몬 1개를 껍질채 즙을 낸 것과 무우즙 100 g을 잘 섞어서 1회에 한컵씩 하루 세차례만 복용하면 좋은 효과가 있다.

• 칡가루를 팔팔 끓인 물에 잘 풀어서 1회에 한컵씩 하루 2~3차례만 먹으면 몸을 따습게 하고 감기 초기에는 즉효를 본다.

• 차조기 12 g, 행인(杏仁=살구씨) 3.8 g을 달여서 하루 두차례로 나누어 복용하면 특효가 있다.

• 질경이(車前子) 4 g, 질경이의 잎 7.5 g, 감초 3.8 g을 1.5홉의 물에 달여서 하루 두차례 분으로 나누어서 복용해도 좋은 효과가 있다.

• 녹곽씨(鹿藿實) 한줌에 1.5홉의 물을 붓고 두차례 나누어서 복용하면 담이 없어지는 동시에 잘 낫는다.

• 북어 1마리를 거두 절미하고 가시를 추려낸 다음 강엿 1개와 배 1개의 강습을 낸 것, 생강 3조각을 난도질하여 북어 뱃속에 넣고 북어 배를 꼭 오무려서 짚으로 꼭 묶은 다음 저녁밥을 지을 때 부엌의 고래바닥 흙을 파고 묻어 둔다.

저녁밥을 먹고나서 어지간히 소화가 된 뒤 북어를 내어서 먹고는 취한을 한다. 아무리 심한 기침도 3주일간만 계속해서 먹으면 틀림없이 낫는다.

• 생꿀을 식전마다 한숟가락씩 한달간만 계속해서 복용하면 낫는다.

• 호도 3~5 g을 가루로 만들어 공복에 하루 3차례씩 물로 먹으면 좋은 효과를 본다.

• 구기자 뿌리와 살구씨를 물을 붓고 달여서 하루 세차례씩 한번에 반컵 가량 7일간만 계속하면 효과를 본다.

• 강엿과 돼지기름, 강엿과 참기름을 쓰는데 강엿 100g을 중탕(뜨거운 물)에 녹인 다음 참기름을 50g 가량 섞어서 기침을 할 때마다 한 숟가락씩 하루에 몇차례 먹는다.
• 당호박을 찐 속에 꿀 10g, 엿 녹인 것 10g, 호추 3알, 솔잎 생즙・소엽・수수엿을 넣고 끓인 다음 참기름이나 호도기름을 섞어서 먹으면 신비한 효험을 보게 된다.

* 기관지염(氣管支炎)

◇ 원 인

기관지 천식은 발작적으로 호흡의 심한 고통을 일으키는 병인데 첫째는 체질적인 유전이 많이 관계되며, 습진・두드러기 등의 다른 병에 걸리기 쉬운 사람에게 잘 나타나고, 또 어떤 물질의 작용을 받는다거나 기후 조건 등의 영향을 받아서 발작하는 질환이다.

◇ 증 세

기관지가 늘었다 줄었다 하여 좁아지고, 기관지 점막이 붓고 끈적끈적한 분비액을 분비하기 때문에 일어나는 병이다. 그래서 힘을 들여 숨을 들이쉬기는 하나 내쉴 때는 고통을 느낀다. 그 결과 폐에는 공기가 더욱 많이 고이게 되고 산소의 흡수가 나빠지며 탄산까스의 배출이 방해되기 때문에 호흡이 곤란해지는 것이다.

기침이나 담이 반드시 많은 것은 아니며 담이 나오면 숨쉬기가 편하고 발작도 가라앉는다.

발작이 일어날 때는 가슴에 압박을 느끼며 얼굴 특히 입술과 코끝이 창백해지고 식은 땀을 잘 흘린다. 환자는 매우 고통을 느껴 누워 있지 못하고 앉아서 호흡을 하게 된다.

숨을 들이쉴 때는 피리를 부는 것 같은 소리가 나며 내쉴 때에는 쌕쌕거리며 더 큰 소리가 난다. 천식 발작은 밤이나 아침에 더하며 낮에는 비교적 덜 한다.

◇ 한방치료
신비탕(神秘湯) : 마황(麻黃) 5g, 행인(杏仁) 4g, 부박(厚朴) 3g, 진피(陳皮)・감초・시호(柴胡) 3g, 소엽(蘇葉) 1.5g.

이 약은 기관지염이 갑자기 유인되지 않게끔 피부를 단련시켜 두고 음식은 자극성을 피하여 담백하게 먹도록 해야 한다. 밤을 새울 정도로 심한 병이 아니면 이 약만으로도 치료가 가능한 처방이다.

가미태음조위탕(加味太陰調胃湯) : 평상시에 기관지가 좋지 않은 데다가 과로를 하거나 오염된 대기속에서 생활하는 사람으로써 기침이 나고 숨이 차며 가래가 그치지 않는 환자가 좌심방(左心房)까지 부어서 심장과 기관지가 함께 나쁠 때 쓰이는 특효약이다.

정천탕(定喘湯) : 건강한 체력인 비대한 사람이 천식으로 고생하는 사람에게 쓰는 약인데 일단 발작이 일어나면 뜬 눈으로 밤을 새우고 주사를 맞아야 고통을 견디는 처지에 있다. 환자에게 쓰는 신비한 비방의 약이다. 장복하면 근치를 할 수 있다.

◇ 민간요법
• 수세미와 오이의 생즙을 내어 하루 한컵씩 10일간만 계속해서 복용하면 숨찬 증세가 가라앉을 뿐만 아니라 기침도 치료가 된다.
• 달팽이를 까서 살을 그늘에서 말리어 살짝 볶아가지고 가루로 만들어 한번에 2g 정도로 하루에 두서너차례씩만 복용하면 좋은 효과가 있다. 백일해에도 좋은 효과가 있다.
• 파란 청콩을 말리어 가루로 만든 다음 하루 100g의 분량을 세번으로 나누어 200일 정도만 장복을 하면 특효가 있는 약이다.
• 모과나무 23g, 대추 3개에 2홉의 물을 붓고 1홉이 되도록 진하

게 달여서 하루 세차례로 나누어 공복에 장복하면 특효가 있다.

● 큰 배 하나를 껍질이 누렇게 탈 정도로 불에 구어가지고 그 배를 짜르륵 짜서 즙을 내어 하루 세번씩 식후에 먹으면 좋은 약이다.

● 무우즙 140 g, 당근집 280 g, 신선한 레몬 1개를 즙낸 것, 셀러리즙 200 g, 오이즙 110 g 을 섞어서 1일 분량으로 하여 하루에 세차례씩만 공복에 먹으면 좋은 효과가 있다.

● 생강으로 찜질을 자주하면 좋다. 이때 찜질에 쓰는 생강은 될수 있는대로 오래 묵은 것으로 사용하는 것이 좋다.

● 흰 파뿌리를 다진 다음 끓는 물을 부어 슬쩍 데쳐 가지고 하루에 세번씩 공복에 먹는다. 만일 기침이 심하면 하루에 5~6회 정도 복용하면 더욱 좋은 효과가 있다.

● 생강즙과 무우즙 낸 것을 반반씩 잘 섞어 컵에 ⅓쯤 붓고 설탕을 알맞게 넣은 다음 끓는 물을 부어서 마시면 신통한 효과가 있다. 이 약은 될 수 있는대로 자주 먹는 것이 좋다.

  * **폐결핵(肺結核)**

◇ 원　인

결핵균이 우리 몸에 침입하여 감염을 일으키는데 결핵균을 받는 사람중에서 진짜 결핵환자가 되는 것은 감염자의 5%에 불과하며 대개의 경우 처음 감염이 되어 1년 이내에 발병하는 것이 통례다. 처음 감염되어 치유가 완전히 되었는데도 다시 재발하는 경우도 극소수의 사람에게 있다. 그러나 결핵이 발병 되었을 때 처음 감염된 것이 완전히 낫지 않고 다소 악화돼서 일어나는 것이 보통이다.

◇ 증　세

곧잘 피로를 느낀다든가 신경이 예민해지는 것은 결핵에서 제일 먼저 나타나는 증상이다. 처음에는 어깨가 결리고 아프거나 혹은 가슴이 아프다. 신열이 나는 것은 보편적인 것이며 이 증세의 중요한 것의 하나라고 볼 수 있다.

열은 병이 새롭고 급성일 때일수록 자주 볼 수 있고 또 높이 올라가기 마련이다. 식은 땀은 병이 심하거나 급성일 때는 흔히 볼 수 있다. 열도 없이 온몸이 뜨겁게 달아오르고 또 벌겋게 얼굴이 상기되는 수도 있다.

가래침에 피가 섞여나오는데 이것을 혈담이라고 하며 순전히 피만 나오는 것을 각혈이라고 한다. 피가 나오는 것과 병의 경중과는 그렇게 큰 관계가 있는 것은 아니다.

폐결핵으로 호흡의 곤란증을 느끼는 것은 결핵으로 인하여 폐조직의 상당한 부분이 침범됨으로써 호흡에 관여하는 폐문의 면적이 상당히 축소되는 현상이 빚어지기 때문이다. 그러므로 경증이나 중증, 결핵 증세에서는 호흡 곤란이 오는 일은 거의 없고 중증 이상에서 흔히 볼 수 있다.

◇ 한방치료

회생탕(回生湯) : 하수오(何首烏) 0.4g, 천궁(川芎) 0.75g, 인삼(人蔘) 2g, 규나(規那) 1.2g, 지황(地黃) 0.75g, 엽란(葉蘭) 0.75g, 길경(桔梗) 1.2g, 황연(黃蓮) 0.75g, 이 약을 달여서 1일분으로 세차례 나누어 복용한다.

신령탕(神靈湯) : 인삼(人蔘) 2g, 길경(桔梗) 1.5g, 감초 0.75g, 홍화 1.2g, 복령(茯苓) 1.2g, 규나(規那) 1.2g, 계피(桂皮) 1.2g, 지렁이 말린 것 0.75g, 사향(麝香) · 용골(龍骨)을 적당량 넣고 달여서 1일분으로 하여 복용한다. 이 두 한방 처방 역시 하루에 세차례씩 식사후 복용한다.

소시호탕(小柴胡湯) : 시호(柴胡) 7g, 반하(半夏) 5g, 생강 4g, 황령(黃芩)·대추·인삼 각 3g, 감초 2g, 감기 기타의 원인으로 열이나며 밥맛이 없고, 혀에 백태가 끼어 입속이 메마를 때 이 약을 쓰면 특효가 있다.

보중익기탕(補中益耆湯) : 황기(黃芪)·인삼·백구(白朮) 각 4g, 당귀 3g, 진피(陳皮)·생강·대추·시호 2g, 감초 1.5g, 승마(升麻) 1g, 구미가 없고 뜨거운 음식을 좋아하고 맥박이 미약할 때 써서 좋은 약이다.

가미보폐원탕(加味補肺元湯) : 평소에 소화도 잘 되고 명랑한 성격인 사람이 이 병에 걸리면 먼저 심장을 잘 보호해야 한다. 그렇지 않으면 사소한 자극에도 각혈을 자주 하게 되어 자신이나 주위에서 잠시도 마음을 놓을 수가 없다.

소화기가 좋고 흡수력이 좋아야 회복이 빠르나 방심하면 무제한 치료에 시간이 걸리게 된다. 걸리기도 잘하고 회복도 빠른 것이 이 체질의 특징인데 이 약은 이러한 여건을 감안하여 처방된 특효약이다.

◇ 민간요법
• 셀러리즙 110g, 당근즙 200g, 시금치즙 80g, 민들레즙 100g을 섞어서 하루 세차례 나누어 식후에 복용하면 좋다.
• 살아있는 뱀장어의 피나 담을 따뜻할 때 날 것으로 계속 복용하면 특효가 있다.
• 잉어를 잡아서 생피를 따뜻할 때 먹어도 좋다.
• 각혈을 했을 때는 범운섭(萎陳菜) 두줌을 진하게 달여서 하루 세번씩 공복에 장복하면 나을 수가 있다.
• 술잔에 정종이나 포도주를 반잔 정도 따른 다음 뱀장어를 신문

지에 싸서 머리를 끊고 통채로 거꾸로 술잔 위에 올려 놓고 피를 낸 다음 담을 꺼내서 피와 섞어 마신다. 그리고 생마늘을 수시로 먹으면 대효가 있다.

5) 구강 치아 계통 질환

* **이가 황색이 나는데**

◇ 원인 및 증세
이가 누렇게 되어 있거나 잇몸이 붙어서 더럽고 보기가 흉한 경우 이를 깨끗이 해주면 인상이 좋아진다.

◇ 민간요법
옥시풀을 솜에 적시어서 몇 차례만 닦으면 산뜻하게 깨끗해진다.

* **치통(齒痛)**

◇ 원인 및 증세
치아의 범낭질이 세균의 작용에 의해 파괴되고 구강내의 이 사이에 끼어 있는 함수탄소가 분해되어 형성된 산의 영향으로 탈퇴하는 질환이다.
충치는 이가 나면서부터 생길 수 있으며 인종·나이·성별 및 사회적 환경에 따라서 충치가 발생하는 율은 많은 차이를 나타내고 있다.

◇ 한방치료
계지오물탕(桂枝五物湯) : 과로를 했거나 월경이 끝나고 심한 고통이 있는 허약한 체질의 사람이 휴식을 하면서 빈혈을 도와 가며 치통을 치료하는 좋은 처방약이다.

　정통산(定痛散) : 충치가 오래되어서 냄새가 나고 더운 물이나 찬물이 들어가면 아픔이 일어나는 때 이 약을 달여서 입속에 물고 있다가 먹는다. 고기와 설탕, 성생활을 삼가해야 한다.

　◇ 민간요법
　●명아주대와 파씨를 달여서 입에 물고 있다가 뱉고 다시 새것을 물고 한다. 이렇게 몇차례 계속하면 치통이 멎는다.
　●석류 열매의 껍질을 2홉 물에 넣고 1홉이 되도록 달여서 계속적으로 양치질을 하면 이가 들떠 욱신거리는 것도 내려 앉고, 잇몸이 조여들면서 단단해진다.
　●일본식 요리점에서 주로 쓰고 있는 매간(梅干=우메보시라고 매실을 자소잎과 섞어서 조린 것)을 구하여 씨를 빼내고 밥풀과 섞어서 으깬다. 이것을 종이에 펴서 앓는 쪽의 뺨에 듬뿍 붙이면 곧 고통이 사라지고 낫는다.
　●충독(虫毒)에는 명이주의 생즙을 내어 2~3회 정도 발라 주면 서서히 통증이 갠다.
　●벌레먹은 자리를 이쑤시개로 깨끗이 후벼내고 개피유나 정자유를 탈지면에 묻혀서 끼워 준다. 옥시풀을 5배로 묽게 하여 입안을 양치질하고 옥도정기를 묻힌 탈지면을 끼워 주어도 효과가 좋다.
　●명아주의 생즙을 내어 탈지면에 흠뻑 묻혀서 환부에 물고 있으면 아픈 것이 씻은듯 갠다.
　●가지의 꼭지를 약간 진하게 달여서 입안에 한참 물고 있다가 양치질을 하면 차츰 고통이 사라진다.
　●수선화의 구근을 강판에 갈아, 종이나 헝겊에 펴고 통증이 나는 뺨에 붙여 두면 신기하게 통증이 갠다.

● 곤약(蒟蒻)의 한쪽에 칼을 넣고 베어내어 편 다음 뜨거운 물에 한참동안 담갔다가 아픈 이 쪽의 뺨에 붙이고 있으면 서서히 통증이 갠다.

● 솔잎 5~6개를 아픈 이로 꼭 물고 있거나 송진을 충치의 벌레먹은 구멍에 끼워 주면 심한 통증이 멎는다.

● 이가 욱신거릴 때는 박하의 잎을 짓이겨 앓는 이 사이에 끼워 주면 통증이 없어진다.

● 풍치(風齒)에는 가자(茄子)를 그늘에 말리어 가루를 만들어 이가 아플 때 환부에 발라 주면 신기한 효과를 보게 된다.

● 밀가루를 소주로 반죽하여 종이나 헝겊에 3cm의 두께로 펴서 앓는 쪽의 뺨을 찜질한다. 말라서 굳어지면 새것으로 바꾸어 주면 차츰 열이 내리고 통증이 갠다. 이 요법은 목이 아플 때도 효과가 좋다.

● 갑자기 어린아이들이 치통으로 고통을 받고 있을 때는 밥을 냄비에 넣고 물을 부어 죽을 쑨다. 이것을 무명 헝겊에 싸서 앓는 쪽의 뺨을 찜질해 주면 시원하게 통증이 갠다.

● 충치로 벌레먹은 자리에 음식물의 찌꺼기가 끼어 고통이 심할 경우에는 먼저 양치질로 입안과 잇속을 깨끗이 씻어내고 밀가루를 식초로 반죽하여 종이에 펴서 뺨에 붙여 두면 고통이 없어진다.

● 쑥잎을 비벼서 통증을 일으키는 충치의 벌레먹은 자리에 끼워 주면 고통이 사라진다.

● 목향(木香)·백지(白芷)를 가루로 만들어 호도기름에 반죽해서 입에 물거나 혹은 환부에 발라 주면 속효가 있다.

* 치은염(齒齦炎)

◇ 원　인

　치은염은 치은, 즉 잇몸에 염증이 발생한 것이며 치석·이쑤시개·쇠붙이 등으로 쑤셔서 받은 자극에 의하거나, 불결한 구강상태일 경우에 발생하게 되는 질환이다. 부적합한 칫솔이나 음식물·담배·약품 등의 강한 자극도 치은염을 발생케 하는 원인이 된다.

◇ 증　세

　환자의 체온은 늘 상승되어 있고, 주로 아동에 많이 있는 질환이다. 이 질환의 경과는 대개 1~2주간이나 오랫동안 지속되며 한번 이 병을 앓고 나면 장래에 포진성 구내염에 대한 면역성을 얻게 된다.

◇ 한방치질

　감로음(甘露飮) : 오랫동안 앓아 온 충치가 원인이 되어 잇몸이 붓고 쑤시면서 고약한 냄새를 풍길 때 체력이 보통 정도의 사람에게 써서 효과가 좋은 약이다.

　청위사화탕(淸胃瀉火湯) : 비교적 체력이 좋고 건강한 사람이 치은염으로 앓고 있는 사람이 입을 벌릴 수도 없을 정도의 심한 질환을 앓고 있거나, 이를 뽑았는 데도 계속 염증이 개지 않고 앓고 있어 음식을 잘 먹지 못하는 경우가 생긴다. 이러한 때에는 채식으로 음식을 가리면서 이 약을 쓰면 틀림없이 효과를 볼 수 있는 신기한 보은약이다.

◇ 민간요법

　● 파씨에 피마자 기름을 넣고 짓이겨서 잘 반죽을 한 다음 환부에

붙이거나 입에 물면 특효가 있다.
　●만성화하여 자주 앓는 경우에는 삼백초를 소금물로 씻어가지고는 잇뿌리 사이에 끼어 두었다가 이튿날 아침에 양치질을 하면 아픈 이 사이에서 피고름이 나오고 들떠 있어 힘이 없는 잇몸이 조여들면서 쑤시던 것이 시원하게 없어진다. 만일 낮동안이라도 이상한 기분이 들고 통증이 오면 삼백초를 잇뿌리에 끼워 두면 좋다.
　●비자・솔잎・마늘・은행을 생즙을 내어 입에 물거나, 환부에 바르면 통증이 서서히 개면서 시원하게 치유가 된다.
　●이가 흔들리고 힘이 없어 언제 재발하게 될지 알 수 없어 염려스러울 때는 평소에 굵은 소금을 손가락에 묻혀 이의 안팎을 깨끗이 닦는 버릇을 들여 놓으면 차츰 잇뿌리가 단단하게 자리를 잡고 음식물을 맛있게 먹을 수 있다.
　●벚꽃을 질그릇에 넣고 밀봉을 하여 물끼없이 굽는다. 이것을 가루로 만들어 볶은 소금과 같은 양으로 섞어서 치약 대신으로 아침 저녁 이를 닦은 다음 50배의 소금물로 양치질을 계속하면 약한 이도 튼튼해지며 특효가 있다.
　●가지대・녹두・방풍(防風)・깨 1 찻숟가락, 담배잎 반장을 넣고 달여서 3~4회 정도 2일간만 입에 물었다 뱉으면 치료가 된다.

＊ 입안이 헐었을 때

◇ 원인 및 증세
　입술・혀의 점막・혀・치은 등의 구강점막에 염증 변화를 일으켜 질환이 발생하는 상태이다.

◇ 한방치료

용석산(龍石散) : 입안에 뿌려 주면 통증이 개면서 치유가 잘 되는 특효약이다.

가미황련탕(加味黃蓮湯) 어린이가 열이 있어서 앓고 난 뒤나 정신적 스트레스로 혀와 입안이 헐었을 때 쓰면 신통한 효험이 있다.

◇ 민간요법
- 멀구슬 뿌리의 껍질을 깨끗이 씻어서 따스한 물에 가라앉혀서 침전이 되면 윗물을 약간 따라내고 이 물로 환부를 하루 4~5회정도 2~3일만 계속 발라주면 깨끗하게 낫는다.
- 입안이 짓무르는 경우에는 이질풀 한줌을 3홉의 물에 달여서 양치질을 2~3회 정도하면 개운하게 낫는다.
- 수박의 즙을 내어 한사발 정도를 마시면 시원하게 낫는다.
- 꿀을 구하여 하루 5~6차례 자주 발라주면 속효가 있다.
- 황연을 달여서 3~4회 정도 바르거나 고백반을 4~5회 정도 발라주어도 신통한 효과를 본다.
- 구기자의 껍질이나 뿌리를 달여서 하루 세차례씩 2일만 복용하면 효과가 놀랍다.
- 잇몸이 썩는 데는 오징어 뼈가루, 오배자 가루를 하루 2차례씩 2일간만 계속 뿌려 주면 낫는다.
- 겨울에는 수박껍질을 구하여 태워가지고 가루를 만들어 3~4회만 발라 주면 직효가 있다.

* 입술이 터진데

◇ 한방치료
입술을 어디에 부딪혔거나 이에 물려서 터졌을 때 피가 나거나 자국이 생겨서 상처를 입게 된다. 만일 염증이 생기게 되면 장기화해서 오래 고통을 겪는 수가 있다.

◇ 한방치료

용석산(龍石散) : 염증이 있는 입술에 이 약을 뿌려 주면 신기하게 효과가 있다.

◇ 민간요법

• 고백반 가루를 환부에 2~3회 뿌려 주면 통증이 개면서 차츰 낫는다.

• 입가가 헐었을 때 흔히 입이 큰다고 하며 입의 양쪽 가장자리가 염증이 생겨 짓무르게 되는데, 이 때에는 범의 귀를 구워서 가루를 만들어 참기름과 반죽해 가지고 2~3회 정도만 발라 주면 속효가 있다.

• 입술에 2~3회 정도 꿀을 발라 주면 직효가 있어 곧 낫는다.

• 오징어 뼈가루나 구기자 가루를 만들어 환부에 2~3회 정도 발라주면 특효가 있다.

* 입안에서 냄새가 날때

◇ 원인 및 증세

위장병이 있으면 대부분 입안에서 냄새가 나기 마련이다. 그러므로 이것은 근본적인 치료가 필요하며 원인을 알아내어 치료하도록 노력해야 한다.

◇ 민간요법

• 백반을 준비하여 입안에 자주 물고 있으면 냄새가 없어진다.

• 대나무 껍질을 질그릇에 넣고 물끼 없이 밀봉한 다음 구어서

가루로 만들어 평소에 자주 양치질을 하면 잇똥이 없어지면서 냄새도 없어진다.

● 천궁(川芎)을 잘게 썰어서 평상시에 늘 입에 물고 있으면 일시적으로 입의 냄새를 없앨 수가 있다.

● 옥시풀을 50배의 물에 엷게 타서 자주 입안을 닦아 주면 냄새가 없어진다.

6) 비뇨기 계통 질환

＊ 당뇨병(糖尿病)

◇ 원　인

'호르몬'인 '인슐린'이 부족하거나 지나치게 증가되었을 때 또는 잘 이용되지 못할 때 당질(糖質) 대사에 이상이 생겨 발병하게 된다. 젊었을 때 발생하는 당뇨병은 선천적으로 췌장 기능이 나빠서 오는 것이며, 중년 이후의 당뇨병은 과식・비만증 등이 원인인 경우가 많고, 정신과로 또는 스트레스도 발병 동기가 된다.

◇ 증　세

발병 초기에는 별로 증세가 나타나지 않으므로 혈액이나 소변검사로 우연한 기회에 발견되는 수가 많다. 입이 타서 물을 많이 마시게 되고 소변량이 늘어 물같이 맑은 소변을 보게 된다.

식사량이 늘어 식사를 한 지가 얼마 되지 않았는 데도 허기를 느끼고 단 것이 좋아진다. 먹는데 반하여 체중은 계속 줄어든다. 몸이 나른하고 기력이 없고 성욕도 감퇴된다.

여러 감염증, 특히 결핵합병증은 잘 낫지 않고 신경염때문에 손발이 저리다 못해 시력이 나빠지고 안저출혈(眼底出血)・백내장(白內障)이 되기도 한다.

고혈압・동맥경화・신질환을 병발하는 수가 많다. 결국 다갈(多渴)・다식(多食)・다뇨(多尿)의 3가지 특징만 나타나면 일단 당뇨병으로 의심해야 한다.

◇ 한방치료

천금문무탕(千金文武湯) : 건강한 사람이 얼굴빛도 검붉고 체력도 좋아 보이나 정력도 없고 갈증을 심히 느끼는 경우에 간 기능까지 함께 조절하는 기묘한 처방이다.

숙지황고삼탕(熟地黃苦蔘湯) : 다리가 마르고 소변이 기름 같으며 정력이 뚝 떨어져 있을 때 쓸 수 있는 약으로 오랫동안 계속 쓰면 좋은 효과가 있다.

◇ 민간요법

- 팥·다시마·호박을 함께 물을 붓고 삶아가지고 조금 맵게 해서 자주 먹으면 좋다.
- 느름나무(楡木)의 껍질 또는 뿌리껍질(根皮)을 달여서 1회에 10g씩 하루에 두차례 복용하면 특효가 있다.
- 주목나무·메꽃에 물을 붓고 달여서 1회에 한컵씩 하루에 2~3회 계속 복용하면 좋은 효과가 있다.
- 홍판귀(紅板歸)의 잎줄기 38g에 물 5홉을 붓고 달여서 1회에 1홉씩 하루 세차례를 복용하는데 반드시 공복에 먹어야 한다.
- 연전초(連錢草)의 잎과 줄기를 작게 잘라 그늘에서 말린 다음 19g을 3홉의 물에 넣어 2홉 가량이 되도록 달여서 공복에 하루 세차례씩 공복하면 특효가 있다.
- 연전초·하늘타리 뿌리·두릅나무를 달여서 수시로 한컵씩 마시면 좋다.
- 갈증이 날 때에는 지모·갈대·죽순을 물에 넣고 달여서 차 마시듯 수시로 마신다.
- 수박과 살구를 갈증이 날때 먹으면 갠다.

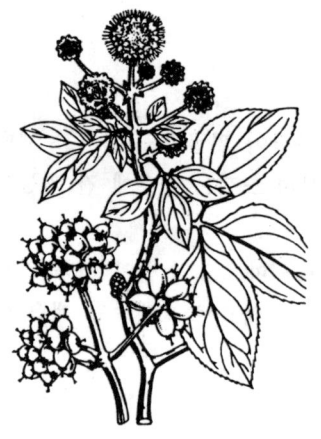

● 오가피

〈명의별록〉에 '오가피'는 남자의 음위, 부인의 음위, 중을 보하고, 정을 익히며, 의지를 강해지게 한다고 기록되어 있으며 '이시진'도 풍습위비를 다스리고 근골을 장하게 한다고 기록되어 있다.

* 신염(腎炎)

◇ 원인 및 증세

아침에 일어나면 얼굴이 부석부석하게 부으며 소변에 피가 섞여나오고 소변량의 감소와 측복부의 둔통이 심하게 나타나며 식욕부진이 생긴다.

급성일 때는 두통이 잘 오며 가장 중요한 것은 소변의 배출시 단백질이 포함해서 나오며 오줌량이 갑자기 적어지는 것은 신염이 아주 심한 증세라는 것을 뜻한다.

특히 염분을 제한하지 않으면 신 기능이 약해져서 오심·구토가 나거나 몸이 뒤틀리며, 악성 빈혈이 오고 약 1/3에 해당하는 환자에게서 고혈압이 온다는 사실을 발견할 수가 있다.

◇ 한방치료

위령탕(胃苓湯) : 음식에 체했던 것이 원인이 되어 신염을 발생케 했는데 이의 소화력을 돕고 치료를 가능케 하는 이상적인 처방이다. 아울러 음식에 대한 각별한 주의를 필요로 한다.

우차신기탕(牛車腎氣湯) : 위장은 튼튼하나 성적 과로로 신장 기능 전체가 기능부진의 원인이 되어 다리에 부종이 생기고 소변 배설량이 적을 때 이 약으로 강장제를 겸한 강력요제로써 좋은 약이다.

◇ 민간요법
- 댑싸리·옥수수 수염·뽕나무 줄기·질경이를 넣고 물을 적당히 부은 다음 달여서 하루 세차례씩 마신다.
- 익힌 호박, 팥 삶은 것, 호박과 미꾸라지 고은 것, 수박을 수시로 먹으면 소변이 시원스럽고 좋은 효과가 있다.
- 부기증에는 가짓대, 흰 파뿌리, 황포를 달여서 하루 세차례씩 공복에 먹으면 좋은 효과가 있다.
- 달걀, 개구리 익힌 것, 누런 늙은 호박 찐 것, 잉어 고은 것을 수시로 먹어도 좋은 효과가 있다.

* 방광염(膀胱炎)

◇ 원 인

방광염은 방광 질환에서 가장 무서운 병이다. 방광 점막에 균의 감염이나 화학적인 자극에 의해서 염증이 일어나는 것인데 이 질환은 처음부터 방광에 생기는 원인적인 발생과 다른 비뇨기과적 질환의 합병증으로 오는 것의 두가지 원인이 있는데 방광염의 대부분은 후자의 경우가 많다.

◇ 증 세

소변을 볼 때 뜨거운 느낌이 나며 소변이 마려우면 참지를 못하거나 오줌소태, 혈뇨(血尿) 하복부의 통증이 있다. 남자의 경우는 지금까지 의식하지 못했던 전립선염이 성적 흥분이나 과음으로 나타나며 소아에게는 방광의 오줌이 신장으로 역류되어 만성 신우염으로 나타나기도 한다.

◇ 한방치료

팔정탕(八正湯) : 기름진 음식을 많이 먹고난 뒤 갑자기 소변이 막혀 소변이 시원스럽지 않을 때 이 약을 쓴다. 체력이 과히 약하지 않을 경우에는 아주 잘 듣는 약이다.

용담사간탕(龍膽瀉肝湯) : 임질이 원인으로 일어난 방광염과 대하증에 쓰면 좋은 효과를 본다.

팔진탕(八珍湯) : 체질이 허약한 부인들이 심신이 피로하든가 월경 후 또는 소변이 시원스럽지 못하고 요도 끝이 개운치 않을 때 피로회복제로 곁들여서 쓰는 치료약으로 특효가 있다.

소심연자음(消心蓮子飮) : 연육(蓮肉)·맥문동(麥門冬)·복령(茯苓) 각 3.8g, 인삼·차전자(車前子)·황령(黃苓) 각 3g, 황기·지골피(地骨皮) 각 2g, 감초 1.5g.

◇ 민간요법

• 옥수수 수염 한줌에 물 1.5홉을 붓고 1홉이 되게 달여서 복용한다. 이 약은 독이 없고 맛이 유순하므로 증세에 따라서 양을 조정할 수 있으며 하루 세차례씩 장복하도록 한다.

• 꿀풀(夏枯草) 꽃과 줄기 5g 가량을 1일 분량으로 하여 물을 붓고 달여서 수시로 먹는다.

• 구기자·옥수수 수염·댑싸리 씨를 각각 한줌에 물 2홉을 붓고 1.5홉이 되도록 달여서 하루 세차례씩 복용한다.

* 오줌소태

◇ 원인 및 증세
어떤 자극적인 원인으로 방광의 탄력이 감소되거나 방광의 수축, 동통이 올때 소변을 자주 보게 되는 질환이다.

◇ 한방치료
십전대보탕(十全大補湯) : 선천적으로 기력이 약하고 정력이 부족하며 추위에 못견디는 약한 체질의 사람에게 쓰는 보혈강장제를 겸한 치료 처방약이다.
팔미환(八味丸) : 50대의 나이로써 정력이 부족하고 소변이 자주 마려운 사람으로 소화기관만 좋으면 계속 이 약을 써서 재발을 막고 적은 것은 자연적으로 용해가 된다.

◇ 민간요법
• 익모초・은행・우슬을 약간 진하게 달여서 1회에 반컵씩 공복에 하루 세차례씩만 먹으면 특효가 있다.

* 이뇨(利尿)

◇ 원인 및 증세
요도에 불쾌감을 느끼며 특히 보행시에 안좋다. 빈뇨로 합병할 염려가 있으며, 오줌 소태를 유발할 염려도 있는 질환이다.

◇ 민간요법
• 잔디・적당량을 물에 달여서 하루 세차례씩 복용하면 좋다.
• 패랭이(瞿麥子) 종자 10g 가량을 하루의 분량으로 하여 세차례

로 나누어서 복용한다. 또 늦가을 서리가 내릴 무렵에 뿌리와 줄기, 잎을 그늘에 말리어 벼헝겊에 넣고 물 2ℓ 정도를 붓어 반이 되도록 달여서 5회에 나누어 먹어도 좋다.
 ●위령선(威靈仙) 뿌리를 달여서 8g을 1일 분량으로 하여 하루 두차례씩 복용토록 한다.
 ●쇠무릎(牛膝)의 건조한 뿌리 10~15g을 끄느름한 불에 오랫동안 달여서 하루 두차례씩 복용한다.

* 산증(疝症)

◇ 원인 및 증세
 남성의 불알이 터무니 없이 크거나 한쪽만 월등하게 커서 간혹 통증을 느끼거나 보행 또는 활동의 부자유를 느끼며 다른 비뇨기계통의 질환과 합병증이 유발할 우려가 발생한다.

◇ 민간요법
 ●철남생의 뿌리를 생즙하여 하루 두차례씩 4~5일간만 먹으면 치료가 가능하다.
 ●연호색(延胡索) 뿌리를 캐어 깨끗이 흙을 털고 솥에 10분 가량 찐 다음 햇볕에 말렸다가 끄들끄들 하면 물을 붓고 달여서 하루 두차례씩 계속 복용하면 특효가 있다.

* 요로 소독

◇ 민간요법
 ●배나무잎(梨葉)을 10g 가량 1.5홉의 물을 붓고 1홉이 되도록 달여서 하루에 2~3회 정도 가끔 복용하면 좋다.

* 음위(陰萎)

◇ 원인 및 증세

음경이 발기하지 않은 질환인데 여인과의 동침을 할 때는 음경이 일어나지 않아 고민을 하고 부부생활의 원활을 기할 수가 없다.

◇ 한방치료

계지가용골모려탕(桂枝加龍骨牡蠣湯) : 계지(桂枝)·대추·작약·생강을 각 3.8ɡ, 감초 2ɡ, 용골모려(龍骨牡蠣湯) 각 3ɡ.

◇ 민간요법

• 담장에 붙어 있는 상표초를 따서 뜨거운 물을 부어서 숨을 죽인 다음 햇볕에 말린다. 이것을 병속에 넣어 놓고 있다가 가루를 만들어 하루에 두차례씩 1회에 4ɡ 가량을 생강차와 함께 마신다.

* 정력 결핍증(精力缺乏症)

◇ 원인 및 증세

신허라고도 하는 이 질환은 증상이 나타나면 정력이 감퇴되어 성행위를 원활하게 할 수 없을 뿐만 아니라 다른 병까지도 병발할 우려가 있는 질환으로 정력을 증강시키지 않으면 살아 있다고 해도 폐인과 다를바가 없다.

◇ 민간요법

• 음양곽의 잎과 뿌리 1.9ɡ을 1홉의 물에 넣고 0.7홉 가량이 되도록 달여서 하루 세차례씩 공복에 계속 복용하면 정력이 증강한다. 장복하는 것이 1~2개월이 아니라 해를 두고 몇년간을 복용토록

해야 한다.
- 인삼 10g과 찹쌀 10알을 넣고 푹 달여서 하루 세차례씩 계속 복용해도 좋다.
- 육두구(肉荳蔲) 10g에 물 2홉을 붓고 달여서 하루 세차례씩 공복에 복용하고 장복해야 한다.
- 구기자(枸杞子) 30g에 3홉의 물을 붓고 2홉 가량이 되도록 달여서 하루 세차례분으로 나누어 복용하는데 오랫동안 계속해서 먹도록 해야 한다.

* 유정(遺精)과 몽정(夢精)

◇ 원인 및 증세

이 병을 앓게 되면 자연 고민을 하게 되어 몸이 쇠약해져서 다른 병을 유발시킬 염려가 있어 건강상 좋지 않으며, 이 증세를 치료하지 않고 방치해 두면 '노이로제'까지 곁들여 부부생활에 까지 영향을 미치게 된다.

◇ 한방치료

지실(枳實) 0.4g, 후박(厚朴) 0.4g, 백출(白朮) 2.5g, 모려(牡蠣) 2.5g, 감초 0.8g, 치자(梔子) 1.2g, 황련 1.2g, 죽여(竹茹) 1.2g, 석고(石膏) 1.2g을 5홉의 물에 넣고 3홉 정도가 되게 달여서 하루 세차례씩 공복에 복용하는데 장기간 계속 복용하면 치유가 되는 특효약이다.

◇ 민간요법
- 토사자(兎絲子) 25g에 물 3홉을 붓고 달여서 하루 세차례 복용하되 완치될 때까지 계속해서 장복해야 한다.

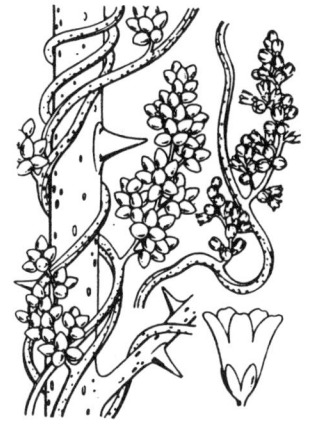

● **토사자**
〈신농본초경〉에 '토사자'는 절상을 잇고, 부족한 것을 보하며, 기력을 익히게 한다고 되어 있다. 또한 〈명의별록〉에는 음을 강하게 하며, 근골을 튼튼하게 하고 오래 복용하면 눈이 밝아지고 몸이 가벼워지게 하며 천수를 연장시킨다고 되어 있다.

● 복령(茯苓)과 석령(石苓)을 가루로 만들어 잘 섞은 다음 환(丸)을 지어 한번에 10알씩 하루 세차례를 복용하는데 증세가 나을 때까지 오랫동안 장복을 하는 것이 좋다.

● 산약(山藥)을 가루로 만든 다음 막걸리에 타서 하루 세차례씩 오래 복용하면 특효가 있다.

● 자백피(柘白皮) 12g, 상백피(桑白皮) 12g을 잘 섞은 다음 물 2홉을 붓고 1홉 정도가 되도록 달여서 하루 세차례 공복에 복용한다.

* 임질(淋疾)

◇ 원　인

임질은 요도에 처음 발생하는 염증으로, 감염에 대한 면역성이 없으며 항생제가 쏟아져 나오는 바람에 발생빈도가 상당히 줄어들었다. 합병증도 많이 줄어들었으나 최근에는 국제적 성격을 띤 성병이 나돌아 이 병에 걸리면 아주 치유가 어려울 뿐만 아니라 잠복율도 높다.

◇ 증　세

보균자와 성교를 하고 나서 3~10일 후에 끈적끈적하고 갈색 또는 황색의 점액 농정이 나오는데 요도에 불쾌감을 느끼며 오줌을 눌 때 화끈거리고 요도구를 보면 붉게 부어 있다.

◇ 한방치료

용담사간탕(龍膽瀉肝湯) : 남녀 구별할 것 없이 대하가 많으면 토복령(土茯苓)을 12g 씩 더하여 쓰면 좋다.

육미지황탕가녹막(六味地黃湯加麓角) : 항생제나 설파제로 농은 그쳤으나 피로가 자주 올 때 쓰면 좋다.

청심연자음(淸心蓮子飮) : 소변이 혹 흐르거나 고름 같은 분비물이 비칠 때 쓰는 약이다.

◇ 민간요법

• 청어를 물에 적셔 놓았다가 축축하게 불린 다음 사향을 조금 뿌리고 단지 속에 넣고는 틈이 없게 밀봉을 하고서 단지를 뜨겁게 달군다. 이렇게 하면 사향이 묻은 청어가 열에 쪼들어 타는데 약간 탔을 때 꺼내어 먹으면 특효가 있다.

• 파초 뿌리 23g 에 물을 붓고 달여서 하루 세차례 분으로 나누어 복용하는데 일주일 가량 계속해서 복용하면 특수한 효과를 본다.

• 버드나무 뿌리를 깨끗이 씻은 것 38g 에 물을 붓고 달여서 하루 세차례 나누어 복용하는 데 10일간을 계속해서 이 약을 먹으면 좋다.

• 마당풀(일명 파리채 나물이라고도 함)로 생즙을 내어 1회에 0.3홉씩 1일 2~3회 복용하면 특효가 있다.

● 잔디씨와 물을 적당하게 맞추어서 끄느름한 불에 오랫동안 달인 다음 3회씩 계속 복용하면 근치할 수 있다.

● 질경이 · 쑥세풀 · 치자에 적당한 양의 물을 붓고 달여서 하루 두차례 나누어 복용하고 청어를 구워 먹는다. 이와 같이 2~3회만 복용하면 웬만한 임질은 근치가 된다.

* 매독(梅毒)

◇ 원 인

주로 성교에서 발병하며 최근에는 항생제의 출현으로 많이 감퇴 되었으나 매춘촌이나 기타 화류 여성과의 접촉시 국제매독이라는 매독균이 감염되어 평생 불치병이 된다.

◇ 증 세

성교를 하고 나서 2~3주 뒤에 구진이 나타나고, 그후 표면에 궤양이 생기는데 이것은 아프지 않고 단단하게 피하로 들어가고, 대개는 하나만이 생긴다. 다음에는 서혜부 임파선에 아프지 않은 가래톳이 생기며, 매독균은 점막이나 상처부를 침입할 수 있다.

◇ 한방요법

대황(大黃) · 황연(黃蓮) · 황령(黃苓) 각 3.75g, 감초 7.5g, 사중(社中), 지황(地黃) 각 7.5g, 산귀래(山歸來) 450g. 이 약을 다섯첩으로 지어 초탕은 물 두공기를 넣고 달이고, 재탕은 물 두공기 반으로 달인다. 3탕은 물 3공기를, 4탕은 물 2공기를, 5탕은 물 3공기로 달여야 한다.

복용하는 방법은 한탕을 다섯번씩 재탕하여 약 한첩을 하루에 복용하여 5일간 복용하면 근치된다.

◇ 민간요법
- 승검초 뿌리를 말린 것 22g 정도를 달여 하루에 세차례 나누어 복용한다.
- 승검초·봉선화꽃·명감나무 뿌리에 물을 붓고 달여서 하루 3차례씩 2~3일만 복용하면 특효가 있다.
- 인동(忍冬) 넝쿨이나 잎을 10g쯤 물을 붓고 달여서 하루 세차례씩 복용한다. 이 약을 계속해서 오랫동안 복용해야 한다.
- 시금치 뿌리를 그늘에 말린 것 2g에 물 2홉 가량 붓고 1.5홉이 되도록 달여서 하루 세차례 나누어 장복하면 퇴치된다.
- 괴경(塊莖)과 반하(半夏)를 각 10g씩 같은 양을 섞어서 물 3홉을 붓고 2홉이 되도록 달여서 하루 세차례 나누어 계속해서 복용하면 특효가 있다.
- 복령(茯苓) 10g에 물을 붓고 달여서 하루분으로 하여 세차례 나누어서 복용하는데 계속해서 오랫동안 복용하면 특효가 있다.

7) 피부과 계통 질환

* 두드러기

◇ 원   인

급성이나 만성은 대개 음식이나 약의 중독 또는 알레르기성 반응으로 오는데 태열이 있는 사람이나 어린이에게 흔한 병이다.

약에서 오는 경우는 페니실린이 가장 많고 아스피린에서도 잘 오는 병이다. 음식에서는 생선종류·딸기·달걀·새우·게 등이며, 기타 벼룩이나 이에 물렸거나 기생충에서도 오며, 먼지 같은 것에서도 두드러기가 나타나는 경우가 있다.

특수 두드러기로서 한냉(寒冷)에 피부가 노출되거나 태양광선에 노출되었을 때, 또 뜨거운 목욕같은 것을 해서 우리 몸에 열을 발생시키는 행동을 했을 때도 두드러기가 발생하는 원인이 된다.

◇ 증   세

피부가 벼란간에 부풀어 올라와서 오톨도톨한 증상이 나타나며 가렵고 가슴이 답답하다.

◇ 한방치료

가미승갈탕(加味升葛湯) : 비교적 건강해 보이는 사람이 장내의 자가중독 현상에서 오는 심한 두드러기에 신통한 효능이 있는 약이다. 가급적이면 음식을 한두끼 굶고 우유같은 유동식을 먹는 것이 좋다.

가미정기산(加味正氣散) : 평상시에 위장이 약한 사람이 냉면 같은 음식을 잘못 먹어서 식상이 생김과 동시에 두드러기가 왔을 때 잘 듣는다. 이밖에도 부인이나 허약한 사람이 찬바람을 쐬였거나 또는 찬물에 손을 넣으면 손발 또는 전신에 두드러기가 내솟는 경우가 있는데 체질의 허약으로 오는 것이니까 오랜 시일을 두고 보약을 많이 써야 한다.

형방패독산(荊防敗毒散) : 보통의 체력으로 소화기관이 좋은 편인 사람으로 두드러기와 간의 해독 기능을 강화하고, 독소의 배설을 촉진시키면서 소영을 시키는데 쓰는 처방 약이다.

이외에도 가미향소산(加味香蘇散)·우방산(牛房散)·청기산(淸肌散)·방풍통성산(防風通聖散)·화피산(樺皮散) 등이 있는데, 체질과 증상에 따라 필자의 임상 경험에 의하여 생약의 가감법제로써 시일을 단축하고 빠른 치료 요법을 발견하게 되었다.

◇ 민간요법

• 팽나무의 잎이나 열매를 진하게 삶아서 그 물을 환부에 자주 바르면 효과가 좋다.

• 피마자 기름을 한 숟가락 정도 먹고 바로 탱자 5개에 1.5홉 가량의 물을 붓고 달여서 먹으면 좋은 효과를 볼 수 있다. 만일 증세가 심하면 피마자 기름을 두 숟가락 정도 먹은 다음에 탱자를 달여 먹는 것이 좋다.

• 습관성으로 두드러기가 자주 날 때는 결명자를 달여 하루 2~3 차례씩 계속해서 장복하면 위장이 튼튼해지며 약효가 좋다.

• 밤나무 껍질 100g을 달여서 하루에 두차례씩 복용하면 좋은 약효를 본다.

• 낙지를 달여서 그 물을 환부에 자주 발라도 좋다.

- 매미 허물 가루 낸 것을 돼지기름에 개여서 환부에 바른다.
- 미나리즙·탱자즙·피마자 기름을 환부에 자주 발라도 좋다.

* 여드름

◇ 원인 및 증세

사춘기에 접어들면 대부분의 사람에게 여드름이 나게 된다. 얼굴·가슴·등에 까지도 생기는 일종의 부스럼이다. 기름기와 당분이 많은 음식의 과식으로 소화불량이 되거나 변비가 생겨, 건강상태가 좋지 않을 때에는 여드름이 악화되며, 여성의 경우 월경불순이 있으면 '호르몬'의 균형을 잃게 되어 여드름을 더욱 유발시키게 된다.

◇ 한방치료

청상방풍탕 : 평소에 얼굴빛이 붉고 보통 정도의 남녀로써 고름이 들 정도의 심한 여드름은 이 약으로써 치료할 수가 있다.

열다한소탕(熱多寒小湯) : 건강한 체구에 거므스레한 얼굴빛을 한 청년의 간기능을 조정하고, 장의 이상발효로 발생한 중독현상을 해소시켜 여드름을 없이 할 수 있는 처방이다.

청온음(淸溫飮) : 간장 기능을 강화시켜 조혈과 해독소염을 시키는 약인데 기혼 부인으로 월경불순이 있든가 또는 임신의 중절수술을 받고 나면서부터 보기싫을 정도로 여드름이 심할 때 쓰면 좋은 약이다.

이외의 한방치료 요법으로써 증상과 체질에 따라 청상방풍탕(淸上防風湯), 형개연교탕(荊芥連交湯)에 생약을 특수하게 가미하여 한약과 함께 복용하면 뛰어난 효험이 있었다.

◇ 민간요법

• 도화(桃花)를 짓이겨서 즙을 내어가지고 바르면 특효가 있다.
• 달걀·지황즙·귤껍질즙·팥꽃을 이겨서 잠자리에 들기 전에 바르고 아침에 팥가루를 써서 깨끗이 씻어내면 특효가 있다.

* 무 좀

◇ 원인 및 증세

주로 발에 많이 오며 때로는 손바닥에 온다. 도시 사람에게 많은데 그 이유는 신경을 자주 쓰는 데에 관련이 있다고 본다. 이 곰팡이균은 고온고습(高溫高濕)의 환경에서 잘 성장하며 전염원으로 알려지기는 목욕탕·수영장에서 환자가 신던 신발과 양말을 들 수 있다. 그러나 무좀균은 정상 피부에는 침범할 수 없고, 신경성 자극과 긴장이 계속되어 일어나는 소위 손바닥이나 손가락 사이, 발바닥 발가락 사이에서 오는 신경성 다한증이 와서 피부의 각 질층이 땀에 부풀어 있거나 또는 피부에 상처가 생겼을 때 이곳을 통하여 곰팡균(무좀균)이 침범하여 무좀을 일으킨다.

잘 생기는 부위로는 발가락 사이 특히 세째와 네째 발가락 사이에 잘 생기며 만일 짓무르고 갈라지고 가려운 증상을 나타내는 간찰형과 피부 각 질층이 두터워지고 껍질이 벗겨지는 만성 비후성이 있다.

◇ 한방치료

방풍통성산(防風通聖散) : 얼굴빛이 붉고 비대하며 약간 변비에 가깝고 여름철에 규칙적으로 오는 발 무좀에 계속 써서 듣는 것이다.

형방지황탕(荊房地黃湯) : 보통 체력으로 소화 기능이 좋은 사람이 신장 기능이 약하여 체내 독소의 배설에 장애가 있다고 보일 때 이 약을 쓰면 효과가 있다.

십전대보탕(十全大補湯) : 선천적으로 허약체질인 사람이 무좀이 생겼을 때는 내과의 강장제를 써서 체질을 개선시키면 무좀 치료의 구실까지 하게 된다.

◇ 민간요법
- 등겨의 기름을 내어 그 기름을 환부에 하루에 4~5회 정도로 자주 바르면 효과가 좋다.
- 무좀이 악화돼서 농이 나올 정도면 손가락 끝이나 발가락 끝도 무좀의 가려움증에 고통을 느끼게 된다. 접골목(지렁이 나무)을 잘게 썰어서 오래도록 달이면 물색이 갈색이 된다. 약간 뜨거운 때에 환부를 담그는데 하루에 3~4회 정도로 15일 가량만 계속하면 치유 효과를 본다.
- 분을 개어 아침 저녁으로 발가락 사이를 깨끗이 씻어낸 다음 하루에 두차례씩 바르고 될 수 있는대로 구두나 고무신, 운동화 같은 것을 신지 않는 것이 좋다.
- 싸리나무를 태우면 진이 나온다. 환부를 맑은 물로 깨끗이 씻어 낸 다음 이 진을 바르면 무좀이 차츰 죽어가기 시작한다.
- 삼나무잎을 불에 태우면 연기가 난다. 환부를 이 연기에 쬐어 그슬리면 효과가 좋은데 1회에 20분씩 하루에 1~2 회정도로 2~3일간만 계속하도록 한다.
- 삼(大麻)잎을 따서 생즙을 내어바르거나 잎을 짓이겨서 환부에 바르면 신효한 효능을 본다.
- 삼(杉)의 송진을 따서 따뜻하게 해가지고 환부에 발라도 효과가 좋다.

● 환부를 깨끗이 씻어낸 다음에 석류껍질을 벗겨 그늘에 말린 다음에 물에 개어 바르거나, 껍질을 말리지 않고 생즙을 내서 하루에 두차례씩 일주일 정도만 계속하면 치료가 된다.
● 치자·푸른감·가지생즙에 백반가루를 넣어서 바르면 효과가 좋다.
● 부추즙에 백반가루를 넣고 들깨잎에 펴서 바르면 신통한 약효가 있다.
● 담배잎사귀를 진하게 삶아서 그 물로 하루에 4~5회 정도 씻어내면 효과가 좋다.
● 쥐손이풀을 달여서 식힌 다음 그 물에 환부를 20~30분 가량 하루에 두차례씩 3일간만 계속하면 효과를 본다.
● 세비름을 짓이겨서 즙을 내어 하루 두차례씩 발라도 좋은 효과가 있다.
● 쑥대나무(甫木)를 태워서 연기를 내어 하루에 세차례씩 한번에 5분 가량 10회 정도만 계속하면 효과가 좋다.
● 잔디 뿌리를 달여서 따뜻할 때 20~30가량 하루 두차례씩 5일간만 계속해도 치유가 된다.
● 석산(石蒜)의 구근을 눈이 작은 강판에 갈아서 접착성이 생긴 것을 종이에 펴가지고 환부에 붙이거나 강판에 간 것을 뜨거운 물에 넣고 따뜻할 정도로 되면 구근 찌거기를 건져 내고 환부를 담그고 나서 찌거기로 가루약을 만들어 환부에 뿌리면 신통한 효과가 있다.
● 알카리성이 약한 비누로 환부를 서너차례 씻고 구은 명반의 가루를 만들어서 손으로 이 약을 환부에 문질러 주면 특효가 있다.

* 기계충

◇ 원인 및 증세

이 질환은 대개 모발(毛髮)이 무좀균의 감염에 의해서 발생하는 질환으로써 머리카락이 윤기를 잃고 거칠어지거나 잘 부스러져서 돈짝만하게 둥근형으로 머리가 빠진다. 때로는 전연 증상이 나타나지 않는 경우도 많다.

◇ 한방치료

방풍통성산(防風通聖散) : 타고날 때부터 몸이 약한 데다, 무좀이 발생한 사람은 내과적으로 강장제를 써서 체질개선을 시키면 치료 구실과 아울러 이중 효과를 볼 수 있는 약이다.

십전대보탕(十全大補湯) : 타고날 때부터 몸이 약한 데다, 무좀이 발생한 사람은 내과적으로 강장제를 써서 체질개선을 시키면 치료 구실과 아울러 이중 효과를 볼 수 있는 약이다.

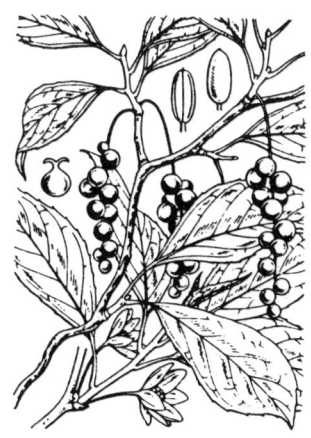

● 오미자
〈신농본초경〉에 '오미자'는 기를 익하고 음을 강하게 하며, 남자의 정력을 익한다고 되어 있으며 거담, 진해에도 효험이 뛰어난 것으로 기록되어 있다.

형방지황탕(荊防地黃湯) : 보통인 체력을 가졌으나 소화기능은 좋은 사람이 신장 기능이 약하여 체내 독소의 배설이 곤란할 때 쓰는 좋은 처방 약이다.

◇ 민간요법
• 마늘즙·담배진·싸리나무즙·소리쟁이즙을 내어 환부에 하루에 두차례씩 바르면 좋다.
• 인주를 잘 이겨서 환부에 3~4회 정도 계속 바르도록 한다.
• 철쭉꽃을 짓찧어서 종이에 펴가지고 계속 환부에 바른다.

* 도장 부스럼

◇ 원인 및 증세
얼굴·사지(四肢) 상부의 몸에 무좀균이 감염하여 생기게 되는 질환으로 둥근형, 계란형의 뚜렷하게 환부의 경계가 나타난 반점이 생기며, 경계 부위에 차츰 비늘이 일어나며 반점이 확대해감에 따라서 환부의 중심부는 정상적 피부현상이 보인다.

◇ 한방치료
무좀균으로 생기는 질환이기 때문에 무좀에서 쓴 약과 같이 형방지황탕·방풍통성산, ·십전대보탕을 참조해서 쓰도록 한다.

◇ 민간요법
• 무궁화 나무를 잘게 끊어서 진하게 달여가지고 환부에 하루 2~3회씩 5~6일간 바르면 나을 수 있다.
• 마늘즙이나 참기름을 하루 2회씩 발라도 좋은 효과가 있다.
• 동백기름, 차조기름을 가끔 환부에 바른다.

* 습 진

◇ 원 인

습진의 원인은 명확하게 밝혀지지 않고 있으며 다만 개기름의 분비가 많은 부분 즉 머리에서부터 얼굴·눈썹·속눈썹까지 퍼지며, 심할 경우에는 목·겨드랑·젓가슴·배꼽·음부까지 확장되기도 한다.

◇ 증 세

머리에 비듬이 많고 다른 부위에서는 기름기가 있는 비늘이 많이 생기기도 한다. 또 가려움증이 심한 고통을 받기도 하며 머리에 지루성 습진이 생기게 되면 빨리 털이 빠진다.

땀을 많이 흘리거나 정신적으로 과로를 했을 때 증세가 악화된다. 이 증세는 대부분의 환자가 지방이 많은 음식, 즉 버어터·땅콩 같은 것을 섭취하는 경향이 많다.

◇ 한방치료

소풍산(逍風散) : 당부·지황(地黃) 각 3g, 방풍(防風)·지모(知母)·호마(胡麻)·우방자(牛旁子)·형개(荊芥)·목통(木通) 각 2g, 고삼(苦蔘)·선퇴(禪退)·감초 각 1.5g, 석고(石膏) 5g.

◇ 민간요법

● 명아주의 생즙을 내어 환부에 하루 3～4회 가량 바른다.

● 삼백초의 뿌리 중 흰 부분 5～6cm 가량만 잘라서 물에 담구어서 붙도록 해둔다. 이것을 무우잎에 싸가지고 방금 불을 때고 난 뜨거운 잿속에 묻어서 물렁거려지면 꺼내 가지고 밥풀과 함께 짓이겨 풀같이 반죽한 다음 환부에 붙이도록 한다.

또 잎을 소금에 비벼서 생즙을 내어 환부에 발라도 똑같은 약효를 볼 수가 있다.
- 삼잎(大麻)을 곱게 다듬어 가지고 깨끗이 씻어서 물을 붓고 달인다. 이것을 하루 2~3회 정도 복용하면 직효가 있다.
- 나팔꽃잎과 열매(씨)를 같이 섞어서 짓이겨 가지고 생즙을 내어 자주 환부에 바르는데 하루에 2~3회씩 바르면 신통한 효과가 있다.
- 삼백초 한줌을 5홉의 물에 달여서 반이 되도록 해가지고 차를 마시듯 마시며, 한편으로는 생즙을 내어서 환부를 찜질하고는 황백 가루를 바른다. 계속적으로 이와 같이 치료하면 5일 정도면 큰 효과가 있다.
- 환부에 다른 병균이 침입하는 것을 예방하고 환부에 자극이 없도록 하기 위해서 목욕이나 또는 일광욕 같은 소독을 한 다음에 복숭아의 꽃이나 잎을 달여서 환부에 바르는 한편 복숭아씨를 달여서 먹으면 좋은 효과가 있다.
- 복숭아꽃잎 달인 것을 가끔 한번씩 먹는 것도 좋은 효과가 있다.
- 쌀뜬물을 갈아 앉혀서 팔팔 끓인 다음 하루에 4~5회씩 환부에 바르면 빠르게 치료가 된다.
- 할미꽃 뿌리를 이겨서 환부에 붙였다가 10분 이내에 띠어내도록 한다.
- 할미꽃 뿌리에는 독한 약성이 있기 때문에 10분 이상이 지나면 살이 문들어질 염려가 있으므로 특히 조심해야 한다.

* 사마귀

◇ 원인 및 증세

사마귀는 마포 바이러스라고 하는 바이러스의 일종으로서 피부나 점막에 발병하는 피부의 전염성 질환이다.

◇ 한방치료

의이인전(薏苡仁煎) : 원래는 약이라기 보다는 식료로써 많이 써왔으나 먹으면서 약효를 발견하고 이제는 약으로써 널리 알려지게 되었다. 율무 한줌을 한홉의 물에 넣고 끓이면 맛이 구수하고 이뇨작용으로 신경통 치료와 폐기능도 보하고 일석삼조의 구실을 하게 되는 약이다.

1근 가량만 구해서 먹으면 다 먹기 전에 웬만한 질환은 거의 치유가 된다. 떡을 해먹으면 먹기도 좋고 맛도 좋으며 효과도 똑같은 효험을 볼 수 있다.

◇ 민간요법

- 율무가루를 밥풀과 으깨어 환부에 붙이는 한편 율무가루 속에 설탕을 넣고 잘 섞어서 한차례에 한숟가락씩 하루에 3~4회 정도 복용하면 특효가 있다.
- 사마귀를 하루에 한차례씩 바꾸어서 거미줄로 감아두면 일주일 안에 저절로 없어진다.
- 무화과(無花果)의 잎이나 줄기를 꺾거나 짓이기면 생즙이 나오는데 이것을 사마귀에 바르면 일주일 내에 빠지게 된다. 바르는 방법은 하루에 한차례씩 계속해서 발라야 속히 빠지게 된다.
- 가지를 잘라서 갈라진 곳으로 아침저녁 계속해서 3~4일간 문질러 주면 신통하게 빠지게 된다.
- 오이꼭지로 하루에 5~6회씩 문질러 주면 자연히 사마귀가 빠지

게 된다. 그런데 문질러 주면 사마귀 주위에 상처가 생겨 화농작용이 일어나니까 지나치게 세게 문지르는 일이 없도록 해야 한다.

* 티 눈

◇ 원인 및 증세

발가락에 주로 많이 생기며 특히 엄지발가락과 새끼발가락에 둥근 반점 모양으로 싸래기 같은 하얀 눈이 박힌다. 길을 오래 걷거나 새신 구두 같은 것은 신으면 잘 일어나는 일종의 피부질환이다. 티눈이 자라서 마치면 길을 걸을 때 아프고 괴롭다.

◇ 한방치료

의이전(Ｖ苡前) 율무를 한근 정도 죽을 쑤어서 먹으면 신효한 효과를 볼 수 있다.

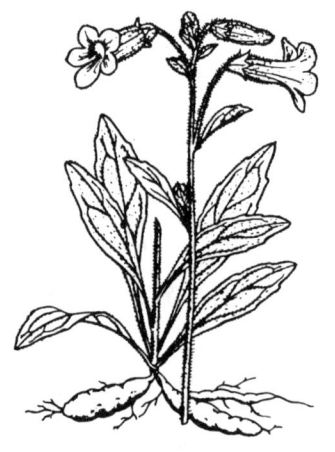

● 숙지황

〈신농본초경〉에 '숙지황'은 오래 복용하면 몸이 가벼워지게 하고 노쇠하지 않는다라고 기록되어 있다. 또 〈명의별록〉에는 남자의 오로칠상, 부인의 하혈에 효과가 있다고 되어 있다.

◇ 민간요법
• 소철잎을 질그릇 속에 넣고 밀봉한 다음 검게 구워서 가루로 만들어 밥풀과 섞어가지고 티눈에 붙인다. 3~4회 정도 갈아 붙이면 효과가 좋다.
• 은행즙이나 마늘즙을 내어 바르면 티눈살을 쉽게 잘라낼 수가 있다.
• 반딧불 5~6마리를 밥풀에 짓이겨서 갠 다음 티눈에 붙여주면 특효가 있다. 가시 같은 것이 박혀 있을 때도 좋은 효과가 있다.
• 참싸리의 진을 짜서 미꾸라지와 생으로 짓이겨 가지고 티눈에 바르면 특효가 있다.

* 검은 점(黑子)

◇ 원인 및 증세
얼굴에 검은 점이 생기는 것은 죽은깨와 같이 선천적인 체질에 의해서 병발하는 것인데 이 검은 점을 어떤 사람은 침 같은 것으로 빼는 수가 있는데 그런 치유 방법을 쓰면 얼굴에 흉터가 생기게 되어 흉칙하게 되므로 그런 유치한 방법은 쓰지 않는 것이 좋다.

◇ 한방치료
당귀산합방(當歸散合方) : 이 약은 오래되어 반점이 굳어져 버린 검은 점 같은 것에 써서 좋은 약이다.

◇ 민간요법
• 속수자(續隨子)의 잎과 줄기를 꺾으면 하얀 즙이 흐르는데 이 물을 세차례 가량 점에 바르면 자연히 없어져서 치유가 된다.
• 참깨꽃과 뱀껍질을 밥풀에 개어 점에 바르면 특효가 있는데

한두차례에 끝내지 말고 점이 없어질 때까지 계속해서 오랫동안 치료하면 좋은 성과를 얻을 수 있다.
* 까마귀 머루의 잎을 그늘에 말려서 비벼가지고 약쑥을 만들어 점 위에 놓고 뜸을 뜨면 특효가 있다.

* 땀 띠

◇ 원인 및 증세

온몸의 피부에 조직되어 있는 땀샘의 입구나 땀샘의 관이 막혀서 땀이 밖으로 배출하지 못하고 땀샘의 관 어느 부분에 저류현상(貯溜現象)이 일어나서 생기게 되는 일종의 피부병 질환이다.

◇ 증 세

어린이에게 특히 많고 쇠약해진 사람, 비만한 사람에게 오거나 고온(高溫)·고습(高濕)의 환경에서 장시간 일하는 사람에게 많고, 이런 환경에서 거기에다 통풍이 안되고 피부병이 많은 곳이면 더욱 땀띠가 많게 된다. 좁쌀만한 투명의 물집이 얼굴·목·가슴·사지(四肢)에 발생한다.

세균감염이 생기고, 심한 경우 2차 감염으로 고름집이 생기기도 한다.

◇ 한방치료

당귀작약산(當歸芍藥散) : 가끔 통증 같은 것이 오고, 고름 같은 농이 나오거나 아직 독이 남아 있을 때 쓰면 특효가 있다.

◇ 민간요법

* 꿩의 비듬잎을 따서 표면의 얇은 표피(表皮)를 벗겨버린 다음 부드러운 것만을 환부에 붙이는데 땀띠가 날 때마다 농이 생겼다고

하더라도 쉽게 치료할 수 있는 신비한 비방이다.
- 오이 줄기를 자르면 생즙이 나오는데 즙을 땀띠에 하루 세차례씩 바르면 치유할 수가 있다.
- 가지를 팔팔 끓인 물로 온몸을 목욕하면 직효를 볼 수 있다.
- 귤의 생즙을 내어 땀띠에 자주 바르면 좋은 효과가 있다.
- 삼백초의 잎 5장 정도를 깨끗이 씻어 머위의 잎으로 돌돌 말아서 무명실로 얽어 묶은 다음, 뜨거운 재 속에 묻어 놓으면 검붉은 고약 같이 된다. 이것을 종이에 펴서 환부에 붙이는데 말라서 굳어지면 새 것으로 하루에 2회 가량 갈아붙이면 좋은 효과가 있다.
- 활석 가루를 땀띠에 하루 두차례 정도 3~4일간만 계속하면 치유할 수가 있다.
- 땀띠가 심한 때에는 붕산가루 1순가락, 중조 한순가락, 천화분(天花粉=하늘타리의 뿌리로 만든 가루) 2순가락을 섞어서 두겹으로 만든 가제, 주머니에 넣고 환부를 가볍게 두들겨서 가루를 바르도록 하면 좋은 약효가 있다.
- 고삼근(苦蔘根)을 물로 끓여서 하루 2회정도 바른다.
- 얼레지 가루를 무명으로 만든 주머니에 넣어가지고 땀띠가 난 곳을 두들겨 주면 감촉이 부드러우며 약이 묻으면 잘 낫는다.

* 농포진(濃疱疹 : 고름집)

◇ 원인 및 증세

농가진(濃痂疹)이라고도 하는 피부 질환인데 전염성 피부질환으로 여름에 많이 발생하며, 어린이에게 많은 질환이다. 얼굴・사지 같은 신체의 노출 부분인 얼굴이나 사지 같은 곳에 많이 나타나며, 완두콩 크기 만한 물집이 생기며, 이 물집이 터져서 딱지가 붙게 되고 진물이 난다. 이 진물로 다른 부분이나 타인에게 감염된다.
◇ 민간요법
● 잠두를 질그릇(약단지)에 넣고 물기가 없게 잘 밀봉하여 구운 다음 가루로 만들어 참기름으로 반죽을 한다. 이것을 종이나 헝겊에 펴서 환부에 붙이면 효과가 좋다.

* 동 상

◇ 원인 및 증세
경증은 가려움증이 있으면서 피부가 홍색 혹은 홍자색으로 되고 붓는다. 가려움증은 따뜻해지면 더욱 심해진다. 동상이 심해지면 그 자리에 궤양(潰瘍)이 오는 경우도 있다. 대개 기후가 따뜻해지는 봄철이 되면 자연히 치유가 된다. 일단 동상에 걸리면 겨울에는 또다시 재발이 된다.

◇ 한방치료
당귀사역탕(當歸四逆湯) : 호되게 추운 때 밤일을 했거나 보초를 서게된 것이 발과 손이 새파랗게 변색이 되면서 붓는다. 심하게 되면 진물이 흐르고, 혈액순환이 나빠져서 궤란이 되어 절단수술까지도 받아야 할 단계까지 이르게 되는 경우에도 이 약을 먹으면 혈액순환이 촉진되고 피부조직이 원생으로 되돌아가 치유가 되는 신비한 치료제의 처방약이다.
태음조위탕가선모(太陰調胃湯加仙茅) : 바른 체질이면서도 쾌활한 성격인 사람이 동상에 걸렸을 때 이 약을 쓰면 좋은 효과가 있다.

◇ 민간요법
● 가지꼭지를 그늘에 말린 것 한줌을 반되 가량의 물에 넣고 삶아

서 소금을 약간 넣은 다음 견딜 수 있을 만큼의 뜨거울 정도로 해서 환부를 담구어서 찜질을 한다. 2일정도만 계속하면 붓고 붉게 헐은 곳이 놀랍게 치료가 된다.
* 생강 강즙을 내어 환부에 하루 4~5회씩 계속해서 2~3일간만 바르면 놀라운 효과가 있다.
* 찬 콩주머니를 언곳에 놓아 얼음을 뺀 다음 꽈리나 물오징어, 배의 생즙을 하루 두차례씩 계속해서 바르면 좋은 효과가 있다.
* 오래 된 고추(누에고추) 2개를 지쳐 백반 15g, 식초 한 숟가락을 넣어 잘 섞어서 따끈하게 데워서 환부에 자주 바르면 직효를 볼 수 있다.
* 토복령(土茯苓) 7.5g, 생강 3.75g 을 잘게 썰어서 명주머니에 넣어 식초에 20분정도 담구었다가 데워서 매일 2~3회씩 4~7일 동안만 계속해서 환부에 찜질을 하면 낫게 된다.
* 참외꼭지를 그늘에 말려서 삼배꼭지에 넣고 두드려서 가루를 만들어 물로 반죽한 다음 헝겊에 펴서 환부를 꼭 싸매면 좋은 효과가 있다.
* 두부나 메밀묵을 1cm나 2cm정도의 두께로 엷게 짤라 동상이 걸린 환부의 앞뒤에 붙이되 하루에 2~3시간 붙여 일주일간만 계속하면 놀라운 효과가 있다.
* 민달팽이를 산채로 병 속에 넣고 소금을 뿌려두면 투명한 액체가 생기는데 이 물을 환부에 계속해서 바르면 특효를 본다.
* 무우잎을 끓여서 약간 식혀가지고 환부를 담구어서 찜질을 하고 물기를 잘 닦은 다음 간유를 발라 주면 좋은 효과가 있다.
* 생강즙에 뜨거운 물을 부어서 이 물을 환부에 하루 두차례씩 4~5일간만 계속하면 아주 좋은 효과가 있다.
* 귤껍질과 삼(大麻) 나무의 껍질을 섞어서 달여가지고 하루에

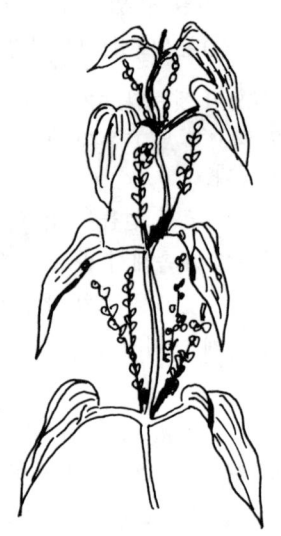
• 마

3~4회씩 3~4일간만 찜질을 하면 특효를 본다.

• 구기자 한줌을 청주(정종)에 담구어 두면 물러지면서 붉으스럼한 액이 나오는데 이 액을 환부에 붓으로 하루에 두차례씩 4~5일간만 계속해서 발라주면 좋은 효과가 있다.

• 푸른 가지나 솔잎을 불에 넣어 달이면 누런 빛깔의 물이 나오는데 이 물을 환부에 바르거나 담구어서 찜질을 하면 특효가 있는데 바를 때에는 하루에 2차례씩 4~5일간 계속하며, 찜질을 할 때에는 2~3시간 정도 담구고 있으면 특효가 있어 쉽게 나을 수가 있다.

• 와세린 · 장뇌가루(樟腦粉)와 각 산화아연(酸亞鉛)을 10분의 1 정도의 비율로 섞어서 반죽한 다음 하루에 2차례씩 계속 바르면 놀라운 정도의 치유 효과를 본다.

• 세수대야에 물을 가득히 붓고 감물을 5홉쯤 넣은 다음 불에 올려놓아 물이 뜨거워지면 동상 걸린 곳을 이틀간만 계속 담구어

두면 직효가 있다.
- 고구마의 앞뒤를 잘라버리고 토막을 삶아서 뜨거울 때 찜질을 하고 나서 물기가 없게 깨끗이 씻는다. 아침 저녁으로 하루에 두번씩 며칠간만 계속해서 근본 치료를 하면 신효한 효과가 있다.
- 비지·간수·무우즙·돼지기름·쇠기름·치즈 찐 것을 환부에 불을 쪼이면서 이 즙을 헝겊에 펴가지고 환부에 자주 갈아붙이면 특효가 있다.
- 흠집이 없는 토란을 아궁이의 재속에 묻고 불을 지펴 넣는다. 토란이 익으면 꺼내서 껍질을 벗기고 밥풀과 함께 으깨어 환부에 붙이고 붕대로 감아 두었다가 이튿날 아침에 끄르고서 더운물로 씻어내는데 며칠간만 계속하면 특효가 있다.
- 마의 껍질을 벗겨가지고 강판에 갈아서 헝겊에 펴가지고 환부에 자주 갈아 붙이면 좋은 효과가 있다.

＊손발이 트거나 터졌을 때

◇ 원인 및 증세

찬 날씨에 찬물을 다루거나 물건을 다루면 말초혈관이 수축하게 되어 혈액순환이 잘 안되어 일어나는 경우와 조직이 파괴되어 일어나는 수가 있어 결국 살갗이 갈라지게 된다. 질환이 생기면 살갗의 갈라진 곳에서 피가 흐르고 가려움증이 생겨서 견딜 수가 없다.

◇ 한방치료

십전대보탕(十全大補湯) : 허약체질의 사람이 추위에 견디지 못하고 손발이 터져서 피가 날 경우 이 약을 쓰면 체질개선이 되며, 상처가 자연히 낫게 된다.

태음조위탕가선모(太陰調胃湯加仙茅) : 얼굴빛이 안좋고 바른편인 사람이 손발이 터졌을 때 이 약을 쓰면 치유할 수 있다.

◇ 민간요법

● 쥐참외(王瓜)를 쪼개면 액체가 나오는데 트거나 터진데 바르면 피부에 기름기가 생겨 매끈해지면서 차츰 낫는다. 방법은 하루에 두차례씩 4~5일간 계속하면 된다. 만일 물끼가 없는 것은 술에 담갔다가 쪼개면 액체가 나온다.

● 송진을 따뜻하게 데워서 터진 틈이 메꾸어지도록 바르고는 반창고로 눌러두면 자연히 낫게 된다.

● 구운 명반 12 g에 소금 한줌을 넣고 한되 가량의 뜨거운 물에 녹여서 환부 찜질을 1회에 20분정도, 하루에 두차례씩 5일간만 계속하면 놀라운 효과를 본다.

● 청주 1홉에 리스린 반홉을 섞은 다음 탱자 1개를 도막을 내어서 넣고 흰 참깨 0.3홉을 무명주머니에 넣어서 물에 담그고는 뚜껑을 덮어 둔다. 4~5일이 경과하여 액체가 진탕이 되면 웃물을 떠서 냉기로 트기 쉬운 손 발에 바르고 맛사지를 하면 예방이 된다.

● 셀러리를 삶아서 그 잎을 환부에 붙여 찜질을 하면 혈액순환 촉진성분이 있어 치유에 좋은 효과가 있다.

● 살구씨를 잘 갈아 넣은 명주 주머니를 청주에 하룻밤 담구어 두면 액체가 나오는데 이 액체를 매일 한차례씩 환부에 계속해서 바르면 좋다.

● 탱자 2개, 쥐참외 3개를 짓이겨 생즙을 내어 청주에 넣고 묽게 해서 바르면 처음에는 다소 쓰라린 고통이 있으나 차츰 고통이 없어지면서 환부가 부드러워지고 깨끗이 낫게 된다.

* 옴(疥癬)

◇ 원인 및 증세

집단적으로 생활을 하는 기숙사·군인·노동자들에게 많이 발생하는 전염성 피부질환이다. 최근에는 일반 가정에도 많이 퍼져서 흔히 볼 수 있다. 이 병균은 진드기에 의해서 감염되며, 중상인 경우에는 밤잠을 이룰 수가 없게 밤에 몹시 가려웁고 심한 경우 남자의 성기 여자의 젖꼭지와 배꼽 부분에 좁쌀 같은 구집과 물집이 생기는 것이 특징이며, 손가락이나 발가락 사이와 팔목 안쪽에 생기는 것이 보통이다. 그런데 어린아이의 경우는 손바닥, 머리 속, 발가락에까지 번지게 되는 고약한 병이다.

◇ 민간요법

• 댑싸리(地膚子) 열매를 물에 넣고 팔팔 끓여서 가라앉혀 윗물을 따라 내고 이 약물을 탈지면에 묻혀 자주 환부에 바르면 좋은 효과가 있다.

• 참기름에 담뱃재나 유황을 개서 하루에 두차례씩 4~5일간을 계속해서 바른다.

• 분꽃잎을 짓이겨서 환부에 고루 바르는데 4~5일간만 계속해서 바르면 신효한 효과를 볼 수 있다.

• 역구잎을 짓이겨서 와세링을 섞은 다음 환부에 약간 진할 정도로 하루에 두차례씩 계속해서 바르면 특효가 있다. 그런데 이 약은 약간 따끔거리고 아픈기가 있으니까 좀 참으면 곧 고통이 개고 전치의 효과가 있는 약이다.

• 복숭아잎과 쑥 한줌에 유황가루를 약간 섞어서 주머니에 넣어 가지고 목욕물에 담구었다가 건져낸 다음 이 약탕에서 목욕을 자주 하면 완치 효과가 아주 빠르고 좋은 약이다.

• 논게를 잡아 짓이겨서 하루에 세차례씩 환부 전체에 바른다.

● 논게를 짓이길 때는 돌로 짓이겨야 하며, 이 방법으로 2주일 가량만 계속해서 치료하면 완전히 치유가 될 수 있는 특효약이다.
● 만년청(萬年靑)의 뿌리와 잎을 잘게 썰어서 진하게 달여 이 즙액으로 하루에 두차례씩 며칠간만 환부에 바르면 놀라운 효과가 있다.
● 우엉뿌리를 물과 함께 달여서 환부를 계속적으로 씻으면 특효가 있다.
● 수영(酸模) 잎을 생즙을 내어 환부에 자주 바르면 좋다.
● 무우를 아주 잘게 썰어서 짓이겨 환부에다 하루에 두차례씩 5~6일 가량만 계속해서 갈아 붙이면 일주일 안에 거뜬히 치료가 되는 신통한 약이다.
● 약방에 가서 유황을 사다가 밥풀에 으깨어 하루에 2회씩 잘 문질러서 발라 주면 특효가 있는데 반드시 목욕을 하고 발라야 한다.

* 기 미

◇ 원 인
기미는 직사광선의 노출, 간장질환, 영양부족, 내분비 기관의 질환, 요즘에는 피임제의 부작용 등 여러 가지 원인에서 오는 질환이다.

◇ 증 세
대개 흑갈색의 무늬 같이 얼굴, 이마, 목 옆 같은 곳에 나타나는 것이 보통이며, 일광을 비교적 받지 않는 눈두덩, 윗턱 밑 같은 곳은 별로 생기지 않는다.
연령적으로 따져 보면 임신이 가능한 시기에 흔하게 생기며 임신

중에 많이 생기므로 '임신의 마스크'라고 까지도 불리워지는 병이다. 최근에는 피임제를 사용하는 여성의 30% 이상이 기미가 나타난다고 한다. 그렇다고 반드시 피임제의 사용에서만 오는 질환은 아니다.

◇ 한방치료

팔진탕(八珍湯) : 부인병 질환의 거의가 간장과의 연관성이 있으며 간기능의 이상이 생기면 기미가 나타나는 것은 필연적인 이치이다. 따라서 간기능을 잘 다스리고 부인병 질환만 치료한다면 기미는 자동적으로 없어지기 마련이다. 한편 부인병 질환을 잘 다스리면 곁들여서 미용까지 도움을 받게 된다.

계지복령환(桂枝茯苓丸) : 자궁의 여러 부속 기관을 앓게 되면 필연적으로 월경불순의 작용으로 배설되어야 할 나쁜 피가 체내에 머물러 이것이 원인이 되어 얼굴에 독소로써 기미가 나타나게 된다.

이 처방은 배설해야 할 피를 체내에서 깨끗이 삭히고 몰아내어 독소의 원인을 없애는데 특효가 있는 약이다.

◇ 민간요법

● 팥꽃을 짓이겨서 잠자리에 들기 전에 바르고 아침에 깨끗이 씻어낸다. 4~5일간만 계속하면 특효가 있다.

● 율무즙 · 창포즙 · 귤껍질즙을 내어 자주 바르는데 계속하면 좋은 효과가 있다.

● 콩 · 팥 · 면화 · 능수 버들의 꽃을 잘 섞어가지고 짓이겨서 자주 발라도 효과가 좋다.

● 달걀 노른자와 살구씨 3개를 으깨어 잠자리에 들기 전에 바르고 아침에 일어나서 깨끗이 씻어 낸다. 이렇게 오랫동안 계속해도 효과가 좋다.

* 죽은깨

◇ 원인 및 증세

죽은깨가 생기는 원인은 체질이 선천적으로 타고 나는 것이기 때문에 죽은깨가 못 생기도록 미리 예방을 하지 않으면 안된다. 죽은깨가 생겨나는 체질은 비타민 C를 함유하고 있는 약을 써야 한다. 또 자외선이 직접 피부에 닿지 않도록 하는 것도 죽은깨를 예방하는 한 방편이 된다. 특히 주의할 일은 '호르몬'주사 같은 것을 맞지 않는 것이 좋다.

◇ 한방치료

계지복령환 : 자궁 부속기염을 만성적으로 앓게 되면 월경불순의 부작용으로 나쁜 피를 배설하지 못하고 체내에 머물게 되며 이것이 또 하나의 원인이 되어 얼굴에 독소로써 기미가 나타나게 되는데 좋은 효과를 볼 수 있는 약이다.

온청음(溫淸飮) : 간장 기능을 강화하여 조혈과 해독, 소염을 작용시키는 약인데 기혼부인으로 월경불순 또는 임신중절 수술을 받고나서 그 부작용으로 나타나는 독소,요소를 제거하는데 효능을 가진 약이다.

◇ 민간요법

• 산후에 갑자기 죽은깨가 늘어날 때 율무 37.5g을 매일 죽을 쑤어먹는데 10일가량 율무로 흰죽이나 오토밀을 조리하는 요령으로 만들어 먹으면 영양식품과 아울러 산후 회복에 큰 효과가 있어 일조이석을 노릴 수 있다.

• 백봉령을 가루로 만들어 꿀에 개어 자기 전에 얼굴에 바르고는

자고나서 아침에 깨끗이 씻어내는데 이 방법을 죽은깨가 없어질 때까지 오랫동안 계속하면 특효가 있다.

• 오이를 잘라서 그 도막으로 아침 저녁으로 맛사지를 오랫동안 계속하면 죽은깨가 없어지며 피부가 보드랍고 깨끗해진다.

• 오렌지나 레몬껍질을 생즙 내어 자기 전에 바르고는 자고나서 아침에 깨끗이 씻어내는데 이 방법도 역시 장기간 계속해야 치유가 된다.

• 수세미의 껍질을 벗기고 씨와 함께 썰어서 그릇에 넣고 수세미가 잠길 정도로 청주를 부어 끓인다. 수세미가 잘 익어서 물러졌을 때 삼배로 걸러서 물만 받아서 다시 불위에 올려놓고 반 정도가 되도록 끓이면 노란 빛이 나는 투명한 액체가 된다. 이 수세미액 1홉에 안식향산 소다 3.75 g 을 섞어 두었다가 매일 저녁 잠자리에 들기전 깨끗이 세수를 한 다음 수세미액을 바른다.

이 치유방법은 오래 계속하면 치료가 되며, 피부를 희게 하는 미안수로도 많이 만들어서 쓰여지고 있다.

• 죽은깨가 생겨난 부분에다가 팥꽃을 짓이겨 하루에 두차례씩 계속하면 좋은 효과가 있다.

• 수세미씨와 복숭아씨를 각각 같은 양을 볶아서 가루로 만들어 이 양과 같은 꿀을 넣고 반죽해서 잠자리에 들기 전 세수를 한 후에 고루 바르고 이튿날 아침에 일어나서 깨끗이 씻는다. 이러한 방법을 오랫동안 계속하여 치유하면 살결이 윤이 나며 고와진다.

• 샘씨(菟絲子)를 가루로 만들어 참기름에 개어 자기 전에 얼굴에 바르고 아침에 깨끗이 씻어내면 효과가 아주 좋다.

  * 살갗이 햇볕에 탓을 때

◇ 원인 및 증세

　여름철 해변가나 등산 등을 하기 위해서 돌아다니다 보면 피부가 햇볕의 작용을 받아서 까맣게 그을리게 된다. 특히 해변가에서는 해풍의 작용을 받아서 더욱 검게 그을리게 된다. 여자는 피부가 검게 그을리면 미용력을 잃게 되니 빨리 치유토록 해야 한다.

◇ 민간요법

● 오이즙을 내어 물끼를 짜낸 다음 '올리브'기름이나 우유를 섞어 '크림'상태로 만든 다음 얼굴에 바르고 있다가 20~30분이 지난 후에 오이찌꺼기를 깨끗이 닦아내도록 한다. 며칠간을 계속하면 살결이 희게 탈색이 되며 윤기가 돈다.

● 미역이나 다시마 등 신선한 해초를 깨끗이 씻어 얼굴이나 목에 발라 두면 옥도 효과로 표백과 탄력성을 동시에 찾게 된다.

● 홍차(紅茶)를 약간 끓여서 식힌 다음, 달걀 노른자와 우유가루 '올리브'기름을 섞어서 크림을 만들어 가지고 바른다. 15~20분쯤 지나면 이 위에 달걀 흰자와 3%짜리 옥시풀을 섞어 엷게 한겹을 바르면 자극을 받지 않고 표백 효과가 아주 좋다. 단 눈섭과 머리 부분에 옥시풀이 닿지 않도록 주의해야 한다.

● 해바라기씨를 반으로 쪼갠 다음 얼굴 전체에 발라 두면 이 씨 속에 있는 지방분이 건조한 피부를 보호해 주며 탄력성도 회복을 시켜 준다.

● 수박은 피부를 표백하므로 여름의 좋은 '파크'자료가 된다. 수박껍질을 알맞게 잘라서 10~15분 가량 얼굴을 문지르며 맛사지를 해준다.

● 바나나·자두 등도 수박과 같이 피부에 영양과 표백을 동시에 해주므로 사용해도 좋다.

* 얼굴에 멍이 생겼을 때

◇ 원인 및 증세
얼굴에 파랗게 혹은 검붉게 기미 같은 반점이 있으면 얼굴이 얼룩진 것처럼 보기가 흉하다. 주로 어디에 부딪혔거나 심한 자극을 받았을 때 일어나게 된다.

◇ 한방치료
당귀작약산(當歸芍藥散) : 가끔 통증 같은 고통이 일어나는데 아직 독소가 남아 있을 때 쓰면 좋은 처방약이다.
당귀산합방(當歸散合方) : 오래 돼서 반점이 굳어져버렸거나 혹은 번져 갈 우려가 있을 때 쓰면 좋은 약이다.

◇ 민간요법
● 얼굴에 멍든 부분이 있을 때에는 환부에 쇠고기(날것)를 얇고 넓적하게 포를 떠서 붙인다. 하루에 한차례씩 3~4일간 계속 갈아 붙이면 치유가 된다.

* 탈모증(독두병＝禿頭病)

◇ 원인 및 증세
머리가 빠지는 질환으로 피부에 아무런 이상이 없는데 탈모가 되어 번들거리며 심한 경우에는 10여일 사이에 머리털이 완전히 빠져버리는 증상이 있다. 이런 증상 이외에도 신경성 질환 때문에 빠지는 수도 있고 조말성이나 피지루성이 원인이 되어 빠지기도 하므로 그 증상에 따라 약을 쓰고 전문 치료를 해야 한다. 그러나 한가지 유의할 것은 매독균때문에 탈모되는 예를 제외하고는 그

치료방법이 비슷하고 단지 매독균이 원인이 되었을 때는 이 원인증세 치료를 해야만 탈모증을 방지할 수 있다.

◇ 한방치료

녹용승청탕(鹿茸升淸湯) : 산후에 몸이 쇠약해져서 회복이 늦어지고 젖먹이를 다루기도 힘들때 탈모증이 있으면 이 약으로 먼저 산후 쇠약을 회복시키고 식사를 다양하게 하도록 바꾸고, 미역·멸치·콩·붕어·미꾸라지 같은 것을 많이 섭취토록 하며, 달걀은 될 수 있는대로 삼가하며, 김이나 신선한 야채 등을 고루 섭취토록 한다.

신기환(腎氣丸) : 성적 과로로 다리가 무겁고 나른하며, 정력이 달리고 벼개밑에 머리가 까맣게 빠지는 탈모증에 이 약을 써 다스릴 수 있다. 다만 위가 튼튼해야만 이 약을 쓸 수 있다.

신선산 : 우황 0.8 g, 유황 1.6 g, 담울(膽鬱) 0.4 g, 대황(大黃) 1.2 g을 분말로 만들어서 식초에 개어 하루 3~4회 환부에 계속 바르도록 한다.

이 외에도 방풍통순산(防風通順散)·신광양신탕·팔선탕(八仙湯) 등의 특수 처방약이 있는데 체질과 증세에 따라 적절하게 가감해서 복용하면 단시일 내에 회복되는 묘약의 효과를 얻을 수 있다.

◇ 민간요법

● 뽕나무(桑木) 잎과 삼(大麻)잎을 잘 섞어서 참기름에 담가두었다가 그 즙을 아침 저녁으로 바른다. 또 뿌리껍질 20 g을 1.5홉의 물 속에 가라앉혀서 윗물을 따라내고 가라앉혀 즙을 환부에 바른다.

● 계란 노른자만을 미농지에 펴서 그늘에서 말린 다음 이 종이를 찢어서 접시 위에 놓고 또 그 위를 접시로 덮고 속의 계란 말린 종이를 태운다. 타고나면 접시 안쪽에 붙어있는 유연(油煙)을 긁어 모아

환부를 알콜로 소독하고 이 약을 문질러 준다. 하루 2~3회 정도 며칠간만 계속하면 머리카락이 난다.
 • 밤송이를 검게 태워 가루로 만들어 참기름에 개서 탈모한 부분에다 바르면 머리털도 다시 소생하여 생모하게 된다.
 • 공기그릇과 같은 그릇의 입을 창호지로 덮고 그 위에 등겨를 쌓아 올린 다음 이 위에 불이 붙어있는 숯덩이를 놓는다. 숯불은 잠깐 동안에 꺼져 버리기 때문에 옆에 숯불을 피워놓고 자주 바꿔 준다. 이렇게 하면 등겨의 기름이 창호지에 걸러저 밥공기 밑으로 떨어져 모이게 된다. 이 약을 환부에 바른다.
 • 상백피(桑白皮) 140 g 을 4홉의 물에 넣어서 달여가지고는 하루에 두차례씩 환부에 바르면 특효가 있다.
 • 짐승의 털을 태운 가루나 금성초(金星草)의 즙을 낸 것, 또는 뱀을 고은 물을 환부에 바르면 머리가 나게 된다.
 • 참외 잎을 짓이겨서 환부에 바르면 탈모를 방지할 수 있다.
 • 박줄기를 잘게 잘라서 환부에 바르면 머리털을 보호할 수 있다.
 • 미역을 끓여서 수시로 머리를 감으면 모근(毛根)을 튼튼하게 하여 탈모방지가 된다.
 • 쓴너삼에 붙은 긴 가뢰(斑猫) 10개를 소주 컵에 넣어 1주일쯤 지난 다음 이 물을 바르는데 약물이 독하므로 주의를 해야 하며 먹으면 안된다.

* 머리털 미용

◇ 원인 및 증세
 갱년기에 들어서면 머리털의 색이 변하거나 가려움증이 생겨 심한 고통을 가져올 뿐 아니라 다른 피부 질환까지도 영향을 주게 된다.

◇ 한방치료

황연(黃蓮)·대황(大黃)·황금 각 3.7g을 3홉의 물에 반이 되도록 진하게 달여 하루에 세차례 나누어 먹으면 아주 특효가 있다. 머리가 가려운 것은 위병의 자극이기 때문에 위를 다스리는데 이 약을 먹으면 약간 설사가 나지만 효과가 좋은 약이다.

◇ 민간요법

• 검은 참깨를 볶아서 으깨어 알콜을 넣어 질퍽하게 해서 바르면 머리털이 나는 좋은 효과가 있다.

• 녹미채를 평소에 상식(常食)하면 흰머리가 없어진다. 그러나 먹다가 중단하면 다시 흰머리가 늘어나고 머리털이 얼룩된 흰머리가 생길정도로 놀라운 효과가 있다. 또 머리털의 적은 분에게도 효과가 있으며 다시마·미역 등도 좋은 효과가 있다.

• 머리털이 거칠어서 보기가 흉할 때에는 감초 3.75g을 5홉의 물에 달여 3홉이 되도록 해서 일주일마다 머리를 감은 다음 이 약물을 바르고 빗질을 하면 머리털이 부드러워지고 감촉이 아주 상쾌하다.

• 귤껍질을 달여서 찌꺼기를 건져 내고 그 물에 밀가루를 섞은 다음 질퍽한 물로 머리를 씻으면 때도 잘 빠지고 머리털에 광택이 난다.

• 묵은 생강을 강판에 갈아서 즙을 낸 다음 10배 정도의 '알콜'을 섞어서 잘 흔들어 둔다. 이것을 탈지면에 묻혀서 매일 2~3차례씩 살갗을 문질러 주면 효과가 아주 좋다.

• 머리털이 붉을 때는 남오미자의 가지를 잘게 썰은 것 한줌을 3홉의 물에 담구어 하룻밤을 두면 끈적한 액체가 된다. 이것을 빗을

때마다 빗에 이 액을 묻혀서 머리를 빗으면 머리털이 광이 난다. 또 이 액으로 머리털을 씻어도 좋다.

* 완선병(頑癬病)

◇ 원인 및 증세

살갗이 아주 보드라운 곳에 생기는 병으로 주로 남녀의 음부, 흉부 그리고 겨드랑이 같은데 생겨나 지독히 가리워 긁으면 구진(부스럼)이 터져서 짓물이 난다. 전염성이 강하므로 속히 치료를 하여 타인에게 전염이 되지 않도록 조심을 해야 한다.

◇ 민간요법
• 미꾸라지를 검게 태워서 가루로 만들어 물에 개서 하루에 두차례씩 계속 4~5일간만 발라 주면 치유될 수 있다.
• 겨기름을 내어 하루 두차례씩 4~5일간만 계속 발라주면 특효를 볼 수 있다.
• 석류의 열매나 뿌리의 껍질을 물과 함께 달여서 하루에 세차례씩 2~3일만 발라 주면 치유가 된다.
• 담배 가루를 물에 담가두면 노랑물이 우러난다. 이 물을 하루 세차례씩 2~3일간만 계속해서 바르면 완전히 치료가 된다.

* 종 기

◇ 원인 및 증세
피부 구멍이나 땀이 나오는 땀구멍 같은 데로 균이 들어가 그것이 원인으로 화농되는 것을 종기라고 하는데 이 종기가 전체의 중요한 부분에 생기면 생명이 위태롭다.

◇ 민간요법

• 양파를 불에 구워 환부에 붙이면 속히 치유가 되고, 이미 화농이 되었어도 고름이 잘 빠져 나온다.

• 남자는 무늬가 있고 여자는 없는 식나무의 잎으로 삼백초를 싸고 뜨거운 잿속에 부글부글 끓는 소리가 날 때까지 묻어두었다가 끄집어 내어 오랫동안 붙여두면 차츰 수축이 된다.

이때 더운 물로 씻어내고 다시 새것으로 갈아 붙인다. 이렇게 몇 차례만 계속하면 곧 치유가 된다.

• 이미 화농이 되었을 때는 찹쌀밥을 이겨 붙이면 화농된 균이 쉽게 빠져나오는데 하루에 두차례씩 일주일 동안만 계속하면 완치가 된다.

• 지렁이나무 140g을 2되의 물에 1시간 정도 달여서 목욕물에 부어서 잘 섞어가지고 목욕을 하면 좋은 효과가 있다.

• 생마늘을 둘로 쪼개어 불에 구워 하루에 두차례씩 2~5일간만 계속 칠하면 효과가 매우 좋다.

• 이른 봄에 종기나 가려움증이 심하여 기분이 불쾌할 때 유부로 환부를 문질러 주면 가려움증이 없어지고 잘 낫는다.

• 오동나무 생잎을 불에 구워 설탕을 넣고 이겨서 환부에 붙이면 특효가 있는데 반드시 보라색 꽃이 피는 오동나무 잎이어야 한다.

• 질경이의 잎을 불에 그슬려서 부드러워지면 이 질경이의 잎 가운데에 작은 구멍을 뚫고는 환부에 붙여 주면 터져서 농이 나오고 곧 낫게 된다.

• 적당한 양의 옥수수 수염을 물 속에 넣고 달여서 목욕을 하도록 한다. 이 약물은 무독하고 유순하므로 증세에 따라서 적당하게 가감하도록 한다.

● 갯가재의 껍질을 벗겨서 으깨어 종기에 붙이는데 마르면 갈아 붙여준다. 몇차례만 이렇게 계속하면 효과가 있다.

● 수선의 구근은 열을 내어 종기를 치유하는 힘이 있는데 약의 힘이 강하여 피부의 염증이나 종기를 헐어 퍼지게 하는 것이다. 구근을 강판에 갈아 같은 분량의 밥풀을 섞어서 으깨어 반죽한 다음 종이 위에 펴서 종기에 붙이면 효과가 뛰어나다.

● 푸른 파잎을 환부에 붙이고 그 위에서 뜸을 뜨면 속히 낫게 되는데 하루에 한차례씩 2~3일만 계속하면 완치가 된다.

● 종기가 크게 자리를 잡거나 고통이 심하여 손을 댈 수 없을 경우에는 거머리를 종기 위에 덮어두면 피고름을 빨아낸다. 자세히 살펴보면 부기가 차츰 작아지는 것을 볼 수 있다. 유종·면종·두창 등에 특히 효과가 좋다.

● 땀띠가 악화하여 농을 지닌채 잘 터지지 않을 경우 우엉의 씨를 물과 함께 마신다. 씨를 한개 먹으면 하나가 터지고 두개를 먹으면 두개가 터지는 신기한 효험이 있다.

● 중약(重藥)을 달여서 참기름에 개어 환부에 하루 세차례씩 계속 바르면 특효가 있다.

● 항문 가까이 종기가 생겨 앉을 수도 없을 정도의 고통이 심할 때 삼백초(날것)의 잎 40~50매를 젖은 종이에 싸서 잿속에 묻고 그 위에서 불을 땐다.

30분 후에 이 삼백초를 끄내어 끈적끈적한 액을 짜서 헝겊에 묻혀서 종기에 바른다. 이렇게 하면 종기가 터지게 되므로 손으로 농을 짜낸다. 빨찌나 여드름의 화농한 것이라도 24시간 이내에 해가 빠지며 흉터를 남기지 않고 깨끗하게 낫는다.

● 미꾸라지를 잡아 배를 가른 다음 가시는 빼내버리고 뒤집어서 껍질 쪽을 환부에다 붙이면 화농 이전이라면 그대로 가라앉아 버리

고 화농이 되었으면 쉽게 고름이 빠져 나온다.
- 꿩의 비름(들과나무)의 잎을 따서 불 위에 그슬러서 얇은 껍질을 벗겨버리거나 손으로 비벼서 즙액이 나올 정도가 된 것을 부스럼 위에 붙인다.
- 말곰취의 잎을 물로 깨끗이 씻어 불 위에 그슬러서 뒷껍질을 벗겨가지고 환부에 붙이는데 하루에 한차례씩 갈아 붙이면 농을 빨아내고 치유가 된다. 생이손을 앓는 데도 특효가 있다.
- 민달팽이를 참기름에 넣고 그릇과 함께 흙 속에 약 1주일간만 묻어두면 다 녹아버린다. 이것을 환부에 바르면 효과가 좋다. 만일 오래되어 굳었을때 불에 서서히 가열하면 진이 흐르는데 이것을 발라도 아주 좋다.
- 흰색의 연꽃잎 한장을 환부에 붙이면 놀라운 효과가 있다.

＊ 옻 중독

◇ 원인 및 증세

옻나무의 진이 피부에 닿으면 쌀알 같은 종진이 생겨 그것이 터지면 진물이 흐르며 그 진물이 퍼져 피부를 곪게 하는 질환인데, 따겁고 가려워서 고통을 참기가 어려운 병이다.

◇ 민간요법
- 괴승아의 생즙을 내서 환부에 자주 바르면 4~5일이면 좋은 효과가 있다.
- 밤나무를 잘게 썰어서 약간 진하게 달여 하루에 4~5차례씩 2~3일만 바르면 특효가 있다.
- 애기똥풀(白屈菜)의 생즙을 내어 하루 4~5차례씩 2~3일만 계속해서 바르면 효과가 놀랍다.

● 옻의 염증으로 얼굴이 붓고 눈도 제대로 뜰 수가 없을 정도로 증세가 심하고 고통이 많을 때 게나 새우를 달여서 그 물로 환부 전면에 2~3회 가량 바르면 특효가 있다.

● 보리나 보리겨를 불에 태워서 가루로 만들어 하루에 두차례씩 바르면 완치된다.

● 대싸리(地膚子) 열매를 열탕하여 가라앉은 즙액을 탈지면에 묻혀서 바른다. 하루에 3~4회씩 4~5일만 치료하면 좋은 효과가 있다.

● 민물게를 잡아 산채로 짓이겨 그대로 환부에 계속해서 발라준다.

● 달걀 노른자를 생으로 환부에 문질러 바르거나 닭을 잡을 때 튀긴 물을 환부에 발라도 좋은 효과가 있다.

● 밤껍질이나 밤나무잎 혹은 밤꽃을 삶아 하루에 두차례씩 3~4일만 계속하면 완치될 수가 있다.

● 목화씨 기름을 환부에 자주 발라 주면 효과가 있다.

* 비 듬

◇ 원인 및 증세

남녀의 머리에 생기는 것으로 머리에 비듬이 생기면 가렵고 짜증스러우며, 심할 때는 두부에 피부질환이 발생하는 수가 흔히 있다.

◇ 민간요법

● 배나 삼(杉)나무의 잎을 생즙을 내어 하루에 4~5회씩 오랫동안 계속해서 바른다.

● 천궁(川芎)을 달여서 수시로 바른다.

● 동백기름을 바르거나 소금물로 머리속을 자주 문질러 주면 좋

다.
 ● 자극성이 강한 지방질과 같은 음식을 먹지 말아야 하며, 비누나 화장품으로 비듬이 있는 머리를 감지 않는게 좋다.
 ● 머리를 맑은 물로 비누를 사용하지 않고 감은 다음 국화잎을 달인 물로 머리를 헹구는데 아침 저녁으로 하루 두차례씩 4~5일간 만 계속하면 비듬이 없어진다.
 ● 레몬이나 오렌지를 불에 설익게 구어 즙을 내어 머리 기름 바르듯하면 없어진다.
 ● 복숭아잎을 물로 달여 그 물로 머리를 감으면 특효가 있는데 하루에 한차례씩 십여일간 만 계속하면 비듬을 조절시킬 수 있다.
 ● 미역을 상식(常食)하면 비듬이 생기지 않는다.
 ● 도꼬마리를 달인 물로 머리를 자주 감으면 비듬이 없어지게 된다.
 ● 보리살 뜨물로 자주 머리를 감으면 비듬이 없어진다.

 * 혹

 ◇ 원인 및 증세
 혹은 선천적인 질환인데, 이것을 치료하지 않으면 다른 피부질환이 병발할 염려가 있게 된다.

 ◇ 민간요법
 ● 토란과 생강을 같은 분량으로 섞어서 강판으로 갈아 환부에 붙인다. 약이 말라버리면 갈아붙이는 데 하루에 한차례씩 4~5일간 만 계속해서 붙이면 혹이 차츰 줄어들고 신통한 효과를 볼 수 있게 된다.

* 면 종

◇ 원인 및 증세

안면에 나는 종기를 면종이라고 하는데 안면에 종기가 나면 그 부작용이 크므로 속히 치료를 해야 한다. 더구나 종기의 열기가 뇌에 미치게 되면 뇌막염이나 뇌혈전 같은 병이 발병하기 쉬우므로 그 치료에 세심한 주의를 기울여야 한다.

◇ 민간요법

• 싸리나무 가지를 짓이기면 생즙이 나오는데 이 생즙을 밀가루에 개어 하루에 한차례씩 2~3일만 계속하면 완치된다. 생즙을 낼 때는 반드시 돌로 짓이겨서 내야 한다.

* 생인손(생손앓이)

◇ 원인 및 증세

자연히 손가락 끝에 염증이 생겨 곪거나 손톱이 빠지기도 하는 증상이다.

◇ 민간요법

• 산 미꾸라지의 껍질을 벗겨 그 껍질을 환부에 바르면 2~3일 내에 완치가 되는데 하루 세차례씩 껍질을 갈아 붙인다.

• 글리세린과 망산마그네슘을 섞어서 질퍽해지면 환부에 붙인다. 그러면 고름을 빨아내는 놀라운 효과가 있다.

• 날 계란의 한쪽을 깨어 손가락이 들어갈만한 구멍을 내고 앓는 손을 구멍에 넣어서 자신의 눈 높이보다 약간 높게 고정시켜서 40분~1시간쯤 견디어 낸다. 처음 10~20분 동안은 고통이 심하나 1

시간 가량 견디면 가벼워진다. 이렇게 2~3회만 되풀이 하면 완쾌할 수가 있다.

● 나뭇재를 체로 받쳐 보드라운 것을 한줌 모아 왜식요리에 쓰이는 유부를 찢어넣고 1홉정도의 물을 붓고 끓인 다음 불에서 내려 약간 식혀서 앓는 손가락을 넣는다. 식으면 다시 따습게 해서 담는다.

● 미꾸라지를 잡아 짓이겨 가지고 설탕을 조금 넣어서 잘 갠다음 하루에 두차례씩 갈아붙이는 데 4~5일간만 계속하면 완치가 된다.

● 굵직한 지렁이의 배를 따서 속을 긁어내버리고 껍질을 앓는 손가락에 감은 다음 그 위를 붕대로 감고서 4~5시간만 지나면 부기가 빠지고 고통이 사라지며 낫는다.

● 새우의 껍질을 벗겨서 숯불에 굽는다. 약간 검게 타면 가루로 만들어 밥풀과 함께 이겨서 종이에 넓게 편 다음 앓는 손가락에 붙이면 특효가 있다.

● 카밀레와 밥풀을 반반씩 섞어가지고 잘 반죽한 다음 가제로 싸서 환부에 감아 주면 효과가 아주 좋다.

● 남천촉(南天燭=정원수임) 잎을 여러 장 절구에 넣고 으깬 다음 밥풀을 섞어서 반죽하여 앓는 손가락에 붙인다.

● 밤송이의 껍질 10개 정도를 1되 가량의 물을 붓고 7홉 정도가 되게 달여서 하루 두차례씩 앓는 손가락을 담그면 효과가 좋다.

● 나뭇재 1홉에 4홉의 물을 붓고 10분 정도 끓여서 헝겊에 걸러 이 잿물에 앓는 손가락을 담그는데 잿물이 식으면 다시 데워 한번에 1시간씩 하루에 3~4회 정도만 치료하면 놀라운 효과를 본다.

● 두꺼비의 껍질을 벗겨 그늘에 말린 후 식초에 담그어서 부드러워지면 앓는 손을 감아준다. 2일마다 새 것으로 갈아서 4~5일간만 계속 붙여 주면 수술을 해야 할 정도의 것도 거뜬히 치료가 된다.

- 간고등어의 머리를 잘라서 질그릇에 넣고 물끼없이 밀봉하여 굽는다. 이것을 가루로 만들어 밥풀과 섞어 종이에 펴서 앓는 손가락에 붙여 준다. 1시간쯤 지나면 고통이 사라진다. 이렇게 하루 한번씩 갈아 주고 2~3일간만 칠하면 곧 낫게 된다.
- 말곰취의 잎 부위를 그슬러 잎이 부드러워지면 즙액이 나올 정도로 비벼서 앓는 손가락에 감아 준다. 30분마다 새것으로 감아 주면 생인손앓이에 의심할 만큼 놀라운 효과가 있다.
- 쑥을 뜨거운 물에 담구었다가 건져내고 감초가루를 쑥 분량의 3분 1 정도 뿌려서 잘 섞어 가지고 앓는 손가락을 감싸 준다. 하루에 2~3회 정도 바꾸어 주면 열이 내리면서 낫는다.

* 단독(丹毒)

◇ 원인 및 증세

다친 곳으로 병균이 들어가 피부에 염증이 생기고 화농해 가는 급성 피부질환이다.

◇ 민간요법
- 무우잎을 찢어서 환부에 두껍게 붙이면 놀라운 효과가 있는데 하루에 두차례씩 나을 때까지 갈아붙여 준다.
- 우선 미꾸라지 뼈를 바르고 살을 쪄서 뼈를 걸러내고 살을 붙이면 효과가 아주 좋다.
- 게를 쪄서 환부에 바르는데 하루에 2차례씩 계속해서 3~4일간만 발라 준다.
- 부하초(浮荷草)를 생즙을 내어 하루에 3~4회씩 자주 발라주면 신통한 효과가 있다.

* 태독(胎毒)

◇ 원인 및 증세
 젖먹이 어린이에게 많은 피부병으로 얼굴이나 머리의 살갗에 염증이 생겨 화농하는 피부병 질환이다. 유전으로 인한 것과 체질이나 세균의 침입으로 인하여 병발하는 수도 있다.

◇ 민간요법
• 두부를 헝겊에 싸서 환부를 덮고 붕대로 감아 준다. 말라서 굳어지지 않게 자주 새 것으로 갈아 주면 신통한 효과를 볼 수 있다.
• 팥을 질그릇 속에 물끼없이 밀봉해서 검게 구은 다음 가루로 만들어 참기름을 넣고 개어서 고약 같이 끈적끈적하게 한다. 이것을 환부에 부분적으로 붙여서 한쪽으로부터 차츰 고쳐 간다. 전면에 붙이면 피부의 호흡장애가 일어나고 위험한 일이 발생한다.
• 왕 엉겅퀴의 뿌리를 5~6cm의 길이로 잘라서 20일 이상 그늘에 말렸다가 뿌리 1개에 3홉 가량의 물을 붓고 달여서 차대신 수시로 복용한다. 맛도 좋으며 병에도 아주 효과가 좋다.

* 화 상

◇ 원인 및 증세
 불에 데었을 때 바로 응급치료를 하지 않으면 화기가 몸속으로 스며들어가 생명이 위독하게 되니 세심한 주의를 하지 않으면 안된다. 첫째는 오줌을 자주 누도록 배려하여야 한다. 화상에 걸리면 피부가 벌겋게 되며 물주머니가 생기지 않는 것은 1도이며 물주머니가 생기면 2도, 피부의 조직이 파괴되어 속살까지 헐게 되면 3도

화상이다. 화상을 입은 부분은 될 수 있는대로 닿지 않도록 하여야 고통이 덜어지고 흉터가 생기지 않는다.

◇ 민간요법
• 생달걀을 기름을 내어 하루에 한차례씩 바르면 효과가 좋다.
• 달걀의 노른자 1개에 3분의 1정도의 글리세린과 섞어서 상처에 바르고 와세린을 적신 가제로 덮어 붕대로 감아 준다. 단 여름철에는 노른자를 쓰지 않는다.
• 생두부를 헝겊에 싸고 바싹 짜면 물기가 없어지는데 그것을 밀가루와 섞어서 개여, 하루에 두차례씩 계속해서 환부에 바르면 4~5일 후에는 완치가 가능하다.
• 20배의 질산은수를 가제에 적셔 환부에 붙인다. 이 약을 붙이면 한동안 피부가 검게 되나 2주일쯤 지나면 없어지고 3도 화상이라도 물주머니가 생기지 않는다.
• 감자를 짓이겨 갈아서 붙이면 특효가 있는데 익히지 않은 생감자를 써야 한다. 이 약을 하루에 세차례씩 4~5일간만 계속해서 치료하면 거뜬하게 완치할 수가 있다.
• 김 한장을 물에 적시어 환부에 붙이고 붕대로 감아준다. 이와 같이 매일 한차례씩 새 것으로 갈아서 붙여 주면 5~6일 안에 고통도 없고 흉터도 없이 낫는다.
• 대황(大黃)가루를 참기름에 개어 하루에 두차례씩 일주일 가량만 계속해서 바르면 완치할 수가 있다.
• 오이를 강판에 갈아 생즙을 내어 환부에 붙인다. 즙을 많이 내어 응급치료에 쓰면 좋다. 그리고 그 즙은 오래 두어도 변하지 않으므로 만들어 놓고 쓸수 있다.
• 황산이 묻었을 때 급히 종이나 가제에 흡수시켜 닦은 다음 진한

중조수로 중화하게 해서 달걀 노른자, 글리세린을 섞어서 바른다. 황산은 시간이 지날수록 상처가 깊어지는 것을 중화시키는 조치를 하는데 중요한 역할을 한다.

• 촛불을 켜서 초의 녹는 물에 데었을 때는 초를 녹여서 촛물을 가제 같은 헝겊에 묻혀 액체가 굳어 버리기 전에 환부에 붙여주는데 하루에 세차례씩 이런 방법으로 계속 3일간만 치료하면 곧 낫는다.

• 전복껍질을 빻아서 질그릇 속에 넣고 밀봉해서 굽는다. 이것을 가루로 만들어 참기름에 질퍽하게 개어 붓으로 환부에 자주 발라주는데 일주일간만 계속해서 치료하면 치유가 된다. 물집이 잡힌 것은 바늘로 따고 전복기름을 바르고서 붕대로 감아 주도록 한다.

• 땡감을 떫은 즙을 내어 밥풀과 섞어서 고약보다 약간 묽게 만들어 하루에 2~3회씩 4~5일 계속하여 환부에 발라 주면 곧 치유가 된다.

• 중조를 돼지기름과 섞어서 갠 다음 하루에 2~3회씩 3~4일간 계속해서 환부에 발라 주면 효과가 좋다.

• 살아있는 미꾸라지 5~6마리를 병속에 넣고 흑설탕을 약간 넣은 다음 뚜껑을 꼭 막아두면 한참만에 미끈미끈한 진액이 나온다. 이것을 손가락 끝으로 고루 문질러서 하루 5~6차례씩 3~4일만 계속하면 특효가 있는 좋은 약이다.

• 물주머니가 생긴 것을 소독한 바늘끝으로 찔러서 물을 빼고 메밀가루를 반죽해서 바르고 붕대로 감아 준다. 2일마다 한번씩 새것으로 나을 때까지 갈아서 붙여 주면 치료가 잘 된다.

• 가벼운 화상일 때는 나뭇재 한줌을 물에 넣고 환부를 담그고 있으면 쓰라림이 개면서 낫는다.

• 식나무의 잎을 잘게 썰어서 물을 붓고 달인 다음 이 약물을 하루에 3~4회씩 2~3일간만 환부에 바르면 치료가 된다.

● 석류의 열매를 1홉 가량의 참기름에 담구어 두면 오랜 동안에 완전히 녹는다. 이 약물을 환부에 수시로 발라 주면 효과가 좋다.
● 환부에 참기름이나 식물성 기름을 바르고 그 위에 된장을 듬뿍 바른 다음 붕대로 감아 준다.
● 전신 화상 또는 넓은 화상일 때는 삼(杉)잎을 끓인 물로 목욕을 매일 2~3회 가량 한다. 작은 화상에는 즙액의 뜸질을 한다.
● 수세미의 줄기나 잎으로 생즙을 내어 이 즙액을 깨끗한 붓으로 환부에다 바르면 2~3일내에 완치를 볼 수 있는데 하루에 세차례씩 바르도록 한다.
● 노회(蘆薈) 잎을 찧으면 끈기있는 즙액이 나오는데 이 액을 환부에 자주 발라 주면 치유가 된다.
● 참기름에다가 소금을 섞어 하루에 2~3회씩 4~5일간만 계속해서 환부에 발라 주면 완치가 된다.

* 구두에 닿은 상처와 물집

◇ 원인 및 증세
새구두나 새신을 신어서 닿거나 망치로 손가락을 쳐서 상처가 생겼다. 문틈에 손이 끼었거나 심한 마찰이 있을 경우 물집이 잡히고 피가 나오는 수가 있다.

◇ 민간요법
● 구두에 닿아서 물집이 터지고 헐었을 때는 붕산연고를 2~3회 정도만 발라주도록 하면 낫는다.
● 반하 가루를 만들어 밥풀과 섞어서 고약처럼 만든다. 이것을 유지나 창호지에 펴서 환부에 바른다.

• 4%정도의 와세린이나 참기름을 구두가 닿아서 부르튼 부분에 발라 주면 좀처럼 부르트지 않고 좋다.

• 망치로 손가락을 치거나 문틈에 손이 끼거나 심한 마찰로 물집 속에 피가 밴 경우에는 돼지고기나 쇠고기를 얇게 베어서 환부 위에 놓고 붕대로 감아 준다.

• 오징어의 뼈를 깎은 가루와 밀가루를 섞어 반죽하여 환부에 하루 한차례씩 몇차례만 발라 주면 치유가 된다.

• 구두에 닿거나 삽질을 오래하는 동안 발이나 손가락에 물집이 생겼을 때 실바늘에 먹물이나 옥도정기를 칠하고 바늘끝을 성냥불로 소독한 후 물집의 밑부분을 찔러서 물을 빼고 바늘을 꿰어 물집 속에 먹물을 넣는다. 이와 같이 하면 검은 딱지가 말라붙게 되고 자연히 낫는다.

• 담배재와 밥풀을 잘 이겨서 구두에 닿아 허른 자리에 붙이면 고통이 사라지고 치유가 된다. 또 물집에 발라도 효과가 좋다.

* 버 짐

◇ 원인 및 증세

얼굴에 돈짝만한 반점이 생기며 살갗이 하얗게 거스름이 일어나 살갗이 부풀어 가는 것 같다. 이것은 영양실조의 증거이며, 내장기관의 악화를 뜻한다.

◇ 민간요법

• 애기똥풀(버짐풀이라고 할만큼 효험이 빠르다)을 진하게 달여서 피부를 씻거나 바른다.

• 대황(大黃)의 뿌리를 강판에 갈아 작은 술잔에 하나 정도의 식초를 섞어서 환부에 바르면 진물이 나던 수종도 깨끗이 말라서

쉽게 낫는다.

- 밥공기 같은 그릇 위를 창호지로 덮고 그 위에 등겨, 그 위에 숯불을 올려 놓는다. 숯불은 꺼지기 쉽기 때문에 잘 타는 불로 자주 갈아 주어야 한다. 등겨의 기름이 창호지로 걸러져 밥공기 밑에 떨어진다. 이 등겨의 기름을 하루에 2~3회씩 계속적으로 환부에 발라 주면 좋은 효과가 있다.
- 질이 좋은 먹물을 갈아서 버짐이나 백선에 바르면 놀라울 정도의 효과가 있다.

* 주부습진(主婦濕疹)

◇ 원 인

비누·합성세제 같은 강한 알카리성 물질을 오래 사용하거나 물을 주로 하는 가정부나 또는 직업상 피할 수 없는 조리사·미용사 등에 흔히 발생하는 피부질환으로, 자극성 피부염을 뜻한다. 대개 손가락에 많이 발생하는데 심할 때는 손등이나 손바닥에도 나타나게 된다. 손바닥이 건조해지고 트고 갈라지고 딱딱해진다. 이런 피부에는 '칸디다'라고 하는 곰팡이균이 붙어서 일으키는데 피부과 전문의사의 지시를 받아야 한다.

물을 많이 다루는 사람은 면 장갑을 끼고 그 위에 고무장갑을 사용하여 피부 접촉을 피하도록 하는 것이 좋다.

◇ 증 세

좁쌀만한 발진이 생겨 그 자리가 빨갛게 되고 몹시 가렵다. 대개 습진과 같은 현상을 나타나게 된다. 그리고 얼굴에 발생한 접촉성 피부염은 화장품에 의한 피부염이 주로 많다.

◇ 민간요법
• 나팔꽃잎과 씨를 같이 섞어서 생즙을 내어 하루 2차례씩 3~4일간 계속해서 바르면 치료가 된다.
• 대황(大黃) 뿌리를 캐어 깨끗이 씻어서 고운 가루를 내어 식초에 갠 다음 하루에 2~3회씩만 환부에 발라 준다.
• 할미꽃 뿌리를 짓이겨 환부에 바르는데 10분이상 바르지 않도록 한다. 독기가 있으므로 그 이상 바르고 있으면 오히려 피부의 손상을 받게 된다.
※ 화장이 잘 받지 않고 피부가 꺼실거리거나 주름이 많이 생겼을 경우.
• 팥 1홉에 들깨 0.1홉을 섞어 타지 않도록 잘 볶아서 가루를 만들어 고운 보리겨 반홉을 섞은 뒤 세수를 할 때마다 비누를 대용해서 쓰면 피부의 잔주름이 펴지고 윤택해져서 고운 피부가 된다.
• 찔레꽃을 따서 그늘에 말리어 가루로 만들고 녹두가루와 고운 쌀겨나 보리겨를 같은 양으로 섞어서 세수할 때마다 비누대용으로 쓰면 알카리성 화장비누의 독이 오른 피부에는 특효가 있으며 살결에 탄력성이 생기고 윤택해진다.
• 팥 1홉을 살짝 볶아서 만든 가루와 찔레꽃을 그늘에서 말려가지고 만든 가루, 생녹두가루를 각 0.3홉, 보리겨 0.5홉, 우유가루 0.5홉을 섞어 세수할 때마다 이 가루를 써서 세수를 하면 피부에 특수작용이 생겨 피부미용에 특효가 있다.

8) 안과 계통 질환

* **다래끼**

◇ 원　인

속눈썹의 뿌리 근처에 기름선(脂腺)과 땀선(汗腺)이 있는데 여기에 세균이 들어가면 발병하게 된다. 대개 몸이 쇠약해졌을 때 잘 걸리게 된다.

◇ 증　세

눈꺼풀이 못견디도록 가려웁고 충혈이 되며 부어오르고, 누르면 아프다. 눈꼬리에 발병했을 때는 증상이 심한 것이며, 몹시 아픈 통증이 있으며, 눈의 흰자위까지도 부어오르는 경우가 생긴다.

대개 4~5일이 지나면 환부에 고름이 들며 터져서 고름을 짜내면 곧 낫게 된다.

◇ 한방치료

가미형황탕(加味荊黃湯) : 보통 건강한 편에 얼굴빛이 붉은 사람으로써 변비 기운이 좀 있을 때 잘 듣는 처방약이다.

명안패독산(明眼敗毒散) : 습관적으로 자주 다래끼를 앓을때 좋으며 과로하거나 자극성 있는 음식을 삼가해야 약효가 있다.

◇ 민간요법

• 복숭아 씨를 헝겊에 싸서 으깨어 즙을 내어 환부에 발라 주면

신통한 효험이 있다.
- 차전초(車前草) 잎을 불에 구어서 환부에다 붙여 주면 다래끼가 터져 고름이 나와 버린다. 고름이 나오면 꼭 짜버리고 소독약을 가제에 묻혀 분비물을 씻어내버리고 연고를 발라 주면 감쪽 같이 낫는다.
- 질경이 풀을 달여서 바르거나 참기름을 발라 주면 효과가 좋다.

* 결막염

◇ 원　　인

여러 세균의 감염에 의하여 발병하게 된다.

◇ 증　　세

급성·만성·유행성의 세 종류의 결막염이 있는데, 눈꼽이 끼고 눈이 충혈되어 눈물이 나고 눈이 부어서 제대로 잘 눈을 뜰 수가 없으며, 때로는 눈꺼풀이 부어오르기도 한다.

◇ 한방치료

황연즙(黃蓮汁): 옛날부터 안과 치료약으로 전해 오는 처방약이다.

세간명일산(洗肝明日散): 보통 결막염의 치료로 듣지 않을때 이 약을 쓰면 효과를 얻을 수 있다.

◇ 민간요법

- 구은 백반·황련(黃蓮)·홍화(紅花, 이꽃)를 각 1.5g씩 2홉의 물을 붓고 1.5홉이 되도록 달여서 이 물로 자주 눈을 씻으면 특효가 있다.

• 황련이나 황백피를 약간 진하게 달여서 하루 4~5회 정도 자주 씻어 주면 치유가 된다.
• 고장초의 잎이나 대궁꽃 말린 것을 7.5 g 가량 준비하여 2홉 가량 물을 붓고 1.5홉이 되도록 달여서 하루에 5~6회씩 4~5일간만 씻어 주면 치료가 된다.
• 약간 짭짜름하게 탄 소금물이나 엄마의 젖으로 하루에 4~5회씩 자주 씻어 주면 좋은 효과가 있다.

* 삼 눈

◇ 원 인
흔히 영양실조에 걸렸을 때 잘 걸리며, 결핵균 단백이 원인이 되어 전신에 생긴 결핵 병증이 눈에 감작(感作) 돼서 발병하기도 한다. 비위생적인 환경이 겹치면 더욱 잘 병발하게 된다.

◇ 증 세
황백색의 둥근 좁쌀알 같은 것이 모여 한개 내지 다섯개 가량이 눈의 흰자위나 검은 눈동자 둘레에 생기며 그 근처의 흰자위는 충혈이 되고, 눈이 부시고 눈물이 나며 심할 때는 눈꺼풀에 습진이 생기기도 한다.

◇ 한방치료
거풍청열산(祛風淸熱散) : 체력이 건강한 사람으로 홍분을 하거나 분노로 발병하며 발병했을 때 쓰면 치료에 좋은 약이다.
조양화혈탕(助陽和血湯) : 과로를 했거나 월경을 하고 나서 피로해서 발병한 경우에 쓰면 특효가 있다. 음식을 담백하게 먹고 자극성을 피하는 것이 약효에 좋다.

◇ 민간요법

• 하고초(夏枯草)잎이나 줄기를 그늘에 말린 것 3.7g에 2홉의 물을 붓고 1홉이 되도록 달여서 그 물로 하루에 5~6회 정도 씻어내면 5~6일 내에 치유가 된다.

* 백내장

◇ 원인 및 증세

처음에는 별다른 시력장애가 없으나 수정체에 자극적인 변화를 일으켜 근시 증세가 나타나며 차차 혼탁이 심해지면서 차츰 시력이 줄어들고 나중에는 밝고 어두운 것만 구별할 정도가 된다.

특히 혼탁이 수정체의 중앙부에만 국한해서 있을 때는 환한 곳에서는 오히려 어둡고 반대로 어두운 곳에서 밝게 보이는 주맹(晝盲) 증이 일어나기도 한다.

◇ 한방치료

환청환(還晴丸) : 모든 눈병에 쓰는 치료약인데 오랫동안 계속해서 쓰도록 해야 한다.

팔미환(八味丸) : 노쇠기에 접어들어 수술을 하기 전이나 수술이 불가능해졌을 때 써서 일시 호전시킬 수 있는 처방약이다.

◇ 민간요법

• 잉어를 푹 고와서 고기를 먹고 그 물을 자주 환부에 바른다.

* 도라홈

◇ 원인 및 증세

안질의 한가지인데 눈에 핏발이 서며 눈꼽과 고름 같은 짓물이 흐르고 이것이 악화되면 눈을 멀게 한다. 특히 이 병은 전염성이 강하므로 균이 감염되지 않도록 조심해야 한다. 수건이나 세수대야 같은 것을 환자와 따로 쓰는 것이 좋다.

◇ 한방치료

환청환(還晴丸) : 보통 눈병에 주로 쓰는 약인데 계속적으로 꾸준히 써야 한다.

◇ 민간요법

• 차전초(車前草) 잎이나 줄기를 그늘에 잘 말린 것 7.5g에 2홉 정도의 물을 붓고 1홉 가량이 되게 달여서 하루에 세차례씩 오랫동안 계속해서 이 약으로 눈을 씻어 주면 효과가 좋다.

* 밤눈이 어두울 때(야맹증)

◇ 원인 및 증세

시력 자체에는 질환이 없기 때문에 낮에는 잘 보이나 해만 지면 한발짝 앞도 볼 수 없는 병세를 야맹증이라고 한다. 이러한 병세는 대개 영양부족에서 발병하는 수가 많으며, 다른 병이 원인이 되어 병발하는 수도 있다.

◇ 민간요법

• 뱀장어를 구어서 먹거나 달여서 먹는데 장복하면 특효가 있다. 뱀장어를 달여서 먹을 때는 뱀장어가 2자 정도일 때는 5홉의 물을 붓고 살과 뼈가 녹을 때까지 푹 달여서 아침 저녁으로 하루 두차례씩 복용한다. 이렇게 10마리만 약으로 먹으면 좋은 효과가 있다.

• 칠성장어나 닭의 간을 먹기 좋게 요리를 해서 평소에 자주 먹으면 특효가 있다.

●쥐담(鼠膽)을 달여서 가끔 그 물로 낯을 씻으면 좋은 효과가 있다.
●돼지나 소의 간을 소금에 찍어서 먹거나 소금을 뿌려서 구어먹어도 효과가 있다. 야맹증이 심할 경우에는 10여근 이상을 먹으면 효과가 있다. 생간은 영양보충의 강정제로써도 좋으므로 장복을 하면 건강상에도 좋다.
●비타민A의 부족으로 생기는 병이므로 이 영양 성분을 많이 함유하고 있는 간유를 장복해도 좋은 효과를 볼 수 있다.

* 눈 짓무른 병(眼瞼緣炎)

◇ 원인 및 증세

항상 눈의 가장자리가 끈적끈적하게 짓무르고, 짓물 같은 것이 흐르는 병인데 세균에 의하여 감염되는 경우가 대부분이며 전염성이 있으므로 조심해야 한다.

◇ 한방치료

환정환(還睛丸) : 모든 눈병에 보통 쓰는 약으로 꾸준히 써야 한다.

황연즙(黃連汁) : 옛날부터 외용 안과 약으로 주로 써온 처방약이다.

◇ 민간요법

●황백피(黃栢皮) 속껍질을 불에 구으면 즙이 나오는데 이것을 탈지면에 찍어서 하루 세차례씩 2~3일만 계속 치료하면 낫는다.
●매자나무 생즙을 내어 솜에 묻혀서 자주 발라준다. 3~4일만 계속하면 신통한 효과가 있다.

● 황경피나무껍질(黃蘗·黃栢)을 가루로 만들어 젖은 종이에 싸고 진흙을 발라서 불에 굽는다. 이것을 솜에 싸서 한컵의 물 속에 넣어서 담그었다가 밥위에 올려 놓고 쪄서 더운 것으로 환부를 씻어 주면 돌림병에도 좋다. 이렇게 아침 저녁으로 두차례씩 4~5일간만 계속하면 특효가 있다.

● 찬물에 소금을 타서 약간 짜게 해 가지고 눈을 여러 차례 씻어낸 다음 젖을 세방울 정도 짜넣는다: 하루에 2~3회씩 2~3일 계속하면 낫게 된다.

● 물푸레 나무(靑皮木) 껍질에 물을 붓고 달여서 그 물을 식혀 가지고 하루 세차례씩 눈을 씻으면 2~3일 안에 낫게 된다.

* 시력증진, 눈의 피로, 약시의 예방, 근시

◇ 시력증진

눈이 피로하거나 충혈이 자주 일어날 때는 검은 깨를 볶아서 으깨어 참기름과 소금을 넣어 반찬의 양념으로 해서 평소에 많이 먹으면 시력이 좋아진다.

◇ 눈의 피로

밤 늦게까지 일을 하거나 특히 직업 관계로 눈을 많이 써서 하룻밤 자고 나도 눈이 흐린 경우에는 눈을 학대하여 시력이 나빠지게 되므로 평소에 생굴을 많이 먹으면 눈의 피로를 풀게 된다.

◇ 약시의 예방

호박에는 비타민 A가 많이 함유되어 있으니까 평소에 많이 먹으면 시력이 약한 사람에게는 좋은 효과가 있다. 특히 호박이 많이 나는 여름철에 호박요리를 많이 먹으면 아주 좋다.

◇ 근 시

오른쪽 눈이 근시이면 오른쪽 발목의 복사뼈, 왼쪽이 근시이면 왼쪽 발목의 복사뼈, 아래 오목한 곳을 매일 한번씩 5~10분동안 맛사지를 한다. 동시에 아침 세수를 할 때 물속에서 눈을 깜박 거리고 먼 곳을 바라보는 습관을 익히면 대부분의 근시는 치유될 수가 있다.

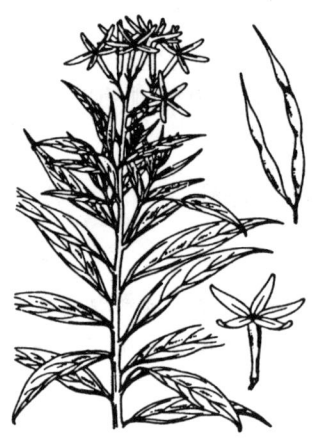

● 정향

정향은 향기가 높아 향신료로 사용되어 왔으며, 구토·식욕부진·복통 등에 사용하면 효과가 있다.

9) 이비인후과 계통 질환

* 외이도염(外耳道炎)

◇ 원인 및 증세

처음엔 귀가 욱신거리며 쑤시는 정도이나 염증이 생기기 시작하면 통증이 아주 심하다. 때로는 열이 나기도 하고 더 진행되면 곪아서 침식을 잃을 정도로 고통이 심해진다. 이 병은 흔히 귓속을 후비다가 낸 상처로 균이 들어가서 발병하게 되며 여름에는 수영을 갔다가 잘 발생하는데 이때는 귓속으로 들어간 물을 뺀다고 귓속을 함부로 건드려서 이러한 병이 일어난다.

◇ 한방치료

형개연교탕(荊芥連交湯) : 초기를 지나서 급성이나 만성을 앓게 되었을 때 이 약을 쓰면 효과가 좋다.

가미해독탕(加味解毒湯) : 발병 초기에 예방 및 치료약으로써 효과가 좋다.

◇ 민간요법

● 백반을 깡통 그릇에 넣고 불 위에 올려 놓으면 수분이 날아가고 푸석해져 가루를 내기가 좋으며 신맛도 작은 고백반가루, 뱀허물가루, 지렁이를 참기름에 넣고 끓인 다음 하루에 세차례씩 환부에 발라 주면 4~5일 안에 낫게 된다. 이 약은 독기가 있기 때문에 먹으면

위험하다.
- 매미의 허물을 잘게 부수어 참기름 속에 담구어 둔다. 이 약을 탈지면에 묻혀 귀에 마개를 해두면 2~일만에 치료 효과가 나타난다.

* 내이염(內耳炎)

◇ 원인 및 증세

귓속이 곪는 병인데 급성과 만성으로 나누어진다. 급성인 때는 현기증이 생겨나고 토할 것 같은 증세가 일어나는가 하면 편두통까지 일어나며 귓속이 심하게 아프다. 악화가 될 경우에는 소리를 들을 수가 없으며 불구자가 되기 쉽고 경우에 따라서는 뇌막염까지 병발하여 생명이 위독할 지경까지 달하게 될 우려가 있으므로 치료에 각별 유의해야 한다.

◇ 민간요법

- 생계란의 기름을 내어 귓속에 하루 두차례씩 넣으면 좋은 효과가 있다.
- 가는 대나무꼬치에 탈지면을 감고 알콜을 묻혀서 귓속을 깨끗이 닦아낸다. 5~6회정도 새것으로 바꾸어 가면서 닦아 낸 다음 구은 백반가루를 귓속에 하루에 한차례씩 4~5일간만 계속해서 뿌려 주면 효과가 아주 좋다.
- 내이염과 같은 증상이 있을 때는 올리브기름을 두어방울 정도 탈지면에 묻혀서 귓속에 넣는다. 2~3회만 계속하면 효과가 좋다.
- 지네를 잡아 약병 같은데 넣고 병마개를 단단히 막아서 밀봉을 한 후 약 한달가량 묻어 두면 지네가 녹아서 물같이 되어 버린다. 이것을 솜에 칠해 귓속에다 넣으면 치료 효과가 좋다.

● 산수유(山茱萸) 열매를 따서 그늘에 말렸다가 이 열매 7.5g에 3홉 가량의 물을 붓고 1홉 정도가 되도록 달여서 하루 세차례씩 공복에 장복하면 거뜬이 치료가 된다.

* 중이염(中耳炎)

◇ 원인 및 증세

중이염은 아주 흔한 병으로 고질환자가 많으나 고통스럽고 귀찮은 병이다. 귓속에 습진이나 염증이 생기면 귀가 먹게 되는 고약한 병이기 때문이다. 대개 중이염이 병발하는 것은 귓속의 고막을 뚫고 병균이 침입하여 염증이 생기는 것으로 그 증상은 열이 심하게 오르고 높을 때는 40도 이상의 고열이 나기도 한다.

열이 오르게 되면 오한이 병발하고 두통이 심해져서 기억력까지도 상실하게 되는 현상이 일어난다. 급성이 심하면 소리도 들리지 않으며 내버려 두면 귀가 먹기도하는 급한 질환이므로 서둘러서 치료를 해야 하며 더욱 심해지면 뇌막염까지도 생겨나 생명까지 위험한 병이다.

◇ 한방치료

조위승청탕(調胃升淸湯) : 체질은 건강하나 정력이 모자라고 갱년기의 징후가 보였을 때 쓰는데 녹용을 가미하여 쓰면 더욱 효과적이다.

만형자산(蔓荊子散) : 보통 체력으로 별다른 이유없이 치유가 되지 않고 시일을 오래 끈 병세에 특효한 약이다. 술, 기름진 음식, 설탕 같은 것을 당분간 먹지 않아야 약효가 좋다.

형개연교탕(荊芥連交湯) : 보통 체력으로 발병 초기무렵일 때 이 약을 쓰면 효과가 좋다.

◇ 민간요법
• 무우는 염증 치료에 좋은 약이다. 만성중이염으로 고름이 나올 때는 무우즙을 내어 면봉(綿棒)이나 성냥개비에 약솜을 감아서 무우즙을 묻히고 귀에 넣어 이 탈지면으로 귀를 막고 마개를 해서 두면 효과적이다.
• 명태국을 끓여서 뜨겁게 먹거나 생강을 넣고 토란국을 끓여서 먹어도 효과가 좋다.
• 참기름 두방울 정도를 하루에 2~3회 정도 넣어 주되 열이 있을 때는 두부를 귀에 대고 찜질을 한다. 두부 찜질은 두부를 깨끗이 씻고 물기를 뺀 다음 으깨어 밀가루와 섞어 가제에 싼다. 이것을 열이나는 귀에 대고 찜질을 하는데 시간이 경과하여 이상한 냄새가 나면 새것으로 바꾸어서 찜질을 계속한다.

* 귀가 우는데

◇ 원인 및 증세
몸이 허약해지거나 어떤 자극을 받았을 때, 또는 심한 정신적인 고통을 하고 나면 귀에서 소리나기 때문에 견뎌내기가 몹시 어렵게 된다.

◇ 민간요법
• 범의 귀잎을 따서 물끼를 깨끗이 닦아 손가락으로 비비면 푸른 생즙이 나온다. 이것을 귀속에 방울지게 넣으면 '징'하는 소리가 나면서 약간 열이 오른다. 이때 귀를 아래로 하여 물을 빼고 다시 몇방울을 넣는데 2~3회 계속하면 신기하게도 딱 그친다.
• 잘 익은 산수유의 건조시킨 것을 달여가지고 하루 세차례씩

3~4일만 계속하면 치유가 된다.

* 귀가 동상에 걸렸을 때

◇ 원인 및 증세

귓밥은 피부가 연하기 때문에 약간만 부주의를 하면 동상에 걸리게 된다. 동상을 바로 치료하지 않으면 동상이 걸린 부분이 부패하기 쉬우므로 속히 치료를 해야 한다.

◇ 민간요법
● 감물이나 옥도정기를 장기간 바르고 붕산수로 찜질을 하는 한편 방풍에 유의하여 솜을 환부에 대어 찬바람이 스치지 않도록 해야 한다.

* 코가 막혔을 때(비염)

◇ 원인 및 증세

코가 막히면 호흡이 곤란해지고 그것이 원인이 되어 머리가 아프고 무겁게 된다. 이 질환을 바로 치료하지 않으면 염증이 생기며 축농증까지도 병발하게 되므로 특히 주의를 요하며 치료를 서둘러야 한다.

◇ 한방치료

가미보중익기탕(加味補中益氣湯) : 위장이 약하며 얼굴빛이 누렇고 체질이 허약한 사람에게 기혈을 보하며 치료를 곁들여서 쓰는 약이다.

가미조위탕(加味調胃湯) : 공부나 정신적 과로에 시달려 병발했을 때 기력을 돋구면서 치료를 하는데 좋은 약이다.

◇ 민간요법

● 도라지의 껍질을 벗겨 그늘에 말린 것 11g을 5홉의 물에 넣고 3홉이 되도록 달여 하루에 세차례씩 계속 복용하면 좋은 효과가 있다.

● 오이꼭지가루에 국화와 살구씨 가루를 섞어서 솜에 묻혀 콧구멍을 막고 코로 숨을 들이 쉬어 코 안에 들어가도록 한다.

● 대추 10개, 감초 3.7g을 3홉의 물에 붓고 1홉이 되게 달여 하루 세차례 나누어 복용을 하면 3~4일 내에 치료가 된다.

* 비출혈(코피)

◇ 원인 및 증세

대개 비출혈은 밖으로 코피를 쏟는 것이다. 그밖에 콧속의 염증성 질환 기타 전신질환과 관계되는 혈액질환, 순환기질환, 급성 전염병, 중독증, 기압의 저하 체질 그리고 여자에게 있는 대장성 출혈 등을 들 수 있다.

◇ 한방치료

현삼지황탕(玄蔘地黃湯) : 피로하든가 흥분 끝에 코피가 자주 보이는 경우가 있는 때에 이 약을 쓰면 좋은 효과가 있다.

보폐원탕(補肺元湯) : 심장이 약한 체질인 사람이 피로로 인하여 계속적으로 코피가 나올 때 쓰면 효과적인데 주로 학생들이 많이 복용케 되는 약이다.

해울탕(解鬱湯) : 얼굴이 붉은 결혼 전 처녀나 젊은 여인이 까닭

없이 코피가 잘 쏟아질 때 이 약을 쓰면 잘 듣는다.

◇ 민간요법
- 생지황(生地黃)·백반·연근(蓮根)을 짓이겨서 콧구멍에 넣고 솜으로 막아주면 효과가 좋다.
- 연뿌리를 강판에 갈아서 생즙을 내어 솜에 묻혀 콧구멍을 막아주면 효과가 좋으며 다른 출혈에도 좋다.
- 백반수를 묻힌 탈지면으로 콧구멍을 막아주거나 50배 정도 소명반수를 만들어서 '스포이트'로 콧구멍을 씻어 주면 지혈이 되는데 이렇게 해도 멈추지 않을 때는 곧 전문의의 치료를 받도록 해야 한다.
- 백반을 녹인 물을 솜에 적셔서 콧구멍을 막아 주면 즉효가 있다.
- 코피가 나오는 쪽의 눈시울과 콧등 사이의 혈관을 손가락으로 눌러 주면 출혈양이 적어지면서 코피가 그치는데 이어서 뒷통수를 냉수로 적셔 주면 더욱 효과적이다.
- 꼭두서니 뿌리, 띠뿌리(茅根)를 달여서 두차례 정도만 복용하면 특효가 있다.
- 치자를 검게 태워 콧구멍에 넣고 솜으로 막아 주면 즉효가 있다.
- 코피가 흐르면 뒷통수의 오목한 곳에 나있는 머리털을 3개월 정도 뽑아주면 코피가 곧 멎게 된다.
- 부추 또는 국화잎이나 쑥을 잘 비벼서 콧구멍을 막아주면 쉽게 코피가 멎는다.

* 축농증(蓄濃症)

◇ 원인 및 증세

열이 오르며 오한이 나고 두통이 심하며 사지의 기운이 빠져서 자유롭게 거동하기가 힘들 뿐만 아니라 누런 콧물까지 쏟아져 나와 급성 독감 비슷한 착각을 하기 쉬운 질환이다. 그외 신경성 증상으로 주의력이 산만해지며 기억력의 감퇴 등이 있는 경우도 있다.

◇ 한방치료

신이청폐탕(辛夷淸肺湯) : 신이(辛夷)·비파엽(枇杷葉) 각 2g, 지모(知母)·백합(百合)·황령(黃苓)·치자(梔子) 각 3g, 맥단(麥丹)·석고(石膏) 각 5g, 승마(升麻) 1g을 달여서 복용한다.

갈근(葛根) 12g, 계지(桂枝)·작약(芍藥)·생강·감초(甘草)·대추 각 3.75g, 마황 7.7g에 말린 살모사 3.75g과 3홉의 물을 붓고 2홉정도가 되게 달여서 계속적으로 이 약을 복용한다.

신이산(辛夷散) : 보통 치병약으로 써볼 수 있는 처방약이다.

가미통성산(加味通聖散) : 얼굴빛이 붉고 체력이 좋은 사람이 혈액이 산성화 되어 분비물에 냄새가 있고 오래 가게 생긴 병세에 알맞는 효과적인 약이다.

◇ 민간요법

• 코 카다르로 인하여 코가 막히고 두통이 날 경우에는 한줌의 대추에 약간 감초를 섞어서 2홉의 물을 붓고 반이 되도록 달여서 하루에 3차례씩 계속 복용하면 신기하게 낫는다.

• 무우 생즙을 내어 탈지면에 묻혀서 콧구멍에 넣어 두면 누런 콧물이 나오는데 이 콧물이 입으로 들어가기 쉬우므로 자주 뱉으며 하루에 세차례씩 4~5일간 계속하면 낫는다.

• 도꼬마리(蒼耳子)의 열매를 가루로 만들어서 달여가지고 1회에 4g을 하루에 두차례씩 계속적으로 복용하면 치유가 된다.

• 삼백초의 잎 2~3장을 소금으로 비벼서 싼 불에 5~6분가량 달이면 연두빛 액체가 나온다. 그늘에서 말린 것은 갈색의 액체가 나오는데 소금을 한숟가락 가량 넣고 약간 미지근한 것을 코로 빨아들여 목구멍으로 넘어갔을 때 입으로 뱉는다. 조석으로 하루 두차례씩만 계속하면 특효를 본다.

• 중약(重藥)을 20 g 달여서 하루 분으로 해서 두차례 나누어 계속 4~5일만 복용하면 좋은 효과를 보게 된다.

• 삼백초의 잎을 비벼서 콧뿌리에 붙이거나 둥글게 뭉쳐서 콧구멍에 마개처럼 깊숙히 넣어두면 고름 같은 콧물이 줄줄 흘러내려 무겁던 머리가 가벼워지고 계속적으로 복용하면 근치가 된다.

• 탱자·개나리·대추·뽕나무·파뿌리·선인장을 넣고 달여서 그 물을 콧속에 넣는다. 하루 두차례씩 계속하면 곧 낫는다.

• 오이꼭지가루나 메뚜기를 참기름 속에 넣고 끓여서 그 물을 코에 넣으면 직효가 있다.

* 코가 붉은데

◇ 원인 및 증세

거치른 피부의 일종으로 콧등에 반점 비슷하게 빨간 무늬가 나타난다. 그대로 놓아 두면 점점 뻗어나서 보기가 흉해진다.

◇ 한방치료

대황·황련·황금을 각 3.75 g 씩 3홉의 물에 넣고 반이 되도록 달여서 세번으로 나누어 하루에 복용한다. 그리고 잠자리에 들기 전에 구운 명반·승화·유황을 같은 양으로 섞어서 자신의 침으로 코에다 바른다. 이 약은 홍분을 가라앉히고 혈액순환을 좋게 한다.

◇ 민간요법
· 고본(藁本)의 뿌리에 물을 붓고 달여서 그 물로 하루에 4~5회씩 3~4일을 계속 씻어주면 효과가 좋다.

* 코의 '알르레기'

◇ 원인 및 증세
재채기가 심하게 나고 물 같은 맑은 콧물이 많이 나오고 코가 몹시 막힌다. 이런 증상은 발작이 없으면 정상상태로 되돌아 간다.

◇ 민간요법
● 심신을 안정시키고 보양을 해야 하며 우선 땀을 내는 발한제를 써서 취한을 하고 땀을 푹 내야 한다.
● 무우를 강판에 갈아 두줌 정도의 생강을 약간 갈아서 섞은 다음 뜨거운 물을 부어 식기 전에 마시고 따뜻하게 잠자리에 들면 땀을 냄과 동시에 이뇨작용이 촉진되어 이튿날 아침까지는 거뜬해진다. 평소에 건강하고 미식을 하는 사람에게는 더욱 효과적이다.

* 편도선염

◇ 원인 및 증세
열이 나고 심할 때에는 39.5도까지 오르며 오한이 난다. 음식을 넘기는 데도 불편하다. 목구멍에 흰 반점이 생기는 염증인데 증상이 심할 때는 말도 잘할 수가 없고 몹시 고통스럽다.

◇ 한방치료
가미감길탕(加味甘桔湯) : 피로로 인해서 발병한 편두선염에 잘 듣는다.

계반탕(桂半湯) : 열도 없고 위장이 약한 사람으로 다만 목구멍만 뜨끔거리는 질환이 발병했을 때 주로 쓰는 약이다.

독삼팔물탕(獨蔘八物湯) : 고질화 된 편도선염을 고칠 수 있는 단 하나의 처방이다. 약값이 문제가 되겠지만 이러한 경우 독사를 두 세마리 고와서 먹어도 치유가 된다.

◇ 민간요법
• 범부채(射干) 5g을 달여서 하루분으로 하여 1회에 5g씩 두차례로 나누어서 복용하면 특효가 있다.
• 산달래의 구근을 질그릇에 담아서 구어가지고 가루를 만든다. 이것을 붓뚜껑이나 보릿짚으로 목구멍에 불어넣어 주는데 하루 2차례씩 2~3일만 계속하면 곧 낫는다.
• 인삼 3.75g에 2홉의 물을 붓고 1홉이 되게 달여서 마시면 효과가 놀랍다.
• 고추잠자리를 태워 가루로 만들어 이것을 목구멍으로 넘기는데 가느다란 통을 이용하여 빨아들인다. 하루에 세차례씩 4~5일간만 이와 같이 계속하면 치료가 된다.
• 다시마를 적당한 길이로 알맞게 잘라 콩 한줌을 넣고 푹 삶는다. 간장을 쳐서 알맞게 간을 맞춘 다음 식사때마다 반찬으로 먹거나 차로 만들어서 계속적으로 복용하면 아무리 심한 편도선염도 수술을 하지 않고 그대로 가라앉아 낫게 된다.
• 파를 9cm의 길이로 잘라서 세쪽을 낸다. 이것을 가제로 싸서 목에 대고 붕대로 감아 주면 좋은 효과가 있다.
• 밭이나 논이 아닌 땅의 흙을 30cm정도의 깊이로 파고서 흙을 파내어 반죽을 한 다음 가제에다 펴서 목에 붙인다. 말라서 굳을 때마다 바꾸어 주며 세것으로 계속 갈아붙이면 놀라운 효과가 있

다.
 • 편도선이 부어 열이 높고 호흡에 곤란을 받을 경우에는 상치의 뿌리를 질그릇에 넣고 검게 타도록 굽는다. 이것을 가루로 만들어 붓뚜껑이나 보릿짚 같은 파이프 끝에 넣고는 환자의 입을 벌리게 해서 목구멍에 불어 넣어 주면 특효가 있다.
 • 심하게 붓고 농이 생겼을 때는 고통이 심하게 된다. 미농지에 작은 구멍을 여러 개 뚫고는 환부에 붙이고 거머리를 몇 마리 올려놓고 입의 지름이 4~5cm정도의 유리병으로 덮어서 거머리가 다른 쪽으로 못가게 하면 거머리는 부은 편도선 농을 빨아먹게 되는데 농을 실컷 빨아먹고는 나가떨어진다. 이때 거머리를 치워내면 부기가 빠지고 농도 적어져서 고통이 없어진다.
 • 민달팽이를 질그릇에 넣고 물끼없이 구워 가루로 만든다. 이 가루를 붓뚜껑이나 보릿짚으로 목구멍에 불어넣으면 아주 효과적이다.
 • 환부가 악화됐을 경우에는 도라지 9g, 감초 19g을 3홉의 물에 붓고 반이 되도록 진하게 달여서 하루 세차례 나누어 복용한다. 감초는 근육의 급격한 긴장을 풀어주고 고통을 덜어 주는 작용을 하기 때문에 놀라운 효과가 있다.
 • 검은 깨·도라지·범부채 뿌리·복숭아·송이버섯을 짓이겨서 먹거나 입안에 물고 있으면 직효가 있다.
 • 생강을 강판에 갈아 끓는 물에 수건을 적셔짠다. 이 수건을 목에 감아주는데 3시간마다 생강물에 헹구어서 짜가지고 바꾸어서 갈아준다. 찜질하는 자리가 가려우면 참기름을 발라주고 두드러기가 생기면 중단하도록 한다.
 • 빨간 만년청의 씨를 어린아이의 경우에는 나이만큼(많아도 10개 이내이어야 한다)을 3홉의 물에 달여서 2홉이 되게 해서 하루에

세차례씩 3~4일동안 복용하면 신통한 효과가 있다.
 • 호박씨 1홉을 2홉의 물로 달여 반이 되게 해서 한꺼번에 마시고 취한을 한다. 2~3회만 계속하면 거뜬하게 낫게 된다.
 • 갈근 11g, 계지·작약·생강·감초·대추 각 7.5g, 도라지 2.5g, 석고 5g을 3홉의 물에 넣고 2홉이 되게 달여 1일 3회분으로 나누어서 자주 복용토록 하면 효과가 있다.
 • 우엉뿌리를 캐어 그늘에 잘 말린 것 7.5g을 3홉의 물에 넣어서 2홉이 되도록 달여 하루 세차례씩 계속적으로 복용하면 효과가 좋다.

 * 인후병(咽喉病)

 ◇ 원인 및 증세
 인두 점막에 염증이 있는 것을 말하며 피로·냉각·음주·전신질환의 분증 등으로 병발하며 인후에 건조감·통증·이물감이 생긴다. 특히 목구멍으로 음식을 넘기기가 곤란할 때는 기침 등의 부작용이 일어난다. 급성 인후병일 때는 합병증이 일어나지 않으면 3~4일 이내에 열이 내리게 된다.

 ◇ 한방치료
 가미감길탕(加味甘桔湯) : 피로에 지쳐서 발병한 인후 질환에 잘 듣는 약이다.
 가미패독산(加味敗毒散) : 신경질적이나 위장이 튼튼하고 얼굴이 거므스레한 비교적 건강한 체질에 잘 듣는다.

 ◇ 민간요법
 • 달걀·소금을 가지·박하·꽈리를 짓이겨서 가급적 입안에

오래 물고있으면서 서서히 넘기면 효과가 좋다.
• 고추잠자리(赤蜻蛉) 3~4마리 가량을 검게 태워서 가루로 만들어 목안에 바르면 낫는다.

* 후두염(喉頭炎)

◇ 원인 및 증세
목구멍에 염증이 생기는 것으로 기침이 자주 나며 말을 하려면 심한 통증이 생겨 난다. 열이 높고 머리가 아픈 무거운 증상도 있다.

◇ 민간요법
• 심정화(沈丁花)의 꽃 19g 가량을 끓는 물에 넣고 달인 다음 그 물로 하루에 세차례씩 양치질을 하면 효과가 좋다. 물의 분량은 3홉 정도가 알맞으며, 후두염이 완치될 때까지 술과 담배를 끊는게 좋다.

* 코안이 헐었을 때

◇ 원인 및 증세
코가 막히고 호흡이 곤란하며 통증을 느낀다. 그리고 염증의 작용으로 축농증까지 발병할 우려가 있다.

◇ 민간요법
• 연뿌리를 생즙을 내어 밤에 자기 전에 두 방울을 코속에 넣으면 직효다.
• 삼백초 한줌을 2홉의 물에 달여 1홉이 되게 해서 차대신 자주 복용하면 효과가 좋다.

* 눈·귀·코·목에 이물질이 들어갔을 때

◇ 원인 및 증세

눈·귀·코에 먼지가 들어가서 심할 때는 실명을 하는 수가 있으며 목에 가시가 걸려서 불편을 느끼고 고통이 생겨 어떤 활동에 지장을 주는 어려움이 생기게 된다.

◇ 민간요법

● 눈에 먼지가 들어갔을 때 : 입속을 깨끗이 닦고 헹구어 낸 다음 혀끝으로 핥아내는 것이 가장 안전한 방법이다. 핥아낼 때는 반드시 눈시울 쪽에서 눈꼬리 쪽으로 핥아내려 가도록 한다.

● 귀에 벌레가 들어갔을 때 : 알콜을 분무기(화장용 분무기를 씀)에 넣고 벌레가 들어간 귀에다 대고 뿌리면 벌레가 고통을 견디지 못하고 기어 나온다. 밤일 때는 귀를 전등 가까이 들이대면 벌레가 밝은 곳을 찾는 습성에서 차츰 기어나오게 된다. 무턱대고 귀를 귀지개로 후비면 더욱 속으로 기어들어가 고막을 손상시킬 염려가 있다.

● 벌레가 들어간 귀쪽을 위로 고개를 기울이고 참기름을 몇 방울 귓속에 넣으면 벌레가 기어 나온다. 그래도 벌레가 나오지 않으면 벌레가 들어간 귓쪽을 아래로 하여 고개를 흔들어 댄다.

● 코에 이물이 들어갔을 때 : 이물이 들어가지 않은 쪽의 코에 '스포이트'로 물을 쭉 품어 넣으면 잘 빠져 나온다. 또 종이 심지로 한쪽 코를 자극시켜서 재채기를 하면 그 작용으로 튀어나온다.

● 목에 가시가 걸렸을 때 : 밥이나 빵조각 삶은 고구마를 씹지 않고 삼킨다. 그래도 걸려 있을 때는 솜으로 구슬모양을 만들어 실을 꿴 다음 이것을 삼킨다. 솜구슬이 목구멍을 지나면 실의 한쪽을 당겨

서 끌어내면 솜뭉치에 뼈가 걸려 빠지게 된다. 젓가락 끝에 솜방망이를 만들고 이것으로 목구멍을 훑어내도 빼낼 수가 있다.
 • 탱자의 씨를 부수어 남천촉 잎과 함께 달여서 자주 마시면 저절로 빠진다. 상아의 조각이나 상아의 파이프를 깎아서 가루를 녹두알 만큼 먹으면 신기하게 빠진다.
 • 떡이 목구멍에 걸렸을 때 : 찰떡이 목구멍에 걸려 숨이 막히면 의사를 부를 겨를도 없다. 식초를 먹이면 쉽게 넘어 간다.

* 목소리가 쉬었을 때

◇ 원인 및 증세
 노래 또는 웅변 같은 것으로 소리를 많이 질렀거나 찬바람을 쏘아 감기가 들었을 때 성적 과로로 인하여 목이 쉬면 말소리가 잘 나오지 않고 답답하며 목이 아프다.

◇ 한방치료
 향성파죽환(響聲破竹丸) : 노래를 많이 불렀거나 웅변 같은 것으로 소리를 많이 질러 성대에 염증이 생겼을 때는 목을 아끼고 자극성 음식을 피하면서 이 약을 쓰면 직효가 있다.
 인삼보탕(人蔘補湯) : 성적 과로로 인하여 정력부족에서 오는 목이 쉬었을 때는 이 약을 쓰면 효과적이다.
 인삼형개산 : 찬바람을 쏘인 것이 감기에 걸려 그 자극으로 목이 쉬게 된다. 이러한 때에는 자극성이 강한 매운 음식이나 성생활을 절제하고 이 약을 쓰게 되면 좋다.

◇ 민간요법
 • 달걀 1개에 식초를 찻숟가락 하나쯤 넣고 아침 일찍 공복에

2~3회만 먹으면 곧 목이 틴다.

　●대추를 씹어먹거나 대잎과 유자껍질을 달여서 하루에 4~5회 정도로 2~3일만 계속 복용하면 치유가 된다. 입에 물었다 뱉어도 좋다.

10) 여성 미용의 10대 비결

*** 여성의 미용을 위한 한방 미용 요법**

여성은 아름다운 것이다.
아름다운 것은 여성이라고 생각한다.
여성은 아름답지 않으면 않되기 때문이다.
 수많은 여성들이 아름다워지기 위해 정성을 기울이는 일은 여성으로서의 사명이라고 해도 지나친 말은 아닐 것이다. 그리고 아름다워지기 위해서 노력하는 것은 여성 자신이 행복의 길을 추구하는 최선의 방편이기 때문이다. 실로 아름다워지기 위해서 정성을 기울이고 있는 순간이야말로 여성에게는 가장 행복한 시간인 것이다. 그래서 거울을 마주하고 있는 여성의 모습을 바라보는 남성들은 가장 아름다운 매력을 느낀다고 한다. 진실한 여성의 모습에 남성의 마음이 끌리기 때문이다.
 양(洋)의 동서를 막론하고 고금을 통하여 거울을 마주하고 있는 여성에게 남성들은 마음의 동요를 일으켜왔다는 것은 부인할 수 없는 사실이었다.
 자신의 아름다움을 발견하고 마음에서의 기쁨을 느끼며 만족감을 갖는 순간의 여성만큼 아름답게 보이는 것은 없다. 물속에 비추고 있는 자신의 모습에 마음이 사로잡혔던 미소녀 '낼킥쇼스'와 같이 남성들에게있어서 그 모습은 시새울만큼 아름다운 것이다.

거울을 마주하고 앉아서 아름답게 화장하고 있는 것도 아름다워지는 미용법의 하나지만 이것이 미용법의 전부는 아닌 것이다. 또 그것만으로는 참다운 아름다움을 자기의 것으로 할 수 있는 일은 못되는 것이다.

'전신미용'이라는 말을 흔히 듣게 되는데 내용을 알고보면 그렇게 간단한 것이 아니다. '전신미용'의 기본은 음식물, 운동, 휴식, 건강유지 등에 달려 있는 것이다.

본인은 오랜 병상실험과 연구를 통하여 건강과 미용에 관한 상관관계를 터득하고 '한방미용요법'을 고안하게 된 것이다.

본인의 이 '한방미용요법'은 건강을 어떻게 유지할 것인가를 중심으로 하여 아름다워지는 비결을 알기쉽게 풀이하여 많은 여성의 활용에 도움을 주고자 심혈을 기울였다. 이 '미용요법'은 결국 여성들 자신이 손쉬운 방법으로 더욱 아름답게 가꿀 수 있는 비결인 것이다. 그것은 그동안 본인이 여러 여성지에 발표하여 그 방법을 활용했던 많은 여성들의 증언에 의해서 잘 알 수 있다. 지금까지 자신의 미에 대하여 고심해왔던 모든 여성들이 오늘부터라도 이 책속의 미용법을 실행해본다면 '정말!'하고 놀랄만큼 훌륭한 결과를 가져오게 된다는 사실을 믿게 될 것이다.

아름다운 살결을 이루는 비결

아름다운 살결이란 향긋한 냄새가 나는 살결이다.

옛날 유럽 어느 왕국의 공주가 짚시를 사랑한 일이 있었다. 소위 공주가 어째서 짚시와 같은 떠돌이 신세를 좋아하는지 모르겠다고 사람들은 입을 삐죽거렸다. 이 짚시는 남성적인 데다, 음악을 잘하기 때문에 끌리는지 모르겠다고 말하고 있었는데 사실은 그것이 아니었다. '내가 짚시를 좋아하게 된 것은 그의 향기다. 그리고 지금도 역시 그 향기에 끌리고 있다'고 공주가 엉겁결에 자기 마음 속을 털어놔서 사건의 진상을 알게 됐다고 한다.

향기는 이와 같이 남녀간의 강한 유인력으로 연결할 수 있는 위력을 가지고 있는 것이다.

유색인종과 백색인종은 서로 전혀 다른 체취를 가지고 있다. 체취는 인종에 따라서 다르듯이 같은 인종일지라도 각기 사람에 따라서 모두 다른 체취를 가지고 있는 것이다. 우리나라에서는 이 체취를 아주 부끄럽게 생각하던 시대가 있었지만 요즈음은 체취가 자신의 개성미의 하나라고 생각하게 되었다.

물론 불결한 생활에서 발생하는 악취는 곤란하지만 향기 높은 아름다운 여성 특유의 향기는 있는 편이 매력적인 것이다. 싱싱하게 빛나는 살결과 아름다운 향기를 지닌 여성이야말로 진실로 아름다운 여성인 것이다. 아름다운 살결은 그 향기가 한층 더 발산하기 때문이다.

마늘목욕으로 기미, 여드름을 없애고 거치른 살결을 윤택하게

목욕물에 마늘을 넣어 피부에 '스콜진'을 흡수시키는 방법이다. 목욕탕에 들어가면 전신의 모공이 열리는데 이 열린 모공으로 몸속에 유효 성분이 스며 들어가는 것이다. 목욕탕에서 나올때 유효 성분이 발산되지 않도록 찬물을 끼얹고 모공이 닫히도록 해주면 더욱 효과적이다.

약 400g의 마늘을 쪼각쪼각 쪼개어 5분동안 증기(蒸氣)로 찐다. 이때 3분동안은 뚜껑을 열고 찌도록 한다. 마늘의 유독성의 휘발성 성분이 날아가게 하기 위해서다. 마늘 400g이라고 하면 큰 것으로는 6~7통, 작은 것으로는 12~13통 정도다. 증기에 찐 마늘을 건져내어 껍질을 벗기고 목면(木綿)의 주머니 속에 넣고 이 마늘주머니를 목욕탕 속에 넣는다. 그리고 이 목욕탕 속에 초를 ⅓컵쯤 넣는다. 이 마늘 목욕탕에서 목욕을 하면 피부의 신진대사가 좋아지고 몸이 따뜻해지기 때문에 첫째 추위를 타지 않게 된다. 냉증·신경통·류우머티즈가 있는 사람에게는 매우 약효를 볼 수 있는 목욕이다. 겨울이 되면 동상이나 손발이 터서 고심하는 사람은 가을부터 마늘목욕을 하면 동상을 예방할 수가 있다. 그밖에 습진·무좀 등의 피부병 치료에도 좋은 효과를 보게 된다.

마늘은 목욕물에서 꺼내어 두었다가 3일동안을 계속해서 써도 같은 효과를 얻을 수가 있다.

마늘은 먹어도 좋고 외용에도 좋지만 직접 살갗에 대면 피부나 살이 짓무르는 수가 있으니까 주의를 하는 것이 좋다.

뜸질로 암내를 없애고 행복한 생활을

암내는 생활을 파국에 몰아넣고 불행한 사태를 빚어내는 근본요인이 된다. 여성의 경우 혼담에 영향을 미칠뿐만 아니라 부부생활에도 결함이 될 수 없는 고약한 냄새가 풍기기 때문이다.

이러한 자신의 불행한 사태를 막기 위해서 서둘러 암내를 제거하는 특수한 비결을 소개한다.

겨드랑이에는 극천(極泉)이라는 뜸자리(經穴)가 있다. 이 극천에 해당하는 부분의 겨드랑이 털을 자르고, 먹물로 점을 찍어 극천을 표시해 놓는다. 그리고는 약쑥을 마련하여 지름 2cm 두께 1.5cm쯤 되는 크기의 동그랗고 가벼운 약쑥찜감 1개를 만들고 이의 반정도 크기로 1개, 또 이의 ½정도의 크기로 1개, 모두 합해서 3개를 만들어 가지고 뜸자리에 큰 것부터 불을 붙여 가지고 차례로 뜬다. 2일째와 3일째는 중간 크기의 것만을 3개 만들어 가지고 뜸질을 한다.

뜸질이 끝나게 되면 고약을 중간 크기만하게 종이에 펴서 바른 다음 탈지면으로 살짝 덮고는 반창고로 고정을 시켜버린다. 목욕을 할 때마다 새것으로 바꾸어 붙이도록 하면 12~13일 쯤 지나면 고름이 나오기 시작하고 20일경에는 검게 덩어리지게 된다. 이것이 차츰 벗겨지기 시작할 무렵에는 냄새가 없어지게 된다.

고름이 나오는 동안에는 하루에 2번씩 고약을 갈아 붙이고 둘레를 알콜로 2~3회 닦아주도록 한다. 만일 열이 나게 될 때에는 약쑥을 달여서 복용토록 하면 열이 나지 않는다.

살갗을 아름답게 하고 머리카락이 윤이 나게

참깨와 토복령(土伏苓)을 섞어서 9번을 찐 다음 꿀을 넣어 잘 섞어가지고 장복(長服)을 하면 혈기(血氣)를 보하고 살갗이 고와지는 장수의 비약이 된다.

검은 참깨 1되를 타지 않도록 잘 볶아서 갈아가지고 가루로 만든 다음 하수오(何首烏)도 역시 1되 가량의 같은 양을 가루로 만들어서 섞는다. 여기에다가 벌꿀을 알맞게 넣고 물을 약간 부은 다음 불 위에 올려놓고 달인다. 불이 너무 싸지 않은 미지근한 불 위에 올려놓고 약 1~2시간 정도 달이면 물엿과 같이 된다. 이때 내려놓고 잘 보관한다. 이것을 아침 저녁으로 큰 숟가락 하나쯤 복용하면 살갗이 보드랍고 싱싱한 탄력이 생기며 머리카락은 반짝반짝 윤이 나서 아주 신통한 약효를 볼 수 있게 된다.

참깨는 원래 강장제로써 혈액순환이 좋아지고 살갗이 윤택해지며 머리를 검게 하고 내장 기능을 활발하게 해서 통변이 좋아질 뿐만 아니라 뇌를 보하는 특수 약재의 효능을 가지고 있다. 그러나 참깨의 껍질은 소화가 잘 안되는 폐단이 있으므로 처리를 잘 하지 않으면 통째로 그냥 대변에 나오는 수가 있다. 그렇지만 잘 부수어서 가루로 곱게 만들면 소화도 잘 되고 약성을 충분히 발휘하게 된다.

휴식은 건강과 미용의 최선의 방법

불면증약은 시중에서 많이 팔고 있다. 즉 수면제는 시중약국에서 많이 팔고 있는데 이것을 오랫동안 계속해서 복용하면 여러 가지 약해가 나타나게 된다. 더욱 무서운 것은 임신하고 있을 때 태아의 영향이다. 그것이 어떠한 수면제이던 태아에 영향이 미치지 않는 것이 없다. 임신 중의 여성은 특히 될 수 있는 한 수면제를 먹지 않는 것이 안전하다. 그래서 옛날부터 수면제를 먹지 않고 잘 잘 수 있는 방법을 생각해 왔다.

양파를 두쪽으로 쪼개어 벼개 옆에 놔두면 양파가 함유하고 있는 휘발성 성분의 힘으로 잠을 자게 된다. 또 치자(한약방에서 팔고 있음. 황갈색의 열매로 감자나 밤 같은 것을 노란색으로 물들이는 데 쓰임)를 잘게 썰어서 질그릇에 넣고 물을 부은 다음 불에 달여, 차 마시듯 가끔 마시면 잠이 잘 오고 부인병에 신효한 약효가 있어 젊어지고 아름다움을 유지해 나가는 비결의 한 방법이 된다.

비만증을 예방하고 고은 살결을 만들며 사마귀를 없애는 미용

율무라고 하면 우선 고운 살결을 만들고 사마귀를 없애며 발육촉진·비만 방지·강장 등의 효능을 들 수 있는데 이중에서 고운 살결을 이룩하고 사마귀를 없애는 데는 놀라운 효과가 있으며, 한방 이외의 약방, 병원에서도 잘 쓰여지고 있다.

1컵 반의 물 속에 큰 숟가락 하나 정도의 율무를 넣고 미지근한 약한 불에 반컵이 되도록 푹 삶는다. 여기에 꿀을 섞어서 하루에 한차례씩 복용한다. 특히 발육기의 유아에 먹이면 질환의 예방이 될 뿐만 아니라 발육촉진에도 큰 효과를 볼 수 있으며, 어른이 하루에 한차례씩 먹게 되면 비만증 방지와 살결을 곱고 윤택하게 하며 앞에서 말한 증세에 대하여 특별한 효과를 거둘 수 있다.

서태후(西太后)의 아름다운 살결의 비결

청조(淸朝)말기의 서태후라고 하면 절대적인 권력을 가진 여걸로서 세계사상에도 유명하지만 늙어서 더욱 아름다운 살결을 가졌던 여성으로서 널리 알려져 있다. 그녀는 대금을 투자하여 페루샤만의 천연진주를 가루로 하여 복용하였다는 소문이 널리 퍼졌었지만 실은 그 비결이 호두에 있었던 것이다.

우선 호두 10개 정도를 열탕하여 껍질을 벗긴다. 그리고 백미 150g 가량을 물에 깨끗이 씻어서 물에 4시간 정도 담가 둔다. 호두와 쌀을 적당하게 물을 붓고 간다. 간 것을 체에 걸러서 나온 액체에 굵은 설탕 150g 가량을 넣고 적당하게 물을 부은 다음 미지근한 불에 30분쯤 끓인다. 여기에 한약방에서 팔고 있는 홍조(紅藻)를 넣으면 홍조는 소화를 돕고 보혈작용을 한다. 홍조를 넣을 때는 따로 홍조에 설탕을 조금 넣고 열탕을 해놨다가 섞는다. 이렇게 만든 호두죽을 아침 저녁으로 하루 두차례씩 한달간만 복용을 하면 비만증이 없어지고 살결이 고와지며 탈모증을 방지하고 머리카락을 검게 하며 소변을 좋게 하고 특히 부인병에 신효한 효과가 있어 여성의 건강미용에 공헌할 수 있는 좋은 미용제이다.

부인에게 많은 위장병 질환에 특효가 있는 민들레

유음(溜飮 : 음식이 체하여 신물을 토하는 위장 질환)이라는 부인에게 많은 위장 질환이 있다.

토기가 있으며 심할 때는 노란 위액을 토하는 증상이 나타나는 일종의 위장 질환이다.

민들레는 건위(健胃)·건장(健腸)에 특효가 있으며 특히 설사가 있을 때 민들레 잎을 참기름에 무쳐서 먹으면 설사가 멎으며 통변이 아주 좋아질 수 있다. 이와 같이 건위·건장의 효과가 있는 민들레는 건장한 사람에게도 체력 강화를 위해서 뛰어난 효과가 있음은 두말 할 나위가 없다.

민들레의 뿌리를 깨끗이 씻어서 얇게 썰어 이것을 '후라이판'에 튀긴 다음 다른 그릇에 옮기어 가루가 되게 부순다. 이 가루를 작은 숟가락의 반가량을 컵에 넣고 설탕을 넣어서 열탕한다. 이렇게 하면 커피와 같은 맛이 있고 위장에 좋을 뿐만 아니라 위가 약한 사람에게 아주 좋은 약이다. 밤늦게 마셔도 커피와 같이 잠이 안오는 걱정도 없고 부작용도 없이 좋다.

음료수로도 좋고 여드름, 입내를 없애는 산매탕

매실 효용의 한가지가 피로회복 노화방지라는 것은 잘 알려져 있다. 중국의 산매탕(酸梅湯)은 여름철의 시원스러운 음료수가 될뿐 아니라 살균·정장(整腸)·식욕증진·해열 등의 특효가 있다. 청매(青梅)를 연기에 쬔 한방의 오매(烏梅)·진피(陳皮)·빙사탕(氷砂糖)·계화주(桂花酒)를 준비하여 오매를 깨끗이 씻어 약 20분간 삶은 다음 여기에 깨끗이 씻은 진피를 넣는다. 그리고 5분이 지나면 빙사탕을 넣어 다 녹을 때를 기다려 병에 넣어서 냉장고에 넣는다 마실 때 계화주를 조금 섞으면 향기가 좋고 몸에도 좋은 음료수가 된다. 이 음료는 여드름, 입내를 없애는 효과가 있어서 특히 여성의 미용에 좋은 특수 음료수다.

젊어지며 살결에 광택을 찾게 되는 닭찜

목이(木耳)는 사람의 귀를 닮았기 때문에 목이라고 부르게 됐는데 중국에서는 '수계(樹鷄)'라고도 부른다. 닭고기 만큼 영양이 있다는 뜻이다. 부인들의 빈혈·산후의 허약체질을 회복시키는 약으로써 특효가 있다. 그리고 살결을 아름답게 하는 효과도 있다.

살결에 윤기가 없고 거치른 증세의 여성이 상식(常食)을 하면 눈에 보이게 젊어지며 살결에 광택이 생성(生成)해지는데 옛부터 중국의 여성들이 상용해 오고 있었다.

닭찜을 해놓은 것에다 건조한 목이의 열탕한 것을 한줌 가량 닭찜 속에 넣는다. 이때 화학조미료는 넣지 말고 소금만 약간 넣어 간을 맞추도록 한다. 목이 외에 캬베쯔·양파 같은 것을 조금씩 넣어도 좋으나 목이의 양(量)을 줄여서는 안된다. 이렇게 목이찜을 만들어서 가끔 먹게 되면 살결에 수분과 유분(油分)이 재생되어 살결이 고와지고 화장기를 잘 받는 고운 피부가 된다.

미식이라든가 편식으로 인하여 건강을 해치고 피부를 거칠게 하는 것은 흔한 예다. 그만큼 음식은 건강과 피부 보호에 뗄수 없는 불가분의 상관관계가 있다는 것을 다시금 의식해야 한다.

피부병에 특효가 있는 현미 즙

한방에서는 현미가 폐와 대장을 보하는 효과가 있으며, 대장의 작용을 활발하게 함으로써 노인·병자·체력이 없는 사람들의 스태미너 증강에 효과를 발휘한다고 말하고 있다. 그리고 피부병이 잘 낫지 않거나 잘 앓는 사람의 체질개선에 효과적이라는 잇점이 있다고 한다.

현미 5작(勺)을 검은 색이 나도록 볶아가지고 물을 넣어 쪄 스프를 만든다. 이것을 하루 두차례씩 1회에 한컵정도 먹는다. 이때의 온도는 손을 대서 따뜻함을 느낄 정도로 해서 먹는 것이 좋다. 먹을 때는 자기가 좋아하는 조미료를 넣어서 먹어도 좋다 이것은 여성의 살결을 곱게 만드는데 특수한 효과 있는 비방이다.

11) 부인과 계통 질환

* 자궁 내막염

◇ 원인 및 증세

자궁의 안쪽을 덮고 있는 조직으로 월경 때에 탈락되어 없어졌다가 다시 증식하는 것이다. 성병인 임질균에 의하여 염증이 생기는 것이고 자궁내막에만 국한되는 것이 아니고 자궁의 부속기관인 난관이나 난소 주위에 염증을 일으키고 요도나 방광, 그리고 질 입구의 보비선 등에도 염증을 일으키게 된다.

◇ 한방치료

가미옥적산(加味玉積散) : 비대한 몸이 희고 대하가심하면 월경이 매양 늦어질 때마다 쓰는 약이다. 약이 더운 성질의 것이니 손발과 배가 찬 사람에게 약효가 좋다.

용담사간탕(龍膽瀉肝湯) : 대하가 심하게 나오고 아래가 몹시 가려울 때, 이러한 모든 증세를 없앨 때 특효가 있는 약인데 특히 악취가 나는 대하가 있을 때 써서 더욱 잘 듣는 약이다.

십전대보탕(十全大補湯) : 손발이 차고 식욕이 없는 허약체질의 사람에게 보혈강장제로써 몸을 따습게 하며 한가지 약으로써 여러 가지 증세를 치유할 수 있는 좋은 약이다.

◇ 민간요법
- 인삼 3뿌리를 0.7홉의 물에 넣어 0.5홉이 되게 달여서 한번에

복용하는데 하루에 두차례씩 10여일간만 계속해서 복용하면 특효가 있다.

• 하고초(夏枯草) 한줌을 3홉의 물에 넣고 2홉이 되게 달여 가지고 하루 세차례 나누어 복용한다. 일주일간 계속 복용하면 완치가 된다.

• 무우잎 마른 것을 삶은 물로 하루 두차례씩 뒷물을 오래 계속하면 완치가 된다.

* 자궁암

◇ 원인 및 증세

성교시 또는 배변, 운동시에는 출혈을 한다. 평상시에 비해 월경이 불규칙하며 갱년기를 지나면 출혈을 한다. 대하가 많아지면서 차츰 농과 같이 짙어지며 악취를 풍기게 된다. 초기에는 하복부가 팽창하는 아픔이 있으며 말기에는 찌르는 듯한 아픔이 있고 대소변이 잘 안나오고 복수(腹水)가 고인다. 그리고 암이 진행되면 몸이 마르고 빈혈이 오며 식욕이 없어진다.

◇ 민간요법
• 옥수수를 쪄서 먹고 싶은대로 실컷 자주 먹는다.
• 옥수수로 술을 담가서 한번에 한컵씩 하루 세차례 공복에 복용하되 자주 먹는게 좋다.
• 의이인(율무쌀)을 달여서 한번에 한컵씩 하루 세차례 복용하는데 오랫동안 장복한다.

* 자궁경 부염

◇ 원인 및 증세

분비물이 많아져 질강 내의 정상 방어 기능인 산성도가 얕아지며 기생충의 감염이 잘되어 대하증의 불편을 갖게 된다. 염증은 특별한 불편이 없고 대하가 있는 정도인데 심할 때는 자궁암 초기와 육안으로 구별할 수가 없으므로 근치요법을 받든가 자궁암의 정규 진찰을 받으면서 그대로 두는 것이 좋다.

◇ 민간요법

● 일반적인 자궁병에는 파·접시꽃 또는 마련초(馬蓮草)를 달여서 하루 세차례씩 5일간쯤 복용하면 효과가 있다.

● 자궁 내에서 출혈을 할 때에는 명아주·밀·바위옷을 달여서 하루 2~3차례를 복용하는데 한번에 한컵씩 일주일 가량 복용한다.

● 자궁 출혈외용에는 수양버들을 생즙을 내어 한번에 한숟가락씩 하루 4~5회를 복용하는데 오랫동안 계속해서 복용을 하면 완치가 될 수 있는 특효가 있다.

* 대하증(帶下症)

◇ 원인 및 증세

대하의 색깔이 황녹색이고 양이 많으며 월경이 시작하기 전이나 끝난 뒤에 더욱 심해지는 것이 특징이다. 이 질염은 심한 대하증에 비하여 자극 증상은 거의 없고 분비물에 의한 불쾌감 정도이다. 그러나 오래되면 가려움이 생기고 습진 같은 피부병이 생기는 부작용이 있게 된다.

◇ 한방치료

당귀(當歸) 11g, 작약(芍藥) 6g, 복령(茯苓)·창출(蒼朮) 각

1.5g, 택사(澤瀉) 30g, 천궁(川芎) 11g에 3홉의 물을 붓고 2홉 정도가 되게 달여서 식사 30분 후에 복용하는데 하루에 세차례 나누어 4~5일간 계속 복용하면 특효가 있다.

십전대보탕(十全大補湯) : 몸이 허약한 사람의 체질을 개선하면서 몸도 보호하고 치료도 겸하는 처방약이다.

◇ 민간요법

• 호장근(虎杖根) 뿌리로 감주를 만들어서 하루 3~4차례씩 공복에 자주 먹는데 10일간만 계속하면 완치가 가능하다.

• 삼씨(麻) 한줌에 3홉의 물을 붓고, 2홉 정도가 되게 달여서 하루분으로 하여 세차례 나누어서 일주일 가량 계속 복용하면 특효가 있다.

• 메밀로 묵이나 국수를 만들어서 가끔 자주 먹으면 좋은 효과가 있다.

• 흰 접시꽃이나 그 뿌리, 호장근, 백도라지, 익모초와 생강을 달여서 하루 세차례씩 4~5일간 복용해도 좋은 효과가 있다.

• 달걀 노른자만을 하루 두개씩 10여일 계속해서 먹어도 효과가 좋다.

* 습관성 유산

◇ 원인 및 증세

임신이 만 7개월이 되기 전에 자연히 임신이 끝나는 것은 대체로 유산으로 규정하고 연속적으로 세번 이상 유산이 되는 것을 습관성 유산이라고 한다. 습관성 유산은 도저히 임신을 만삭까지 계속하지 못한다고 알려지고 있었지만 발달된 의학에 의하여 치료하면 정상적으로 임신하여 건강한 아이를 분만할 수가 있다.

전 임신의 약 10~20%는 무슨 원인이던간에 자연유산이 되며 한번 유산이 되면 다음에는 또 유산이 될 가능성이 높아지고 세번 이상 연속적으로 유산되면 결정적인 원인이 있는 경우가 대부분이므로 반드시 원인을 찾아 치료를 하는 것이 선결문제다.

◇ 한방치료

가미청심운자탕(加味淸心運子湯) : 심장이 약하면 잘 놀래서 가슴이 두근거리고 갑자기 아래로 피가 약간 보이다가 유산이 되는 증세에 이 처방의 적응증이 있는데 습관성 유산의 3분의 2가 거의 이 유형에 속한다.

가미팔진탕(加味八珍湯) : 위장이 약하며 빈혈이 있고 임신중절 또는 정신쇠약, 임신중 부주의로 인하여 자연유산을 거듭하는 경우에 써서 근본적으로 예방할 수 있는 처방약이다.

가미지황탕(加味地黃湯) : 임신을 하고 나서 가끔 하혈을 할 경우 이 약을 쓰면 잘 듣는 약이다.

◇ 민간요법

• 보통유산일 때는 옥수수의 젖눈이나 오이순 또는 호박덩굴을 달여서 자주 마시면 좋은 효과가 있다.

• 낙태를 하고난 뒤에는 김을 자주 많이 먹는다.

• 백도라지나 수수대 속을 달여서 한번에 한컵씩 하루 두차례 복용하는데 5~6일간 계속해서 먹어야 한다.

• 넘어져서 유산을 했을 때에는 꽈리나 다시마, 매미껍질 또는 송이버섯을 달여서 한번에 한컵 정도를 하루 두차례씩 일주일간 계속 복용한다.

• 사태(死胎)를 했을 때는 소엽을 달여서 한번에 1홉 정도를 계속해서 4~5일간 먹는다. 검은 콩을 볶아서 먹는다.

* 입 덧

◇ 원인 및 증세
임신 초기에 식욕을 잃고 기력이 없어졌으며 몸이 무겁고 활동력이 감퇴하면서 입이 부르트거나 무르는 증세가 나타난다 또 심한 경우에는 구역질이 나고 산성(신것)의 음식물을 찾게 된다.

◇ 한방치료
보생탕(保生湯) : 위장과 비위가 약하며 음식 냄새조차 맡기싫을 정도의 심한 입덧에 이 약을 쓰면 2~3첩에 음식을 먹게 된다. 일시에 많이 복용할 것이 아니라 천천히 마셔서 비위를 가라앉게 한다.

순간익기탕(順肝益氣湯) : 기질이 약하고 신경질적이며 빈혈이 심하며 자리에 눕게 된 부인의 입덧에 유효한 약이다.

가미보폐원탕(加味保肺元湯) : 심장이 약한 사람으로 꿈도 많고 평소에 유달리 냄새에 민감한 특징을 갖고 물 한모금도 넘기지 못할 정도의 심한 증세에 특효가 있는 약이다.

◇ 민간요법
• 반하(半夏) 3.75g, 파·향부자(香附子) 0.5g을 1.5홉의 물에 넣어 1홉이 되게 달여서 하루분으로 세차례에 나누어 복용하는데 4~5일간 계속 복용해야 한다.

• 아궁이의 불이 넘어가는 구멍의 흙을 물에 타서 가라앉힌 다음 윗물을 떠서 3~4회 복용하면 특효가 있다.

* 유선염(乳腺炎)

◇ 원인 및 증세

몹시 통증이 심하고 신열이 높으며 그 부위는 붉게 부어오르고 손을 대지 못할 정도로 아프다. 일단 곪아서 고름집이 생기면 수술하여 째고 고름을 빼내야 하는데 쉽게 치료가 되지 않고 오래도록 고생하게 되며 나중에는 유암이 비교적 발병한다고 한다.

◇ 한방치료

유풍신방(乳風神方) : 산후 젖몸살에 쓰는 약으로 열이 있고 오한이 있을 때에 가볍게 땀을 내보는 것이 치료의 순서이다.

소종탕(消腫湯) : 젖몸살을 앓는 초기에 하루 이틀이 지나 해열이 된듯하나 여전히 붓고 딴딴하며 아예 화농할 것이라는 예상을 하고 치료를 하도록 해야 한다. 하루에 이어서 세첩을 연복하면 다음날 차도가 보인다. 이 약을 달이는 불편은 있으나 곪은 것을 예방할 수 있고 약간 화농이 되었다고 하더라도 그대로 치료가 되는 특효가 있다.

◇ 민간요법

• 토란을 강판에 가늘게 갈아 밀가루를 섞어 두꺼운 헝겊이나 비닐에 이 약을 펴서 환부에 붙이고 마르면 다시 갈아붙이도록 한다. 급성 염증에 강력한 소염작용이 있으므로 맹장염에 응용해도 특효가 있는 치료 방법이다.

• 개산초의 열매로 가루를 만든 것과 밀가루 각 20g, 식초 4g을 잘 섞어서 반죽을 해가지고 환부에 바른다. 하루에 한차례씩 약이 굳어지면 새것으로 바꾸어서 갈아붙이는 데 4~5일간 계속적으로 치료를 하면 흉터없이 깨끗이 치유가 된다.

또 개산초의 잎이나 줄기 혹은 뿌리 등을 짓찧어서 환부에 계속적으로 발라주어도 특효를 볼 수 있는 좋은 약이다.
- 댑싸리(地膚子) 열매를 열탕에 넣어 침출을 한 다음 그 즙액을 탈지면에 발라서 환부에 자주 바르는데 4~5일간 계속하면 좋은 효과가 있다.

* 유종(乳腫)

◇ 원인 및 증세
40~50대 부인에 잘 발생하는 질환으로 유방 안에 응어리가 생기는 것이 특징이다. 크기는 팥알만한 작은 것으로 부터 달걀만한 크기의 여러 가지의 질환 상태가 있는데 심한 통증이나 고통을 느끼지 않는 것도 이 질환의 특색이라 할 수 있다.

◇ 한방치료
자근모려탕(柴根牡蠣湯) : 당귀(當歸) 5g, 작약(芍藥)・천궁(川芎)・자근(紫根) 각 3g, 대황(大黃)・인동(忍冬) 각 1.5g, 승마(升麻)・황기(黃芪) 각 2g, 모려(牡蠣) 4g, 감초(甘草) 1g을 3홉의 물에 넣고 2홉이 되게 달여서 복용한다.

◇ 민간요법
- 수선화(水仙花) 뿌리를 깨끗이 씻은 다음 생즙을 내어 하루에 두차례씩 공복에 먹으면 특효가 있는데, 1회에 먹는 분량은 약 10g 정도를 계속적으로 장기간 복용토록 한다.
- 원추리 뿌리를 생즙을 내어 15g을 1회분으로 하여 하루에 세차례씩 공복에 먹는다. 이 약은 곪지도 않고 별다른 통증도 느끼지 않으면서 잘 낫는 특효약이다.
※ 한방치료는 환자의 증상 및 체질에 따라 여러 가지 다른 약재가

가미되는 경우가 많으므로 전문의에게 상의해서 환자의 적성에 맞도록 조제하여 복용토록 하는 것이 효과적이다.

* 월경불순(月經不順)

◇ 원인 및 증세

정상 월경

월경에는 배란이 되고 약 2주일 이후에 자궁내막이 떨어져 나오면서 생기는 배란성 월경과 배란이 없이 일정한 시기가 오면 자궁내막이 떨어지면서 월경이 나타나게 되는 비배란성 월경의 두 현상이 있는데 전자가 정상적인 월경이다. 그리고 월경의 간격일수가 22일이 못되는 것은 정상 월경이 아니고 일종의 자궁출혈이 된다.

이상 월경

정상 월경이 있기 2주일 전에 정상 출혈이 있으므로 이때 출혈은 정상 범위에 속하는데 이외에는 자궁경관이나 자궁내에서 생긴 병에서 출혈하기 때문이다. 월경기간 45일 이상이 될 때는 일반적으로 배란이 되지 않고 월경에서 나타나며 신경이 예민하거나 건강이 좋지 못할 때 흔히 일어난다.

기간 및 양

월경이 있는 기간은 대체적으로 3~5일이 보통이며 7일정도까지는 정상이라고 볼 수 있다. 그리고 양은 사람에 따라 다소의 차이는 있지만 전체량이 1회에 최고 150ml 미만이어야 정상이라 할 수 있다. 월경의 색깔에 대하여 여성들의 신경이 날카로운데 양이 적으면 고여 있는 기간이 길어지며 양이 많으면 바로 밖으로 흘러나오기 때문에 고와서 월경량과 관계가 된다.

월경통

월경의 전후에 허리가 아프거나 아랫배가 아프다. 초경이 있고 2~3년 동안은 월경통이 없으나 2~3년이 지나 배란이 되는 시기부터는 월경통이 있는 수가 있고 대체로 30~50%의 소녀들은 고통을 느끼고 약이 필요하게 된다. 병이 있어서 생기는 월경통을 속발성 월경통이라 하며, 종양 자궁내막증, 염증 또는 자궁정관의 폐쇄 등이 원인이 된다.

◇ 한방치료

사물탕(四物湯) : 당귀(當歸)·천궁(川芎)·지황(地黃) 각 3g을 달여서 복용한다.

도핵승기탕(桃核承氣湯) : 도인(桃仁) 5g, 계지(桂枝) 4g, 망초(芒硝) 2g, 대황(大黃) 3g, 감초(甘草) 1.5g을 월경곤란, 월경시 신경이상을 초래해서 두통·요통이 동반되었을 때 특효가 있다.

과기음(過期飮) : 월경이 달을 건너고 몸이 늘 허약하여 빈혈, 기미가 있을 때 써서 조혈과 혈행을 좋게 하며 월경을 촉진케 하는 좋은 약이다. 단 위가 약하면 못쓴다.

가미소요산(加味逍遙散) : 신경질적인 처녀나 여인이 정신적 스트레스로 오후에 학질 모양 오슬오슬 춥기도 하고 미열도 나면서 머리 어깨가 아프며 경도가 보이지 않을 때 또는 월경 전 아랫배가 심히 아플 때 쓴다.

◇ 민간요법

• 쥐방울(馬兜鈴) 열매나 뿌리를 물에 넣어 달여서 한번에 4g 가량을 복용하되 하루에 두차례씩 오랫동안 복용해야 한다.

• 연실을 물에 넣어 달여서 하루에 세차례 복용하되 1회에 한번씩 계속적으로 오랫동안 복용한다.

● 쇠무릎(牛膝)을 건조한 뿌리를 달여서 1회에 10g 가량 복용하되 하루에 3차례씩 계속해서 복용한다.

● 메밀로 묵이나 국수를 만들어서 가끔 메밀음식을 먹으면 좋은 효과를 본다.

● 뱀딸기를 따다가 하루에 한차례씩 4~5일간 먹으면 효과가 있다.

● 익모초(益母草)·천호·향부자(香附子)·차전초(車前草)를 물에 넣어 달여가지고 한번에 한컵식 하루 세차례 복용하되 장기간 복용하도록 한다.

● 참뽕나무 뿌리를 깨끗이 씻어 껍질 벗겨가지고 껍질을 한줌을 3홉의 물에 넣고 2홉 정도가 되게 달여서 6회분으로 나누어 하루에 세차례씩 4~5일간을 계속해서 복용하면 특효가 있다.

● 꼭두선이 뿌리 10g, 띠뿌리(茅根) 한줌을 2홉의 물에 넣고 1.5홉이 되게 달여서 하루 세차례 나누어 복용하는데 5~6일간 계속 복용하는 것이 좋다.

● 향부자(香附子) 뿌리를 깨끗이 씻어 껍질을 벗겨서 달여 1회에 4홉 가량을 하루 세번 복용하되 4~5일간을 계속 복용하면 특효가 있다.

* **불임증(不姙症)**

◇ 원인 및 증세

건강한 부부는 정상 부부생활을 하는 동안에 만 2년이면 특별한 이상이 없는 한 모두 임신이 된다. (직업상 특수사정은 제외). 그러므로 특별히 임신이 되지 않을 만한 사정이 없이 2년이 지났을 때에는 불임증이라는 거창한 별명을 붙이기에 앞서서 그 원인을 조사하여 치료하면 60%는 성공을 한다. 원인은 부부의 어느 한쪽에 뚜렷한 원인이 있는 수가 많다. 즉 약 40%는 남편 쪽에 원인이 있고 약 50%는 부인에게 있으며, 부부가 다 같이 원인이 되는 경우는 약 10%로써 드물다.

◇ 한방치료

대영전(大營煎) : 결혼 전에는 비교적 건강하고 월경도 순조롭고 잔병이 없었는데 결혼생활 수년 동안에 월경이 많이 줄어들고 월경통이 있었으며 큰 이유가 없이 임신이 안될 경우에 쓰는 약이다. 이 약은 대소변이나 소화에 큰 이상이 없어야 몸에 맞아서 약효가 있다.

부익지황탕(附益地黃湯) : 몸이 아주 약하며 초경이 늦고 늘 경도량이 적으며 날짜도 짧은 여성에게 써서 체질개선과 아울러 임신을 촉진시키는 약이다. 이 약을 쓰면 피로와 허리 아픈 것이 덜하고 안색이 눈에 띄게 좋아지는 특효가 있는데 단 위가 약한 사람은 쓰지 못한다.

조경종옥탕(調經種玉湯) : 임신은 월경이 좌우하기 때문에 월경을 순조롭게 하고 난소의 기능이 활발해지면 자연적으로 몸이 따뜻해지면서 임신이 된다. 이 약을 써서 차도가 보이면 백첩이상 다량으로 써야 효과를 보게 된다.

◇ 민간요법

• 겨우살이(대추나무 같은데 겨울에 새파랗게 돋아나는 싹 같은 것)를 달여서 1회에 한 컵가량을 하루 한차례씩 계속적으로 오래 복용하면 특효가 있다.

• 김·대추·호박·양배추를 계속적으로 오래 먹으면 효과가 좋다.

* 난산(難産)과 후산불능(後産不能)

◇ 원인 및 증세

아이를 분만할 때 거꾸로 낳거나 진통이 심하며 분만이 순조롭지 못하거나 태아가 잘 나오지 않을 경우가 있다.

◇ 한방요법

가미불수산(加味佛手散) : 진통이 미약할 때 바로 기혈을 돋우며 심장과 자궁의 반출력을 강화해서 난산을 면하고 순산시켜 주는 산모에게 없어서는 안 될 약이다.

삼합제생탕(三合濟生湯) : 불수산과 비슷한 처방이지만 불쾌한 기분이나 불안감이 있을 때 연거푸 두곳에다 약을 달여 30분~1시간 간격으로 먹으면 일체 부작용이나 후유증의 염려가 없는 약이다.

◇ 민간요법

● 피마자 열매 20알을 껍질을 벗기고 소금을 조금 섞어 쪄가지고 산모의 양 발바닥에 붙이면 유효하다. 그리고 아이가 나온 뒤에는 피마자를 뗀다.

● 달걀의 노른자만을 가려서 한두개 정도 먹으면 효과가 좋다.

* 산후복통(産後腹痛)

◇ 원인 및 증세

산후에 궂은 피가 시원하게 나오지 않고 계속적으로 배가 아프며 통증을 견디기가 어려운 증세가 나타난다.

◇ 한방치료

사물탕(四物湯) : 당귀(當歸)·천궁(川芎)·지황(地黃)을 각 3g씩 2홉의 물에 넣어 1.5홉이 되게 달여서 복용한다.

기침산(起枕散) : 산후에 궂은 피가 시원스럽게 나오지 않고 국밥을 먹을 수가 없을 정도의 배가 심하게 아플 때 보통 3~4첩을 먹으면 개는데 이 약을 달일 때 화학성 초가 아니고 순한 초를 몇방울 떨어뜨려서 쓰면 효과가 좋다.

생화탕(生化湯) : 자궁의 수축을 촉진하며 궂은 피를 배설하고 또 피를 생성하고 잃은 피를 다시 보충하여 회복을 신속히 하는 다목적 있는 처방이다.

가미신허탕(加味神虛湯) : 평소 허약한 체질인 사람이 산후에 피가 조금씩 비치며 그치지 않고 밤에는 식은 땀이 있으며 현기증도 겸하고 식욕이 없어 기운을 차릴 수 없는 때에 피를 멎게 하고 식욕도 생기게 하며 원기를 회복시키는 처방약이다.

◇ 민간요법

- 잉어를 푹 고아서 먹으면 복통도 개고 젖도 잘 난다.
- 모밀을 볶아서 고은 가루를 만들어 이 가루를 다시 볶아 끓인 물에 타서 복용하는데 복통이 멎을 때까지 계속해서 오랫동안 복용토록 한다.
- 송이버섯을 물에 넣어서 달여 수시 먹는다. 식용균으로써 좋으므로 다량 먹어도 좋다.

* **젖부족**

◇ 원인 및 증세

산모가 산후 젖이 잘 안나거나 나지 않아 어린아이의 양육에 곤란을 느끼게 되는데 젖이 불어 있으나 단단하고 젖이 내리지 않는 것은 여러 가지 원인이 있겠으나 대체로 몸이 허약해서 일어나게 된다.

◇ 한방치료

소유음(疎乳飮) : 젖이 불어있으나 딴딴한채 풀리지 않고 젖이 내리지 않는 초산부나 산후에 주로 쓰이는데 자주 애아버지의 손으로 안찰을 겸하면 더욱 효과가 좋다.

풍유탕(豊乳湯) : 본래 허약한 체질로 식사도 잘 못하는 편으로 젖의 발육도 좋지 않은 데다가 산후의 유도가 좋지 않아 고생하는 사람이 쓰면 좋은 약이다. 오래 복용하면 체력도 좋아지고 발육도 좋아진다.

◇ 민간요법
- 팥죽을 묽게 쑤워서 3~4회 정도 계속해서 먹으면 젖이 잘 나는 요법이다.
- 잉어를 푹 고아서 5~6일간을 계속해서 장복하면 젖이 잘 나온다.
- 돼지발을 푹 고아서 양념을 안하고 그 물을 하루 3~4회씩 2~3일간 먹으면 젖이 풍부해진다.
- 겉보리(大麥) 1 l 에 감(柿)잎 5장 정도를 3되의 물에 넣고 2.5되 가량이 되게 달여서 차마시듯 수시로 계속해서 복용한다.
- 백강잠(白殭蠶) 10 g을 0.5홉의 술에 타서 마시되 하루 두차례씩 3~4일간 계속해서 복용한다.

* **자궁출혈(子宮出血)**

◇ 원인 및 증세

월경불순 기타 자궁내의 질환이 발병하면 그 자극으로 인하여 출혈을 하게 되는데 이 질환으로 다른 증세가 곁들일 염려가 있다.

◇ 한방치료

삼황사심탕(三黃瀉心湯) : 대황(大黃) · 황령(黃苓) · 황련(黃蓮) 각 1g을 0.8홉의 물에 넣고 4~5분 열탕하여 짜가지고 1회에 복용한다.

사물탕(四物湯) : 당귀(當歸) · 천궁(川芎) · 지황(地黃) 각 3g을 달여서 복용한다.

익위승양탕(益胃升陽湯) : 평상시 체질이 약하고 잘 피로하는 사람이 임신 중에 밥맛이 없어지고 소화력이 나빠지면서 자궁출혈이 생겨 쉽게 그치지 않는 경우에 써볼만한 약이다. 임신중이 아닌 때도 좋은 약이다.

가미소요산(加味逍遙散) : 몸이 약한 여성으로 흥분을 잘하는 편이어서 어떤 일에 받은 자극으로 출혈이 계속될 때 쓰면 잘 듣는 약이다.

◇ 민간요법

딱지꽃 100g 정도를 1.5홉의 물에 넣어 달여서 복용하면 곧 멈추게 된다.

* **부인하혈(산후 하혈)**

◇ 원인 및 증세

계속적으로 산후에 하혈을 하는 경우가 있는데 지나치게 하혈을 하면 원기가 탕진하고 신체가 허약해지며 빈혈 기타의 증세가 수반하게 되어 생명의 위험성까지도 있게 된다.

◇ 한방요법

궁귀보중탕(芎歸補中湯) : 기혈이 약해서 번번히 유산할 위험성이 있다고 보이는 사람이 임신중에 피곤하다든가 또는 무거운 것을 든 것이 원인이 되어 계속적으로 출혈이 될때 쓰면 특효가 있는 처방이다.

가미육미지황탕(加味六味地黃湯) : 보통체질인 사람이 평소 허리가 아프고 오후에 잘 피로를 느끼는 임산부가 번번히 유산이 되었는데 10개월간 임신을 계속해오면서 출혈이 때때로 보이는 경우 유산도 예방하고 체력을 증진하며 출혈을 멎게 하는 약이다. 단 위가 약할때는 안쓰는 것이 좋다.

◇ 민간요법

• 칡뿌리의 가루 10g 정도를 팔팔 끓인 물에 넣고 잘 저어서 섞은 다음 복용하는데 4~5일간 계속해서 복용하면 특효가 있는 약이다.

• 녹각(鹿角) 4g, 홍화(지혈) 7.5g, 익모초(益母草) 한줌, 닭 1마리에 황기(黃芪) 100g을 넣고 5홉의 물이 3홉쯤 되게 달여서 한번에 1홉씩 하루 세차례 나누어 복용하면 특효가 있다.

• 녹각 4g을 2홉의 물에 넣어 1홉 정도가 되게 달여서 1회에 반홉씩 하루 두차례 아침 저녁으로 공복에 복용하되 5일정도 계속해서 복용하면 놀라운 효과가 있다.

• 범눈섭 100g을 3홉의 물에 넣어 2홉 정도가 되게 달여서 하루 두차례 나누어 하혈이 멎을 때까지 계속해서 장기간 복용한다.

* 유 암

◇ 원인 및 증세

유암도 암질환의 일종으로써 이 질환이 발병하면 신열이 나며 식욕이 없어지고 기운이 빠져 모든 일에 의욕이 없어진다. 초기에 발견해서 치료를 하면 치유도 가능하나 늦게 발견을 하면 생명이 위험하게 된다.

◇ 민간요법

● 미꾸라지를 잡아가지고 산채로 짓이겨 검은 설탕을 섞어 환부에 붙인다. 하루에 한번씩 새것으로 바꾸어서 갈아 붙이면 특효를 볼 수 있다.

* 젖을 안나게 하는 법

◇ 원인 및 증세

어린아이에게 젖을 안 먹이려고 젖을 나지 않게 하거나 그렇지 않으면 유모 혹은 아이의 양육을 남에게 맡겼을 때는 젖을 나지 않게 하는 것이 모체의 건강을 위해서 좋은 법이다.

◇ 민간요법

● 엿기름을 곱게 갈아 그 가루를 한번에 한숟가락 가량 하루 세차례씩 먹으면 젖이 안난다. 부작용도 없을 뿐만 아니라 몸도 거뜬해진다.

* 자궁경련

◇ 원인 및 증세

자궁이 경련을 일으키면 통증이 심하고 열이 오른다. 그 증상은 마치 통증이 발작을 일으키는 것 같아 허리서부터 아랫배를 거쳐 다리까지도 아프기 때문에 이 병이 발작하면 여자들은 비명을 지르며 꼼짝못하고 호소하게 된다.

◇ 한방치료

절형음(折衝飮) : 모란피(牡丹皮) · 천궁(川芎) · 작약(芍藥) · 계지(桂枝) 각 3g, 도인(桃仁) · 당부 각 5g, 연호색 · 우슬 각 2g, 홍화(紅花) 1g을 달여서 복용한다.

◇ 민간요법

• 무우생즙 1컵, 생강즙 1순가락을 섞어서 끓인 물 속에 넣고 간장 한방울을 타서 복용하는 데 3~4일간 하루 두차례씩 계속적으로 복용하면 특효가 있다.

* **월경과다증(月經過多症)**

◇ 원인 및 증세

월경이 멎지 않고 정상일수(3~7)를 벗어나서 계속적으로 월경이 흐르거나 최고 150ml 이상의 양을 넘어서도 신체에 이상이 오게 된다. 빈혈증이 오거나 다른 발병을 일으킬 염려가 있다.

◇ 민간요법

• 차전초(車前草)를 그늘에서 말린 것 19g을 1홉의 물에 넣어 반홉정도가 되게 달여서 아침 저녁으로 하루 두차례씩 2~3일간만 계속해서 복용하면 대효가 있다.

* 국부다한증(局部多汗症)

◇ 원인 및 증세

국부의 안팎에 땀이 많이 나서 이 부위에 고이거나 흘러서 항상 축축해지며 살이 물러지고 부작용을 일으켜 염증이 생기고 못견디도록 가려움증이 발생하게 된다.

◇ 민간요법

소명반으로 한번에 2~3분정도 하루에 세차례씩 계속적으로 2~3일간만 가려운 곳에 문질러 주면 깨끗이 치유가 된다.

* 월경시 요통

◇ 민간요법

월경시 못견디도록 요통이 심할 때는 개자니(芥子泥)를 아픈 곳에 10~15분 정도 붙여 주면 거뜬하다. 2~3회만 붙여 주면 근치가 된다.

* 분만시 아이가 다리부터 나올때

◇ 민간요법

아이를 거꾸로 낳는 역산인데 이때에는 은행(銀杏) 열매 21매를 달여서 먹고 검은 쇠똥을 베에 싸서 불에 따뜻하게 쪼여서 아랫배에 붙이면 어린 아이가 올바로 나오게 된다.

* 음부가 가려울 때

◇ 민간요법
 • 더덕을 가루로 내어 물에 타서 2~3회만 복용하면 가려움증이 말끔히 가시고 시원하다.

12) 미용지압

* 미용과 지압

　미용이 건강미와 직결되지 않으면 건강요법은 무가치한 것이라고 필자는 앞에서 누차 강조한바 있거니와 건강미가 없는 화장미는 생명이 없는 아름다움이라는 것은 다시 더 말할 나위가 없다. 미용을 위한 지압은 인간 본연의 건강미를 찾기 위한 본능적인 방법이라고 하겠다. 지압은 몸 전체의 아름다움을 찾고 나아가 건강을 찾기 때문이다. 지압은 우선 미용에 앞서 치병에 목적이 있지만 지압 효과가 나타나게 되면 살갗이 윤택을 갖게 되고 아름다운 살갗으로 변하게 된다. 피로한 모습의 얼굴은 혈색을 잃고 무력하게 되어 아름다울 수가 없지만 건강을 찾게 되면 몰라보리 만큼 젊고 아름다워지게 된다. 그러므로 미용에 목적한 특별한 지압점은 따로 없지만 건강미를 저해하는 요인을 발견해서 그 부분의 장애를 지압으로 제거하면 이게 곧 미용이 되는 것이다. 여성에게 가장 흔하게 장애가 일어나고 미와 가장 관계가 깊은 곳은 부인병과 생식기계통 질환이나 생리불순·냉증 같은 증세는 여성미용을 근본적으로 저해하는 요인임을 잘알고 있는 사실이다.
　생식기 계통은 이 외에도 간장·신장의 약화, 소화기질환, 내분비장애, 특히 변비증 등은 미용의 절대적인 저해요인임으로 이러한 것을 지압으로 고치는 것이 미용의 가장 좋은 방법이 된다.

* 소화기 계통 지압

위하수증과 만성위염

    위장은 배꼽을 중심으로 해서 건강한 사람은 배꼽 위로 세손가락 되는 위치에 있는데 배꼽 밑으로 처져 있는 사람은 위장이 약해져 있기 때문에 음식물을 창자로 내보내기가 힘들다. 초기엔 밥맛을 잃지 않고 음식은 잘 먹으나 배가 늘 뿌듯하고 소화가 잘 안되며 트림과 불쾌감이 생기고 두통·피로감·견비통(어깨의 통증)을 느끼게 된다. 위하수나 만성위염은 전신상태의 개선이 지압요법의 주안점이 되므로 지압법으로 뛰어난 효과를 얻을 수 있다.

    아문(瘂門)……후두부 아래 우묵한 곳 [독맥]
    천주(天柱)……아문혈 좌우로 3cm 머리털 가장자리 [방광]
    완골(完骨)……귀 뒤에 불룩한 뼈 뒷쪽 우묵한 곳 [담]
    제4경추횡점(第四頸椎横點)……제4경추에서 좌우로 3cm
    심유(心兪)……제5 흉추 밑 좌우 3cm
    곡지(曲池)……팔을 안으로 굽혀서 생기는 횡문의 바깥쪽 끝
    삼리(三里)……무릎팍 바깥쪽 아래로 약 6cm 경골과 비골 사이 우묵한 곳을 세게 누르면 발끝에 까지 압통이 느껴진다.
    격유(膈兪)……제7 흉추 밑 좌우 7cm
    간유(肝兪)……제9 흉추 밑 좌우 3cm
    비유(脾兪)……제11 흉추 밑 좌우 3cm
    위유(胃兪)……제12 흉추 밑 좌우 3cm
    신유(腎兪)……제2 요추 밑 좌우 3cm
    대장유(大腸兪)……제4 요추 밑 좌우 3cm
이상은 전부 방광경에 속하는 지압점 들이다.

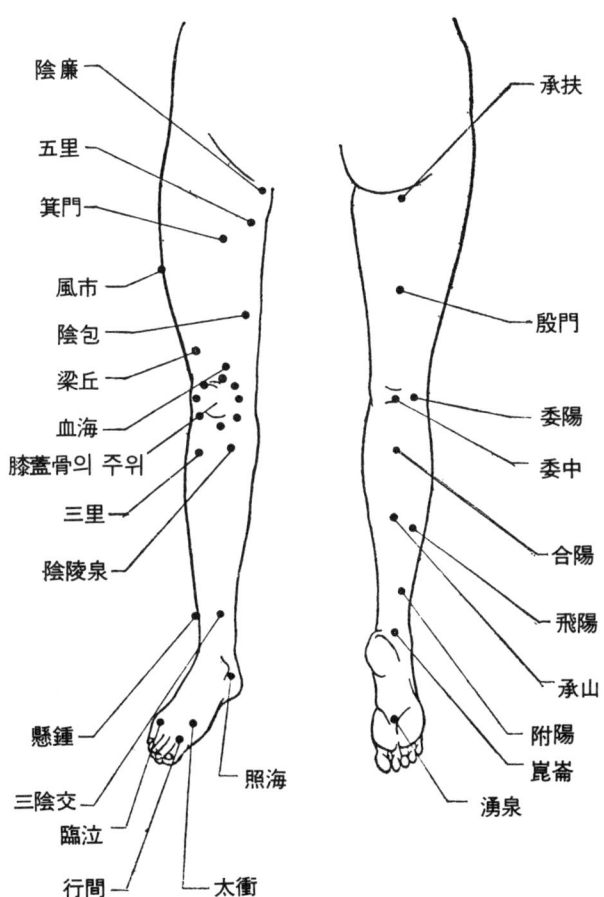

[발・다리의 중요 지압점]

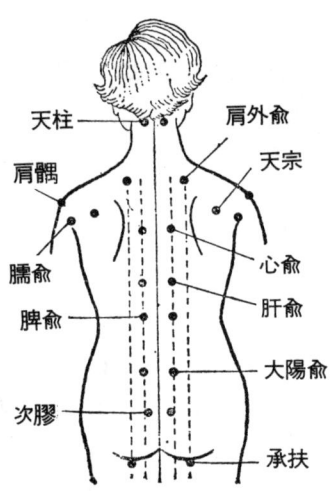

설사를 멎게 하려면

　세균성 설사와 음식 중독으로 인한 설사 등에는 다른 약물요법과 함께 지압을 해야 하지만 단순한 급성 설사라면 지압요법만으로 능히 효과를 거둘 수 있다. 만일 장내에 불순물이 있을 때는 설사로 배출될 만큼 배출을 한 다음에 지압을 하는 것이 좋다. 급성 설사에 가장 즉효(即效)가 있는 지압점은 백회(百會)·양구(梁丘)·태충(太衝)이다.
　백회(百會)……머리 정수리의 말랑하고 압통이 있는 곳. 신경 흥분을 진정 시킨다.[독맥]
　비유(脾兪)……제11 흉추 밑에서 좌우로 3cm쯤 세게 누른다.[방광]
　신유(腎兪)……제2 요추 밑에서 좌우로 3cm.[방광]
　대장유(大腸兪)……제4 요추 밑에서 좌우로 3cm 좀 강하게 누른다.

[방향]

중료(中髎) ········· 선골의 좌우 두줄로 나란히 네군데씩 있는 구멍 중 위에서 셋째 정중선에서 좌우로 1.6cm 되는 곳.[방광]

양구(梁丘)······무릎뼈 위 바깥쪽으로 세손가락 되는 근육 사이 복통의 특효혈을 2~3분 동안 지속압을 가한다.

행간(行間)······엄지발가락과 둘째 발가락이 갈라지는 곳. 설사·구토의 특효혈이며 음위증(陰萎症)에 잘 듣는다.[간]

태충(太衝)······행간(行間)혈에서 위로 약 두 손가락 되는 높은 뼈 앞 오목한 곳을 누르면 압통이 있다. 위장병·설사·자궁병·안질 등에 좋은 지압점.[간]

행간(行間)······태충(太衝)을 좀 강하고 급격하게 세번 가량 되풀이 해서 지압한다.

지압이 한차례 끝나면 따뜻한 손바닥으로 배꼽과 하복부에 얹어서 배를 덥혀 준다. 공연히 배를 쿡쿡 누르거나 하는 것은 삼가해야 한다.

변비증(便秘症)

변비는 여성에게 많은 병으로 미용의 적이라고 한다. 변비가 계속 되면 장안에 이상발효(異常發酵)가 일어나서 가스때문에 헛배가 부르고 두통·요통·신경통의 원인이 되기도 한다.

혼자서 지압을 할 때는 자기 손이 닿는 천주(天柱)·신유(腎兪)·대장유(大腸兪)만을 지압해도 좋다. 또한 물에 소금을 조금 타서 한컵을 마신 후 배꼽에서 좌우측(左右側)으로 다섯 손가락(五橫指)쯤 되는 하행결장(下行結腸)을 세손가락으로 조용히 약 3분간 지압을 계속하고 나서 뒤가 마렵건 안마렵건 변소에 간다. 이것을 매일 아침 식전에 일과적으로 계속하면 틀림없이 시원하게 뒤를 볼 수

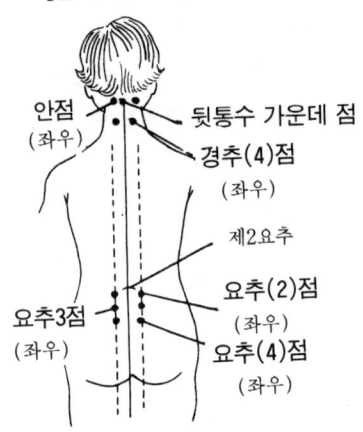

[변비해소의 경혈]

있게 된다.

아문(瘂門) 후두부 아랫쪽 우묵한 곳 [독매]

천주(天柱) 아문(瘂門)혈 좌우 3cm 머리털 가장자리 [방광]

비유(脾兪)……제11 흉추 밑에서 좌우로 3cm 소화 기능을 개선한다 [방광]

대장유(大腸兪)……제4 요추 밑에서 좌우로 3cm 직접 대장에 적용한다 [방광]

팔료혈(八髎穴)…선골(仙骨) 좌우 두줄로 네개씩 있는 구멍 위서부터 상료(上髎)· 차료(次髎)· 중료(中髎)· 하료(下髎) [방광]

대장경(大腸經)의 시발점인 집게손가락의 지압도 실시하면 좋은 효과가 있게 된다.

간장(肝臟) 강화

간장 기능의 저하를 막는 가장 안전하고 효과있는 예방법으로써 평소에 지압을 계속하면 매우 좋은 효과를 볼 수 있다. 지압은 간장

자체와 이에 관계가 있는 여러 장기의 기능을 강화함으로써 전체적인 건강이 유지해 나가기 때문이다. 지압요법은 다른 어느 요법보다는 무해하고 안전하며 오랫동안 계속하면 할수록 그 효과가 배가하므로 안심하고 실시할 수 있는 것이다.

천주(天柱)……후두부 중앙 하부 우묵한 곳 아문혈(瘂門穴)에서 좌우로 3cm 머리카락 가장자리 반사기능을 조절한다 [방광]

견중유(肩中兪)……제7 경주(목을 앞으로 3cm 굽혔을 때 불룩 튀어나오는 뼈) 좌우 5cm 목과 어깨가 연결되는 곳 [소장]

견외유(肩外兪)……제1 흉추 밑에서 좌우로 6cm 되는 곳 견갑골 윗쪽 [소장]

격유(膈兪)……제7 흉추(좌우 견갑골 하단을 연결하는 선이 정중선과 교차하는 곳) 밑에서 좌우로 3cm [방광]

간유(肝兪)……제9 흉추 밑에서 좌우로 3cm 간장에 직접 영향을 준다 [방광]

담유(膽兪)……제10 흉추 밑에서 좌우로 3cm 되는 척추근(脊柱筋) 위 [방광]

비유(脾兪)……제11 흉추 밑에서 좌우로 3cm 비장(췌장)은 간장의 활동을 돕는 기관이므로 간장에 이상이 있을 때는 비유가 간장의 적극적 치료 부위가 된다 [방광]

이상의 지압점에 대해서는 3초~5초씩 각각 세번 정도의 지압을 실시한다. 지압이 끝나면 반듯이 누워 상복부(명치 끝과 배꼽 사이)에서 오른쪽 늑골아래에 걸쳐 장압법(掌壓法~손가락으로 누르는 것)으로 몇 차례 누른다. 그러나 이 부위는 직접 간장에 자극을 주는 곳이므로 건강에 뚜렷한 병증이 있을 때는 삼가해야 한다. 오른쪽 늑골 맨아래쪽에 손가락으로 눌러보아 통증을 느끼게 되면 건강에 이상이 생겼을 우려가 있으니 전문의에게 상의를 하도록 한다.

* 운동기 계통 지압

근육질환

근육에 이상이 생긴 병으로 보통 근육 류머티스, 근육과로, 근육경련 등이 많다.

근육류머티스 : 근육이 뻣뻣해지거나 부어서 움직이면 아프다. 어깨・목줄기・허리・팔・다리 근육에 잘 일어난다. 환부를 더운 물수건으로 덮고 온증 지압(溫蒸指壓)을 하면 효과가 좋다.

근육과로 : 환부만 지압할 것이 아니라 정신적인 피로까지 함께 풀기 위해서 후두부(後頭部)와 목줄기의 지압점을 첨가해서 지압한다.

근육경련 : 팔이 저릴 때와 쥐가 일어날 때가 그 예증이 될 수 있다.

팔이 저릴 때 :

곡지(曲池)……팔을 굽혔을 때 생기는 주름 끝부분 [대장]

수삼리(手三里)……곡지혈에서 집게손가락 쪽을 향해 세손가락(三橫指)되는 근육 사이를 누르면 아프다. [대장]

곡지(曲池)에서 시작하여 수삼리(手三里)로 지압점을 옮긴다. 수삼리에서 팔목을 향해 요골(橈骨)과 척골(尺骨) 사이를 따라 몇군데로 나누어 지그시 누른다. 오른팔과 왼팔을 번갈아 지압하고 나면 오히려 팔이 더 얼얼하고 찌릿한 느낌이 들지만 이내 일을 시작하지 말고 5분 가량만 쉬면 한결 기분이 경쾌해진다.

다리가 쥐가 날때 : 무릎 밑의 삼리(三里)와 합양(合陽)을 세게 누르고 발가락 끝을 밑으로 눌러 발을 한껏 젖힌다. 다음에 승산(承山)・부양(附陽)과 함께 비장근에 천천히 지압을 가하면서 무릎

[견비통에 듣는 경혈]

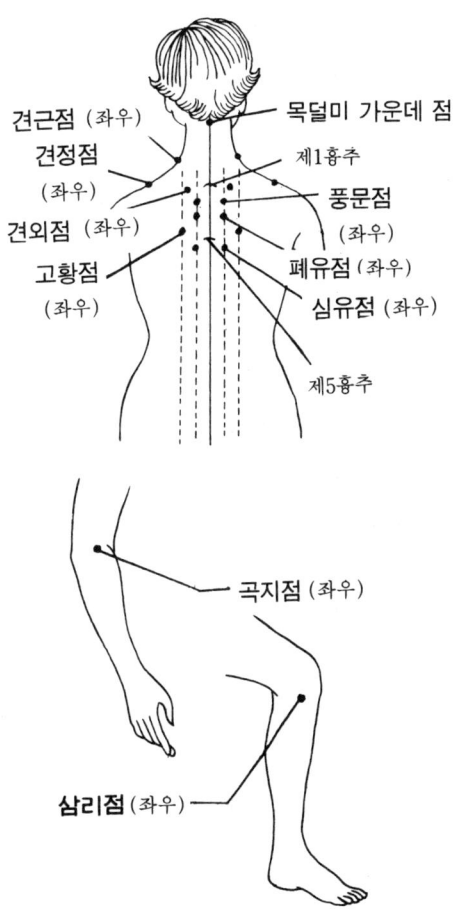

과 발목을 굽으렸다 폈다 하면 금새 낫는다. 경련이 대퇴부에 까지 미칠 때는 대퇴부도 지압한다.

* 타박(打撲)·염좌(捻挫)

환부를 손바닥으로 감싸듯이 하고 가볍게 누르고 있으면 처음에는 열이 있고 쑤시던 것이 차츰 가라앉는다.

다음에는 환부를 한손으로 고정한 채 다른 한손으로 환부의 주위를 조용히 지압한다. 그리고 환부와 관계있는 근육 또는 경락(經絡)의 주행(走行)을 따라 중요한 지압점에 지압을 되풀이 한다. 환부의 동통이 사라지면 환부에도 직접 가벼운 지압을 가하여 피하출혈의 흡수를 촉진시킨다.

예를 들어 발목관절의 염좌에는 삼리(三里)·양릉천(陽陵泉)·현종(懸鍾)·임읍(臨泣)·곤륜(崑崙)·복류(復溜)·조해(照海)·태충(太衝) 등이 기본 지압점이 된다.

* 신경계통 지압

요부신경통(腰部神經痛)

다리에 일어나는 통증을 흔히 신경통이라고 하는데 그 원인 및 증상은 여러 가지가 있어 복합하지만 허리가 아플 때의 요법은 다음과 같다.

척추 자체에 통증이 심할 때에는 환부에 직접 지압을 가하는 일은 삼가는 편이 안전하며 뼈속 깊은 속에 아픔을 느낄 때는 병원에서 정확한 진단을 받는 것이 옳다. 그러나 특수한 경우를 제외하고는 요통은 지압으로 꼭 고칠 수 있다.

[요통에 듣는 경혈]

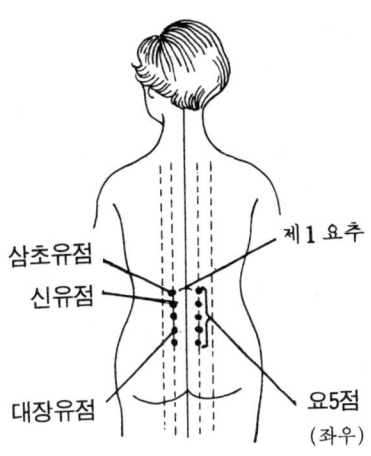

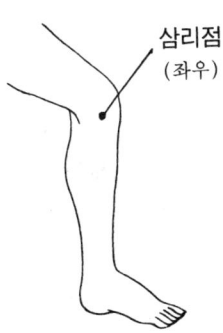

제1 요추(腰椎)부터 제2 요추까지 다섯점 여기에는 삼초유(三焦兪)·신유(腎兪)·대장유(大腸兪)가 포함된다. 각 요추(腰椎) 밑에서 좌우로 3cm 척주근(脊柱根) 위 허리 근육을 풀고 해당되는 내장의 이상을 조절한다. [방광]

지실(志室) : 신유(腎兪)혈 좌우 각 3cm 되는 곳. 요통·생식기·비뇨기 질환의 특효혈. [방광]

승부(承扶)·은문(殷門)·우중(委中)·승산(承山) : 대퇴부와 하퇴부 후측 중앙선상에 있는 지압점들 모두 방광경(膀胱經)에 속하는 지압점으로 요통 환자의 대부분은 여기에 강한 압통을 느낀다. 이 부위는 갑자기 강하게 누르면 깜짝 놀랄만큼 아픔을 느끼므로 조심해서 눌러야 한다. 요통지압을 더욱 효과적으로 하기 위해서는 하복부와 대퇴부 앞쪽에 장압(掌壓)을 하는 것이 좋으나 이런 복잡한 지압은 전문가의 지도를 받아야 한다.

두통(頭痛)·편두통(偏頭痛)

다른 질환이 원인이 되는 두통이나 또는 원인이 분명치 않은 두통에도 지압요법은 손쉽고도 효과적인 요법이다.

백회(百會)……양쪽 귀의 상단을 연결하는 선과 머리 정중선(正中線)이 교차하는 정수리 좀 말랑한 느낌이 있다.

완골(完骨)……귀 뒤에 불룩한 뼈(乳樣突起) 뒷쪽 가장자리. [담]

천주(天柱)……후두부 중앙 아래쪽 우묵한 곳(瘂門穴)에서 좌우로 3cm. [방광]

풍지(風池)……아문(瘂門)혈과 완골(完骨)혈의 중간 머리털 가장자리 우묵한 곳. [담]

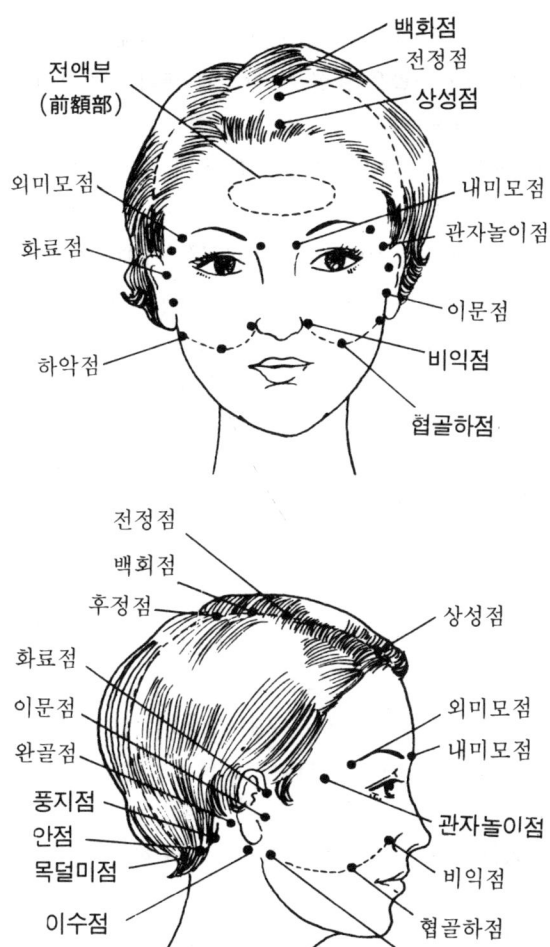

견외유(肩外兪)……제1 흉추 밑에서 좌우로 6cm 견갑골 상부. [소장]

풍문(風門)……제2 흉추 밑에서 좌우로 3cm 되는 곳. [방광]

곡지(曲池)……팔을 굽힐 때 안쪽에 생기는 주와횡문(肘窩橫紋) 바깥쪽 끝. [대장]

신문(神門)……팔목 안쪽 횡문 끝과 새끼 손가락쪽 두골 하단사이 함몰부. [심]

양릉천(陽陵泉)……무릎뼈 외하측(外下側)에 불거져 나온 뼈(腓骨小頭) 아랫쪽으로 한손가락반(一橫指半) 되는 곳. [담]

편두통(偏頭痛)은 일반적으로 남성보다 여성에 많은 질환인데 지압은 두통의 지압점에 준하여 실시하되 자극이 너무 심하지 않도록 유의한다.

노이로제 · 불면증(不眠症)

노이로제란 자율신경의 과도한 긴장과 내분비 실조(失調)가 원인이 된다고 할 수 있으므로 지압요법에는 신경과 근육의 긴장을 풀어주고 신체의 이화감(異和感)을 해소시키는데 중점을 둔다. 다음 지압점에 꾸준히 지압을 계속하는 한편 적절한 정신요법을 병행하면 환자는 반드시 노이로제에서 나올 수 있다.

백회(百會)……머리 정수리 말랑한 곳. 불면증에 특히 잘 듣는다.

천주(天柱)……후두부 중앙 아랫쪽 우묵한 곳. (瘂門穴)에서 좌우로 3cm되는 머리 터 가장자리. [방광]

견외유(肩外兪)……제 1 흉추 밑에서 좌우로 6cm 견갑골 위. [소장]

심유(心兪)……제5 흉추 밑에서 좌우로 3cm 되는 곳. [방광]

격유(膈兪)……제7 흉추 밑에서 좌우로 되는 곳. [방광]
위창(胃倉)……위유(胃兪) 혈에서 좌우로 각각 3cm 즉 제12 흉추 밑에서 좌우로 6cm 되는 곳. [방광]
신유(腎兪)……제2 요추 밑에서 좌우로 3cm 척추근 위. [방광]
차료(次髎)……선골에 좌우로 나란히 있는 구멍 중 위에서 둘째 구멍. [방광]
곡지(曲池)……팔을 굽혀서 생기는 횡문(橫紋)의 바깥쪽 끝. [대장]
양릉천(陽陵泉)……무릎 외하측(外下側)에 있는 불룩한 뼈(腓骨小頭)에서 아래로 한손가락반(一橫指半) 되는 곳. [담]
삼음교(三陰交)……안쪽 복사뼈에서 위로 네손가락 되는 곳. 경골(脛骨) 뒷언저리로서 여성에게 필수적인 지압점. [비]

이 지압점 이외에 배꼽에서 치골 위에 이르는 하복부에 부드러운 장압(掌壓)을 실시하면 더욱 좋다.

불면증의 지압은 뇌신경의 긴장을 풀어주는 데 중점을 두고 실시한다. 지압점은 노이로제의 경우와 같지만 온 몸을 지압하기가 번거러울 때는 두부(頭部)와 목덜미만 중점적으로 실시해도 효과가 있다.

안면신경마비(顔面神經麻痺)

지압요법이 침구요법과 거의 동일한 치료의 원리에 입각한 것이므로 시술이 적절하기만 하면 크게 효과를 볼 수 있다. 침구요법에 비해 가정에서 실시할 수 있다는 장점이 있다. 침구요법과 병행하면 더욱 좋다.

기본 지압요법은 다음과 같은데 안면에는 적절히 지압점을 첨가하는 것이 좋다. 지압은 시작하기 전에 우선 더운 물수건으로 환부를 따뜻하게 한 후에 실시하면 더욱 효과적이다.

완골(完骨)……귀 뒤에 불룩한 뼈(乳樣突起) 뒷쪽 언저리. [담]

천주(天柱)……후두부 중앙 아랫쪽 우묵한 곳(瘂門穴)에서 좌우로 3cm. [방광]

견정(肩井)……좌우 어깨 중앙 우묵한 곳. [담]

견외유(肩外兪)……제1 흉추 밑에서 좌우 6cm되는 견갑골 윗쪽. [소장]

풍문(風門)……제2 흉추 밑에서 좌우로 3cm 되는 곳. [방광]

찬죽……눈썹 내단(內端) 누르면 뼈 사이 오목한 곳. [방광]

객주인(客主人)……눈꼬리에서 귀쪽으로 조금 떨어진 우묵한 곳. [방광]

화료(和膠)……귀의 전상부(前上部) 귀바퀴가 시작되는 곳. [삼초]

청회(聽會)……귀뿌리 밑에서 약간 앞으로 내려 와 오목한 곳. [담]

영향(迎香)……콧방울(鼻翼) 하단 바깥쪽으로 약 1cm 오목한 곳. [대장]

곡지(曲池)……팔 안쪽 횡문(橫紋) 바깥쪽 끝 누르면 압통이 있다. [대장]

수삼리(手三里)……곡지혈(曲池穴)에서 집게손가락을 향해 아래로 세손가락. [대장]

양릉천(陽陵泉)……무릎 외하방에 불룩한 뼈(腓骨小頭) 아래로 한손가락반(一橫指半) 되는 곳. [담]

* 비뇨기 계통 지압

성적 고민의 해소

지압을 계속하면 분명히 쇠퇴했던 정력이 회복되는데 이것은 섹스만 강화된 것이 아니라 전신의 건강이 증진된 결과인 것이다.

동의학에서는 생식기의 내분비선, 생식작용, 자율신경은 신(腎), 방광경(膀胱經)에 속하며, 교접작용(交接作用), 외음부, 발기혈행은 간(肝), 담경(膽經)에 속하므로 여기에 중점을 두어 지압을 실시한다.

격유(膈兪) 좌우, 견갑골(肩甲骨) 하단에 선을 긋고 그 선이 척추와 교차되는, 즉 제7 흉추 밑에서 좌우로 3cm 소화 기능과 횡경막 기능을 강화한다. [방광]

제1 요추(腰椎)부터 제5 요추까지 다섯점. 여기에는 삼초유(三焦兪) · 신유(腎兪) · 대장유(大腸兪)가 포함된다. 위장 · 신장 · 간장 · 장기능 강화 · 부인병 요통에 잘 듣는다. [방광]

팔료혈(八髎穴) 요추 아래 평평한 뼈, 즉 선골(仙骨) 정중선 좌우로 오목하게 들어간 곳. 상료(上髎) · 차료(次髎) · 중료(中髎) · 하료(下髎)혈이 좌우로 나란히 있다. 생식기능 정력 강화에 효과가 큰 지압점들이다. [방광]

삼음교(三陰交) 발 안쪽 복사뼈 위로 네손가락(四橫指) 되는 경골(脛骨) 가장자리에 있다. 월경불순 · 불임증 · 불감증 등 부인병 일체의 특효혈이다 [비]. 여기에 비유(脾兪) · 간유(肝兪)혈을 첨가하면 더욱 좋다. 또한 하복부치골(恥骨) 언저리와 서경부(鼠徑部), 즉 대퇴의 연결부와 대퇴부 안쪽 그리고 둔부(臀部)에 부드러운 장압(掌壓)을 가하면 효과가 배증한다.

[섹스에 강하게 되는 경혈]

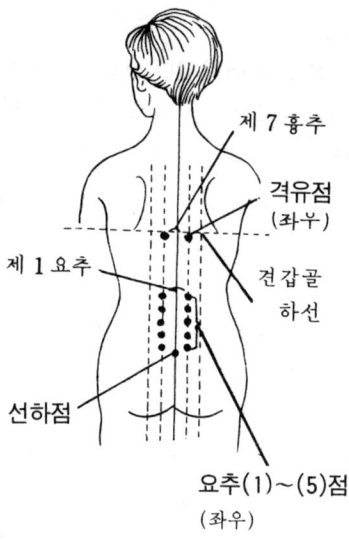

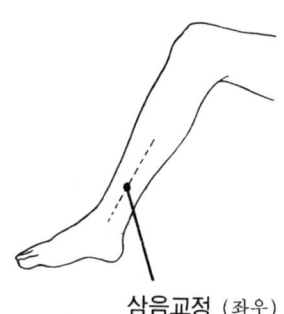

부부 지압

부부 지압은 잠자리를 즐겁게해 줄 뿐만 아니라 건강유지와 부부 생활을 원만하게 해주는 지압법이다. 남녀 성 기능을 왕성하게 한 다음 지압점을 첨가하는 것이 더욱 좋다.

천천히 누르고 천천히 떼는 점압법(漸壓法)으로 한군데 세번씩 3~5초 동안 누르는 것이 좋다. 아내가 남편에게 지압을 하고 나면 이번에는 남편이 아내에게 지압을 해준다. 애정과 정성이 깃든 경우에만 지압 본래의 효능을 기대할 수 있는 것이다. 부부 지압은 남녀 공통의 지압점이다.

견유(肩兪)……좌우 견갑골(肩甲骨) 하단에 선을 긋고 그 선이 척추와 교차되는 곳, 즉 제7 흉추 밑에서 좌우로 3cm 소화 기능과 횡격막 기능을 강화한다. [방광]

제1 요추(腰椎)부터 제5 요추(腰椎)까지 다섯점. 여기에는 삼초유(三焦兪)·신유(腎兪)·대장유(大臟兪)가 포함된다. 위장·신장·간장·장기능 강화·부인병·요통에 잘 듣는다. [방광]

팔료혈(八髎穴)……요추 아래 평평한 뼈, 즉 선골(仙骨) 정중선 좌우로 오목하게 들어간 곳. 상료(上髎)·차료(次髎)·중료(中髎)·하료(下髎)혈이 좌우로 나란히 있다. 생식기 기능 정력 강화에 효과가 큰 지압점들이다. [방광]

삼음교(三陰交)……발 안쪽 복사뼈 위로 네손가락(四橫指)되는 경골(脛骨) 가장자리에 있다. 월경불순·불임증·불감증 등 부인병에 특효혈이다. [비]

여성의 불감증

노이로제의 원인이 있으면 거기에 해당하는 지압부터 해야 하며 그밖의 다른 질병에 해당하는 지압을 우선적으로 실시한다. 그 다음에 성 기능을 왕성하게 하는 지압은 앞의(부부 지압)을 실시한다.

치골(恥骨) 양쪽 옆과 유방(乳房) 사이를 조용히 누르기를 날마다 되풀이 하면 성감(性感)이 예민해진다. 여자의 불감증은 남자의 성의(誠意)있는 지압으로 고칠 수 있다.

* 피부의 감각기관 지압

◇ 두드러기 · 습진 · 무좀

지압요법에서는 피부질환 전체를 폐(肺)대장경(大臟經)의 병으로 다루고 있으므로 지압점 역시 병명에 차별없이 거의 동일할 수 밖에 없다. 전염병 피부병에는 지압은 물론 금물이지만 다른 피부병도 직접 환부에 지압을 하는 것이 아니라 내장 치료와 체질개선에 중점을 둔다. 약물치료와 병행하면 더욱 효과적이다.

천주(天柱)……후두부 중앙 아래쪽 우묵한 곳에서 좌우로 3cm. [방광]

견 우(肩髃)……어깨 양쪽 끝 상완골(上完骨) 상단 관절부 피부병 특효혈. [대장]

풍문(風門)……제2 흉추 밑에서 좌우로 3cm 되는 곳. [방광]

비유(脾兪)……제11 흉추 밑에서 좌우로 3cm. [방광]

신유(腎兪)……제2 요추 좌우 3cm. [방광]

대장유(大腸兪)……제4 요추 밑에서 좌우로 3cm. [방광]

차료(次髎)……선골(仙骨)의 좌우 두줄로 있는 구멍 중 위에서 둘째 구멍. [방광]

곡지(曲池)……팔을 굽힐 때 안쪽에 생기는 횡문(橫紋)의 바깥쪽 끝. [대장]

신문(神門)……팔목 안쪽 횡단 끝과 새끼손가락쪽 두골(豆骨)하단 사이 오목한 곳. [심]

삼리(三里)……무릎뼈 가운데에 엄지손가락이 오도록 손을 놓았을 때 집게손가락 끝이 닿는 곳 경골(脛骨)과 비골 사이. [위]

눈에 이상이 있을 때

지압으로 안과(眼科) 질환을 고친다고 하면 이상하게 생각하는 사람이 있을지는 모르지만 뜻밖에도 적응력이 높다.

안과 질환에 대한 지압은 안구(眼球)나 극소를 피해 안와(眼窩)와 견갑부(肩甲部), 그리고 팔을 중심으로 실시한다. 지압점은 병명에 구애됨이 없이 모두 동일하다.

찬죽……눈썹 내단(內端)을 누르면 뼈사이에 오목한 곳이 있다. [방광]

객주인(客主人)……눈꼬리에서 귀쪽으로 한손가락반(一橫指半) 광대뼈 위 관자놀이. [담]

화료(和膠)……귀의 전상부 귀바퀴가 시작되는 곳. [삼초]

곡지(曲池)……팔을 굽힐 때 생기는 횡문의 바깥쪽 끝. [대장]

수삼리(手三里)……곡지(曲池)혈에서 집게 손가락쪽을 향해 세손가락 아래 근육사이를 누르면 압통이 있다.

합곡(合曲)……엄지손가락과 집게손가락을 벌리면 손등에 함몰부가 생긴다. 함몰부 윗쪽 뼈사이. [대장]

완골(完骨)……귀 뒤에 불룩한 뼈의 뒷쪽 언저리 누르면 압통이 있다. [담]

천주(天柱)……후두부 중앙 아래쪽 우묵한 곳(瘂門穴) 좌우 3cm. [방광]

풍지(風池)……아문혈(瘂門穴) 좌우 6cm 머리털 가장자리. [담]

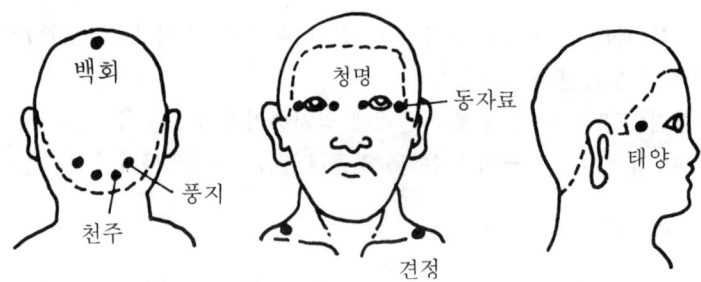

　이상의 지압점은 자기 손이 닿는 곳이므로 혼자서 자기 지압을 실시할 수 있다. 안구(眼球)에 직접 압박을 가하는 것이 아니므로 위험성은 전혀 없다. 하루 두 세번씩 계속한다. 타인에게 실시할 때는 다음 지압점을 첨가한다.

　견외유(肩外兪)……제1 흉추 밑에서 좌우로 6cm 견갑골 위. [소장]

　풍문(風門)……제5 흉추 밑에서 좌우로 3cm 되는 곳. [방광]

　심유(心兪)……제5 흉추 밑에서 좌우로 3cm 되는 곳. [방광]

　간유(肝兪)……제9 흉추 밑에서 좌우로 3cm 되는 곳. [방광]

비염(鼻炎)·축농증(蓄濃症)

　만성축농증인 경우에는 꾸준히 그리고 상당히 오랫동안 계속해야만 효과를 볼 수 있다. 다음 지압점을 날마다 시간을 정해서 지압을 해야 한다.

　백회(百會)……머리 정수리를 누르면 말랑한 느낌이 있다. [독맥]

　상성(上星)……이마 정중선에서 머리털 속으로 약 3cm 올라간 곳. 상성에서 백회까지 몇군데로 나누어 고루 지압하면 막힌 코가 금시 트인다.

찬죽……눈썹 내단 손가락 끝으로 더듬으면 뼈 사이 오목한 곳. [방광]

영향(迎香)……콧방울(鼻翼) 하단 바깥 쪽으로 약 1cm. [대장]

곡지(曲池)……팔 안쪽 횡문(橫紋)의 바깥쪽 끝. [대장]

수삼리(手三里)……곡지(曲池) 혈에서 아래로 세손가락 되는 근육 사이. [대장]

합곡(合曲)……엄지손가락과 집게손가락을 벌릴 때 생기는 손등 함몰부 상단. [대장]

천주(天柱)……후두부 중앙 아래 쪽 우묵한 곳(瘂門穴)에서 좌우 3cm. [방광]

풍지(風地)……천주(天柱)혈에서 좌우 3cm 머리털 가장자리 우묵한 곳. [담]

대서(大杼)……제 1흉추 밑에서 좌우 3cm. [방광]

풍문(風門)……제 2흉추 밑에서 좌우로 3cm 되는 곳. [방광]

이상의 지압점 이외에 양손 집게 손가락으로 코 양쪽을 위에서 아래로 내려 가며 몇차례 지압을 실시한다.

* 부인과 지압

월경이상

월경 이상에는 여러 가지 증세가 있으나 그 원인이야 어디에 있건 지압요법은 모두 효과가 있다.

이 지압점은 월경이상 뿐만 아니라 자궁질환·불임증 등에도 적용된다. 무월경과 소월경·회발월경 등은 날마다 일정한 시간에 지압을 실시한다. 과다월경이나 반발월경만은 삼음교(三陰交)혈 대신 양릉천(陽陵泉)혈을 지압한다.

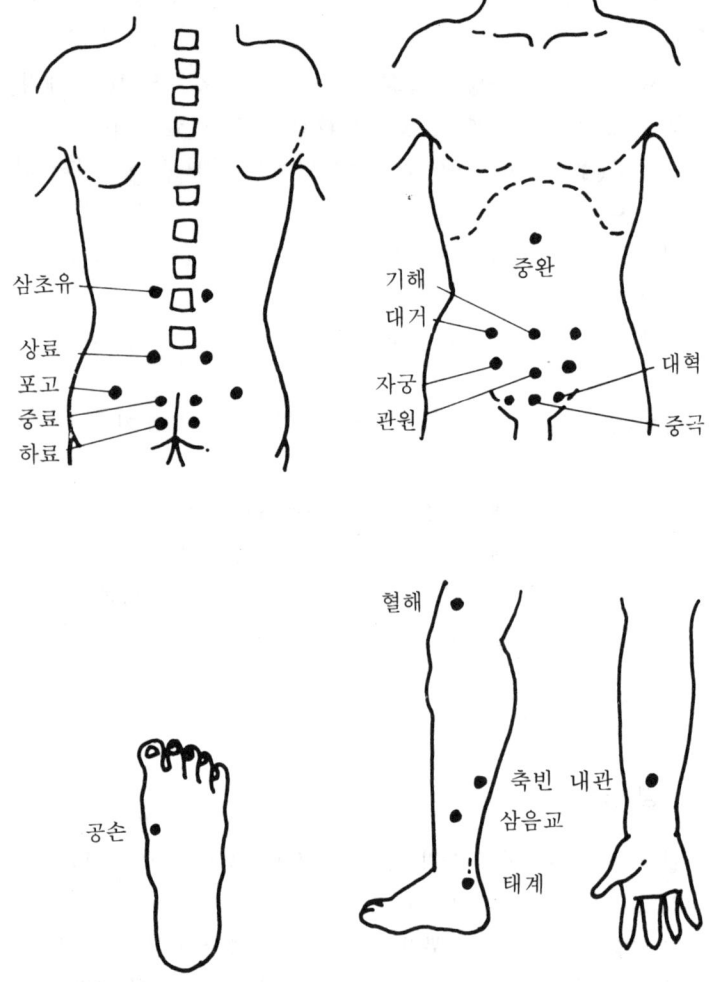

월경통이나 월경곤란은 월경 예정 1주일 전부터 지압을 실시하면 한결 수월하게 넘길 수 있다.

　비유(脾兪)……제11 흉추 밑에서 좌우로 3cm 척추근(脊椎筋) 위. [방광]

　신유(腎兪)……제2 요추 밑에서 좌우로 3cm. [방광]

　차료(次膠)……선골(仙骨) 정중선 좌우로 네개씩 있는 구멍(後薦骨孔) 중에서 두번째 구멍. [방광]

　삼음교(三陰交)……안쪽 복사뼈 위로 네손가락 되는 경골 가장자리 부인과 질환 절반의 특효혈. [비]

　양릉천(陽陵泉)……무릎 외하방(外下方)에 동그란 뼈(腓骨小頭) 아래로 한손가락반(一橫指半) 과다월경·빈발월경인 경우에만 삼음교(三陰交) 대신에 사용한다. [담]

　조해(照海)……안쪽 복사뼈 바로 밑 오목한 곳. [신]

　이 지압이 끝나면 반듯이 누워 삼지법(三指法)으로 하복부를 천천히 지압한다.

　하복부 지압은 신중을 가해야 한다. 누를 때도 천천히 눌러야 하거니와 손을 뗄 때 역시 조심해서 천천히 떼어야 한다. 손을 급격하게 떼면 불쾌감을 일으키기 쉽다.

입덧이 나면

　입덧이 나기 시작할 때부터 지압을 실시하면 증세가 심해지는 것을 예방할 수 있고 입덧의 기간을 단축할 수도 있다. 가벼운 입덧은 며칠 안에 완전히 나아버리기도 한다.

　이 지압은 후두부서부터 등으로 내려 가며 실시한다.

　완골(完骨)……귀 뒤에 불룩한 뼈(乳樣突起) 뒷쪽 언저리 오목한 곳. 뼈쪽을 향해 적당히 압력을 가한다. [담]

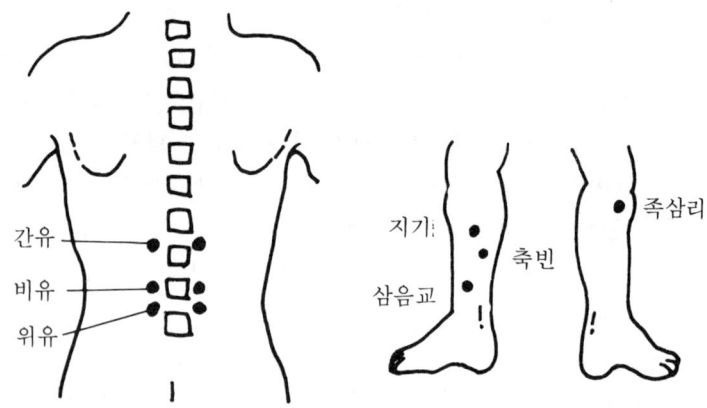

　천주(天柱)……후두부 중앙 아랫쪽 오목한 곳(瘂門穴)에서 좌우로 3cm 머리털 가장자리. [방광]

　격유(膈兪)……좌우 견갑골 하단을 연결하는 선이 등의 정중선과 교차하는 곳(제7 흉추 밑)에서 좌우로 3cm. [방광]

　비유(脾兪)……제11 흉추 밑에서 좌우로 3cm. [방광]

　위창(胃倉)……제12 흉추 밑에서 좌우로 6cm. [방광]

　차료(次髎)……선골(仙骨)에 좌우로 네개씩 있는 구멍 중 위에서 둘째 구멍. [방광]

　곡지(曲池)……주와횡문(肘窩橫紋) 바깥쪽 끝, 누르면 압통이 느껴진다. [대장]

　양지(陽池)……손목을 젖혔을 때 손등 쪽서 생기는 관절주름(橫紋) 중앙부 오목한 곳. [삼초]

　양릉천(陽陵泉)……무릎뼈(膝蓋骨) 외하방(外下方)에 있는 동그란 뼈(腓骨小頭) 아래로 한손가락반(一橫指半)이상 지압이 끝나면 반듯하게 누워서 상복부에 가벼운 장압을 실시한다.

피로회복

피로는 지압으로 혈액순환과 신진대사를 촉진시켜 피로소를 배출함으로써 해소되며 정신적인 피로는 주로 후두부(後頭部)의 지압으로 해결될 수 있다.

피로회복에는 다음과 같은 지압점이 일반적으로 사용된다.

피로가 쌓이고 쌓여 마침내는 다른 질병을 초래하는 일이 없도록 날마다 지압을 계속하면 건강에 큰 효과를 보게 된다.

천주(天柱)……아문(瘂門)혈에서 좌우로 약 3cm 되는 곳. 뇌신경계(腦神經系)의 피로를 풀어 준다. [방광]

견중유(肩中兪)……제7 경주(목을 앞으로 굽으리면 불쑥 솟아오르는 뼈마디) 밑에서 좌우로 약 5cm 되는 목뿌리 부분 어깨 아픈데 시력감퇴에 좋다. [소장]

비유(脾兪)……제11 흉추(胸椎) 밑 좌우로 3cm 소화기능을 강화한다. [방광]

삼초유(三焦兪)·신유(腎兪)·대장유(大腸兪)……허리부분 제1, 제2, 제4 요추(腰椎) 밑 좌우 각 3cm 되는 곳. 소화기능 신장 및 생식기 기능을 강화하며 요통을 낫게 한다. [방광]

삼리(三里)……다리를 뻗고 무릎뼈 위에 엄지손가락을 놓았을 때 집게손가락 끝이 닿은 무릎밑 바깥쪽 우묵한 곳 누르면 압통이 있다. 하지(下肢) 신경통, 위장병, 호흡기, 심장질환 등 적응증이 광범하다. [위]

곡지(曲池)……팔을 굽혀 손을 가슴에 가져갔을 때 팔꿈치 안쪽에 생기는 횡문(橫紋)의 바깥쪽. 어깨, 팔 아픈데, 뇌출혈, 안정(眼精)피로 등 여러 병의 예방과 치료에 잘 듣는다. [대장]

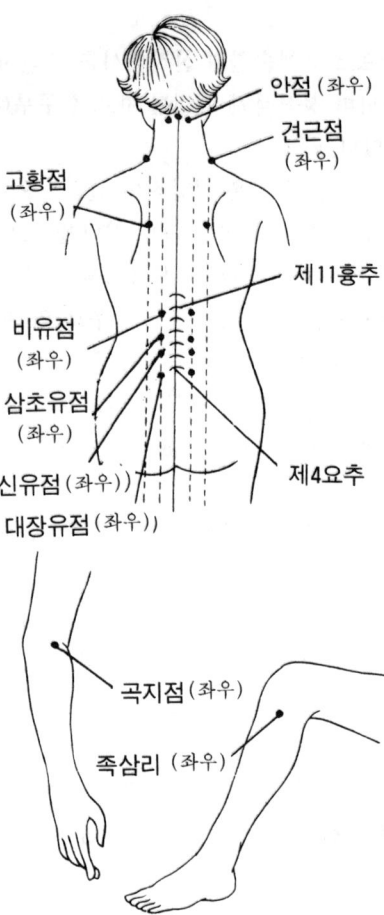

이 지압법은 피로회복 뿐만 아니라 질병예방과 건강 증진을 위해서도 효과가 크므로 불로장수(不老長壽)의 지압법이 되기도 한다.

비만증

이 지압은 피하에 축적 된 지방을 제거해 주며 호르몬 분비를 정상적으로 할 뿐 아니라 신진대사를 활발하게 하여 뚱뚱한 몸매를 날씬하게 할 수 있는 이상적인 방법이다. 또 비만증에 부수되기 쉬운 심장장애·고혈압·동맥경화증·관절염·요통·사지통·당뇨병(糖尿病)·변비 등의 예방과 치료에도 효과적이다. 그래서 이 지압요법은 적당한 식이요법과 운동에다 지압요법을 첨가하여 꾸준히 계속하면 아무리 뚱뚱한 사람이라도 3~4개월 후엔 몰라보게 날씬해진다.

천주(天柱)…후두부 중앙 하부의 오목한 아문(瘂門)혈에서 좌우로 각 3cm 되는 머리털 언저리, 뇌신경계 질환, 고혈압 등에 효과가 있다. [방광]

제4 경추횡점(頸椎橫點)……목덜미 중간 제4 경추 양쪽으로 3cm 되는 목줄기 위. 여기를 누르면 마르다 호르몬이라고 하는 사이로키신의 분비를 왕성하게 한다. [방광]

대장유(大腸兪)……제4 요추 밑에서 좌우로 3cm 되는 곳. 요통 변비증에 잘 듣는다. 제5 요추 밑에서 좌우로 3cm 되는 곳도 함께 누르면 더욱 효과가 있다. [방광]

선골점(仙骨點)……요추밑 둔부(臀部) 한가운데 평평한 뼈가 선골인데 이 선골 중앙을 쌍합지압(雙合指壓)으로 누른다. 혈액순환과 신진대사를 촉진시키고 지방을 소화하는 호르몬의 분비를 왕성하게 한다.

굵은 다리의 각선미를 아름답게 하려면 대퇴부(大腿部) 뒷쪽 중앙의 은문(殷門)과 하퇴부의 합양(合陽)·승산(承山) 그리고 그 중간되는 비장근(脾臟筋) 사이를 누른다. 대퇴부와 하퇴부는 아주 가볍게 3초 동안 세번씩 누른다.

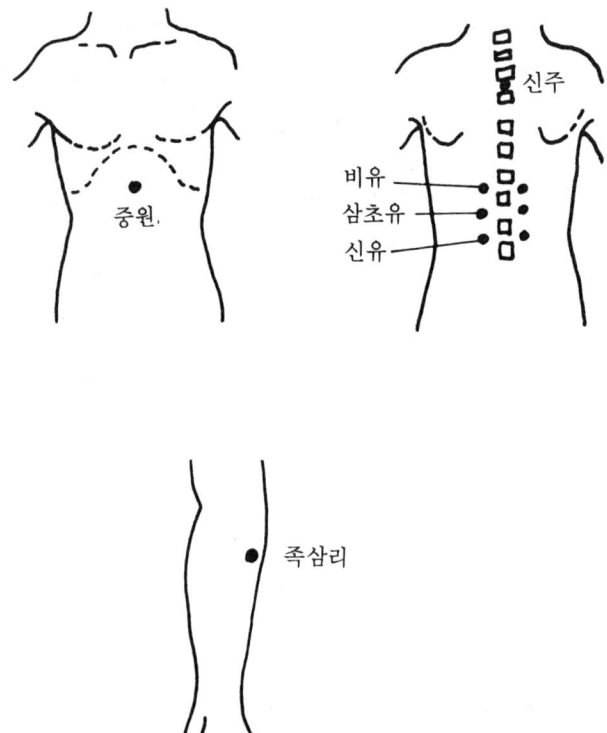

13) 소화과 계통 질환

* 항아리손님(유행성 이하선염)

◇ 원인 및 증세

귀밑에 있는 이하선이 부어서 통증이 일어나는 전염병이다. 겨울과 봄에 대체적으로 국민학교 이하의 어린이들에게 흔히 유행한다. 처음 1~2일 동안은 열·두통·피로감·구토가 있다가 이하선이 붓는다. 붓기 전날에는 음식을 씹을 때나 삼킬 때 또는 입을 크게 벌릴 때 통증이 있다. 이하선은 대개 처음은 한쪽부터 부어오르고 며칠이 지나서 다른 쪽이 부어오르나 한쪽만 붓는 수도 있으며 턱밑이 붓는 수도 있다. 부기는 보통 7~10일쯤 가나 가벼울 때에는 3~4일 후에 내린다.

◇ 한방치료

가미승마갈근탕(加味升麻葛根湯) : 비교적 건강한 어린이의 항아리손님에 잘 듣는 약인데 기름진 음식이나 고기, 달걀을 가려야 한다.

가미소시호탕(加味小柴胡湯) : 신경질적인 체질에 신열이 있으며 특히 오후에 오한과 함께 열이 심해지고 구토증이 있을 때 쓴다. 열은 내려도 부기가 빠지기까지는 좀 시일이 걸린다.

◇ 민간요법

● 붉은 팥을 물에 담그어서 불군 다음 건져 내어 찧어서 약간의 밀가루와 섞어 개어 가지고 환부에 붙이면 부기가 빨리 빠지면서 낫게 된다.

* 역리병

◇ 원인 및 증세
아무런 이상도 없이 잘 놀던 어린 아이가 갑자기 하품을 하면서 아프다고 자리에 눕는 것이 증상이다. 열은 39도 이상으로 오르며 오한이 생겨 자리에 누워서도 온몸을 부들부들 떠는데 때로는 설사와 구토도 한다. 이 병은 갑자기 발병하는 것이기 때문에 심할 때는 경련을 일으켜 12시간 이내에 죽는 수도 있다.

◇ 한방치료
우황포롱환(牛黃抱龍丸) : 경풍 중에서 통치방이나 믿을 만한 것이 적으니 조심해야 하며 우황은 강심·해열·진정 등의 종합적인 약효가 있는 고귀한 약이다.

◇ 민간요법
● 피마자 기름을 한숟가락씩 2~3회 연속적으로 먹인 다음에 초결명 19g을 3홉 물에 넣어 2홉이 되게 달여서 물대용으로 자주 먹이면 쉽게 가라앉을 수가 있다.

* 소아 습진

◇ 원 인
유아의 습진은 환경의 물질에서 오는 것과 선천적인 체질에서 오는 것이 있는데 대개 태열은 체질에서 온다.

◇ 증　세

　진물이 심하게 나는 것과 진물은 과히 나지 않고 오히려 마른 비늘이 돋는 형도 있다. 아주 심한 가려움증으로 어린아이는 잠을 이루지 못하고 신경질이 되며 영양도 나빠진다.

◇ 한방치료

형방패독산(荊防敗毒散) : 보통 체질의 초기 증세나 오래 된 것에 잘 듣는 약이다.

십전대보탕(十全大補湯) : 신체가 허약해졌을 때 체질 개선과 아울러 병 치료에 좋은 약이다.

◇ 민간요법

- 오가피(五加皮)·오매자·가리나무 뿌리를 진하게 달여서 하루 세차례씩 계속적으로 3~4일간 환부에 발라 주면 특효가 있다.
- 감·도토리·무우의 생즙을 내어 환부에 하루 2~3회씩 2~3일간만 계속적으로 발라 주면 특효가 있다.
- 두부·복숭아를 환부에 2~3회 발라 주면 효과가 있다.

＊ 경　풍

◇ 원인 및 증세

　뇌막염의 일종으로 5~6살의 어린이에게 흔한 병증세다. 감기와 같은 증상이 있는데 머리가 심하게 아프다가 계속해서 열이 오르며 40도 이상으로 오를 때도 있다. 밤잠을 잘 못자며 토하기도 하고 이를 갈면서 눈동자가 뒤집히고 사지를 비틀기도 한다. 이 증상이 나타나면 재빨리 치료를 서둘지 않으면 생명을 잃을 염려가 생긴다.

◇ 한방치료

가미억간산(加味抑肝散) : 신경질이 있는 어린이가 조그만 일에도 자극을 받고 놀라거나 발열이 나서 식사 중에도 곧잘 의식을 잃고 전신에 경련을 일으키는데 이런 때 이 약을 1주일 가량 매일 한번씩 계속하면 그 증세가 없어질 것이다.

우황포룡환(牛黃抱龍丸) : 경풍증의 통치방으로 강심·해열·진정 등의 종합적인 약효가 있는 값비싼 약이다.

◇ 민간요법

• 경풍 증세가 일어나면 속히 양쪽 엄지 손가락 가운데 마디의 한복판을 침으로 찔러 놀랜 피를 빼고 웅담을 물에 개어 하루 세차례 먹이면 효과가 좋다.

• 참뽕나무의 벌레 한마리를 잡아 참기름 속에 넣고 끓여 하루 세차례씩 2~3일만 먹으면 치료가 된다.

* 야뇨증(夜尿症, 오줌싸게)

◇ 원인 및 증세

어린이가 3세 이상이 되면 오줌을 가리게 된다. 그런데 건강한 어린이도 간혹 자면서 오줌을 못가리고 싸는 수가 많다. 4세가 넘어도 무의식적으로 싸는 어린이가 있다. 이러한 것은 신경 기타의 원인으로 하여금 야뇨증을 일으키게 되는데 이러한 증세는 곧 치료를 해야 한다.

◇ 한방치료

조위승청탕가선모녹용(調胃升淸湯加仙茅鹿茸) : 야뇨증이 있는 어린이의 대부분은 오줌이 방광에 차면 뇌중추신경에 전달이 되어도 깨지 못하는 것이 생리적 결함이다. 이 처방 중에서 마황(麻黃)은 각성작용도 하고 호흡을 왕성하게 하여 폐에서 많은 수분을 발산시키는 이중작용을 해서 야뇨증을 치료할 수 있게 된다.

축천환가미(縮泉丸加味) : 수분이 많은 수박이나 배 같은 과일을 먹지 말아야 하며 설탕도 금해야 한다. 그리고 찹쌀 음식을 자주 먹는 것이 좋다. 원인이 선천적이기 때문에 치료를 않고 그대로 내버려 두면 후세에 유전이 될 수도 있다.

◇ 민간요법
● 감초·비자·연잎·옥수수 수염을 물에 넣고 달여서 한번에 반컵씩 아침 저녁으로 두차례를 복용하는데 계속적으로 장기간 복용하면 특효가 있다.

* **소아 소화불량**(小兒 消化不良)

◇ 원인 및 증세
어린이들은 세화불량증이 자주 일어나는데 위의 수축작용이 약한데다 음식을 함부로 먹기 때문인데 부모들은 언제나 어린이들의 소화에 세심한 관심을 가져야 하며 소화불량에 걸린 것을 바로 치료하지 않으면 다른 병까지도 병발할 우려가 있으므로 주의를 기울여야 한다.

◇ 한방치료
비아환(肥兒丸) : 음식을 부주의해서 만성 소화불량에 걸린 어린이의 소화에 잘 듣는 약이다.
온중지사탕(溫中止瀉湯) : 배가 아프고 보채며 헛배가 부르고 손발이 차며 설사를 수시로 하는 어린이 소화불량에 좋은 약이다.

◇ 민간요법
● 매육정(梅肉精)을 팥알 크기로 잘라 설탕 물에 타서 한그릇 정도를 한번에 먹는데 하루 세차례씩 4~5일간 계속해서 복용하면 특효가 있는 좋은 약이다.
● 현초와 초결명을 각 11개씩 2홉의 물에 넣어 1홉이 대게 달여서 하루 세차례 나누어서 4~5일간 장복하면 특효가 있다.

* 코가 메었을 때

◇ 원인 및 증세
어린 아이의 코가 메는 것은 특이한 병 증세가 있는 것은 아니지만 그대로 버려 두면 다른 병이 병발할 우려가 있고 합병이 생기면 병증세가 크게 되므로 속히 치료를 해야 한다.

◇ 민간요법
● 파뿌리를 짓이겨 코위에 붙이면 속효가 있는데 3~4회 계속하면 완치가 된다.

* 땀 띠

◇ 원인 및 증세
열이 지나치게 높아지면 땀띠가 솟아나게 되는데 이 땀띠가 심하게 되면 다른 피부 질환까지도 생겨난다.

◇ 한방치료
가미시평탕(加味柴平湯) : 열이 계속되나 특히 오후에 열이 심하게 교차되며 소화장애를 치료하여 피부병까지도 치료할 수 있는 이중 효과를 낼수 있는 약이다.

◇ 민간요법

• 가지를 깨끗이 씻어서 가지 2~3개를 잘게 썰어 2홉의 물에 넣고 1홉 가량이 되게 끓여서 어린아이의 전신을 목욕시키면 속효가 있는데 하루 한차례씩 4~5회만 계속하면 완치가 된다.

* 홍 역

◇ 원인 및 증세

홍역은 누구든지 한번은 앓는 병이며 살아서 앓지 않으면 죽어서라도 한번은 앓게 된다는 말이 있을 정도로 으례히 앓아야 하고 겪어야할 병이다. 그러나 요즈음은 예방을 할 수 있을 정도로 의학이 발달 되었다.

홍역은 감기를 앓는 병과 비슷하며 잘못 진단하면 다른 병으로 오진하기가 쉽다. 열이 40도에 이르며 기침이 나고 눈꼽이 끼고 코가 막혀 호흡의 곤란까지도 느끼게 된다. 이런 증세가 4~5일간 계속되면 발진을 하게 되는데 그 발진 현상을 흔히들 꽃이 핀다고 말하고 있다. 이 발진은 어린아이의 안면에서부터 돋아나기 시작하여 목·가슴·등·배·손발로 차츰 전파가 되는데 이 열꽃이 제대로 가라앉으면 홍역은 잘 치루었다는 결과이며, 발진이 심할 때 잘못되면 곰보자국이 생기며 때로는 생명을 잃게 되는 경우도 생긴다.

◇ 한방치료

승마갈근탕(升麻葛根湯) : 비교적 건강한 어린이가 위가 튼튼하고 홍역하는 초기에 써서 해열과 함께 발진을 촉진하게 되며 예후를 좋게 하는 약이다.

이선탕(二仙湯) : 홍역을 앓으면서 폐렴을 앓을 때 쓰는 약이다. 처음 곱게 발진된 것이 갑자기 바람을 쐬면 들어가 없어져버리며 곧 폐렴 증상을 앓게 되며 숨이 차고 고열로 고통을 하며 손끝 입술까지 치아노제를 나타내 당황하나 그때 서둘러 이 약으로 위기를 해소시킬 수 있다.

　소갈탕(蘇葛湯) : 보통 때 얼굴빛이 덜 희고 약한 어린이가 이웃에 홍역이 돌고 있어 불안한 가운데 감기인가 혹은 홍역인가를 아직 뚜렷하게 구별할 수 없을 때 안심하고 가볍게 이 약을 두첩 가량만 쓰면 감기일 때는 열이 내리고 별다른 고통없이 발진하게 된다.

　◇ 민간요법
　● 오서각(烏犀角)을 달여서 2~3회만 복용하면 발진이 쉽게 돋아나고 빠른 시일 안에 홍역을 치루고 고통을 덜게 된다.
　● 발진이 순조롭게 돋아나지 않을 때에는 무우즙 한숟가락, 생강즙 한방울, 소금과 설탕을 약간 섞어 이것을 5배 정도의 물에 타서 먹이면 대효가 있는데 하루 세차례씩 먹이면 발진도 잘 되고 위기를 모면할 수가 있는 좋은 요법이다.
　● 산에 흐르는 도랑물에 살고 있는 가재를 생즙을 내어 한번에 한숟가락 정도를 2~3회 마시면 특효를 볼 수 있다.
　● 노루피나 산토끼 간을 생즙을 내어 2~3회 가량 먹어도 대효가 있다.
　● 칡을 달여서 한번에 1홉씩 하루 두차례씩 2일간만 계속 먹으면 발진이 쉽고 빠르며 홍역을 곱게 앓게 되어 좋은 효과를 보게 된다.
　● 호도기름이나 호박 찐 것을 자주 먹으면 홍역 치료에 좋은 효과가 있다.

　＊ 백 일 해

◇ 원인 및 증세

콧물이 나고 재치기를 심하게 하며 식욕이 없어지고 기침을 하는 등 보통 감기와 같이 시작을 한다. 그러면서 차츰 기침이 낮보다 밤에 더욱 심하게 된다. 이 때 감기와 같은 증세가 7~10번 정도로 기침을 연달아서 하고 이 때 얼굴은 빨갛게 상기되며 기침을 하고 나면 구역질을 하거나 토하게 된다. 기침을 연달아 하고 진한 가래침을 뱉고 나서야 일단 기침이 멈추게 된다. 심한 기침으로 얼굴이나 눈 가장자리가 부석부석해지고 코피가 나며 결막이 충혈하게 된다. 때로는 어린아이가 기침을 하고 난 끝에 의식을 잃기도 하고 경련이 일어나기도 한다. 이때에는 호흡이 멎어지고 새파랗게 질렸다가 다시 숨을 돌리기도 하는데 그대로 죽는 경우도 왕왕 있다. 조금 큰 어린이는 기침이 날려고 하면 공포심때문에 기둥이나 벽에 기대어 기침을 하고 심한 기침이 일단 끝나면 지친 모습을 보인다. 기침이 심하여 혀밑에는 궤양이 생기기도 한다. 백일해가 가벼울 때는 4주일이며 심할 때는 2~3개월 이상이나 계속한다.

◇ 한방치료

가미귀룡탕(加味歸茸湯) : 체질이 강하여 인체 내의 저항력이 세면 어떤 병도 두려움이 없으나 병은 몸이 약한 틈을 노려서 침범하기 마련이다. 이 약은 저항력을 길러주고 모든 체내의 기능을 강화하여 병과 싸워 이기는 자연 치료의 촉진제가 되도록 하는데 특수한 처방을 한 약이다.

형방패독산(荊防敗毒散) : 백일해가 유행이 될 때 감기 기운이 있게 되면 미리 이 약을 써서 감기를 치료하고 백일해의 예방을 하여 두면 안심이 된다. 이 병이 처음부터 백일해 증후를 갖고 오게 되는 것은 아주 드물고 감기가 시초가 되기 때문이다.
보폐아교산(補肺阿膠散) : 백일해에 걸려 약 3주일 가량이 접어들게 되면 병세가 아주 나빠지는데 식은 땀을 몹시 흘리게 되고 식욕이 없어지며 숨이 끊어질 것 같이 곤란해질 경우를 맞게 된다. 이 약은 바로 이러한 시기를 맞추어서 쓰면 원기를 회복시키고 병세도 꺾이게 되는 아주 좋은 처방이다.

◇ 민간요법
• 백남천 10알, 검은콩 10알을 1홉 정도의 물에 넣어 0.7홉 가량이 되게 달여서 그 물을 하루 5~6회분으로 나누어 수시 계속해서 나누어 먹는데 5~6일간 계속적으로 장기간 복용하면 몸이 거뜬해지면서 특효를 보게 되는 매우 좋은 약이다.
• 호박씨를 까맣게 될 정도로 태워 그것을 설탕 한숟가락과 물 3홉 정도를 넣고 2홉 정도가 되게 약간 진하게 달여서 물을 찾을 때마다 물대신 차마시듯 수시로 먹이면 효과가 아주 좋다.
• 배와 무우의 생즙을 내어 한번에 한컵씩 하루 세차례를 복용하는데 계속해서 오랫동안 장복하면 특효를 볼 수 있다.
• 호도의 기름을 내어 한번에 한숟가락 정도를 먹되 하루 세차례씩 계속적으로 5~6일간 장복하면 특효가 있다. 그런데 갑자기 이런 약재를 구하기가 힘들 때에는 사전에 준비하여 두었다가 비상약으로 쓰도록 하면 웬만한 병 치료에는 큰 도움을 받을 뿐만 아니라 병세의 확대를 막고 곧 치료할 수가 있게 된다.
• 백일홍과 연뿌리를 각 한줌씩 마련하여 2홉의 물에 넣고 1홉정도가 되게 진하게 달여서 하루 세차례분으로 나누어 복용하되 계속적으로 오랫동안 복용하면 놀라운 효과를 본다.
• 참새를 구워서 수시로 실컷 먹게 하면 효과가 좋다.

● 호도와 토란을 익혀서 꿀에 넣어 잘 섞은 다음 하루 두차례씩 3~4일간만 계속해서 복용하면 특효가 있다.

* 소아마비

◇ 원인 및 증세

이 질환은 선천적인 것과 후천적인 두 가지가 있다. 그리고 일단 소아마비에 걸리게 되면 서둘러서 치료하지 않으면 생명의 위험까지도 받는 중대한 병이다. 이 병은 대개 경풍과 같은 증상이 나타나는데 갑자기 39도 이상의 고열이 치솟고 토하며 설사를 하기도 하는데 이때 자세히 살펴보면 피부의 감각이 예민해져서 얼굴이나 손발에 손이 닿으면 어린이는 기절하듯이 크게 울어버린다. 2~3일간 이런 상태가 계속 되다가는 다행히 위험을 모면했을 때라도 팔다리가 축 늘어져 전연 감각을 잃고 있기 마련이다.

◇ 한방치료

소시호탕(小柴胡湯) : 열이 높고 잘 놀래며 구토증이 나타나는게 특징인데 그 때의 이러한 증세에 이 약을 써서 치유를 하고 혈액의 원활한 순환을 기하는데 특효가 있다.

독활기생탕(獨活寄生湯) : 소아마비로 해열이 되고 난 뒤에 하지(下肢)가 마비되었을 때의 초기에 서둘러서 이 약을 몇 첩 쓰게 되면 신기하게 잘 듣는 약인데 발병된 지 오래된 것은 많이 약을 써야 효과를 보게 된다. 만일에 약을 쓰다가 설사가 나게 되면 곧 처방을 바꾸어서 쓰도록 해야 한다.

태음조위탕가녹용(太陰調胃湯加鹿茸) : 비교적 발육이 우수하고 몸이 튼튼한 어린이가 발열 끝에 느닷없이 다리나 하체가 마비되었을 때 쓰는 약이다.

◇ 민간요법
 • 백굴채(白屈菜, 애기똥풀)을 진하게 달여 한번에 반컵 정도로 하루 세차례씩 계속적으로 병이 나을 때까지 오랫동안 복용하면 효있다.
 • 오가피(五加皮)를 진하게 달여 한번에 한컵 가량 복용을 하는데 하루 세차례씩 병이 나을 때까지 계속해서 오랫동안 복용해야 효과를 보게 된다.

* 경   련

◇ 원인 및 증세
발작의 양상이 네갈래로 나타나는데 이것을 구분해서 보면,

대발작

돌연히 얼굴과 사지가 굳어지고 의식을 잃게 된다. 눈동자는 한곳만 응시하며 입술은 파랗게 질린다. 그리고는 굳어졌던 사지가 흔들리고 대개 20분 가량이면 흔들어 대던 사지의 경련이 멈추고 깊은 잠을 자게 된다.

소발작

짧은 시간동안 의식을 잃고 멍하니 혼을 잃은 사람처럼 보인다. 어떤 때에는 얼굴 근육이 가볍게 실룩한다. 손에 쥐었던 것을 놓치기도 하고 손을 가지고 장난을 하고 있는 것 같이 보이기도 한다.

정신운동 발작

잠을 자다가 느닷없이 일어나서는 이상한 행동을 하기도 하고

무슨 소리를 중얼거리기도 한다. 방을 나와서 돌아다니다가 다시 잠에 들기도 한다. 그러나 환자는 이런 사실을 전혀 기억하지 못하고 다음날 아침에는 어떤 일이 있었던가 생각조차도 안난다.

열성경련

갑자기 감기 증세가 있고 고열이 나며 대발작과 같은 증세가 나온다. 경련을 일으키는 시간은 대체적으로 20분 정도이고, 5세 이하의 어린이에게 흔한 증세다.

◇ 한방치료

가미억간산(加味抑肝散) : 신경질이 있는 어린이들이 사소한 자극에도 민감하며 놀랜다든지 발열이나 식상 등에도 곧잘 의식을 잃고 전신에 경련을 일으킬 때 이 약을 날마다 1주일씩 4~5개월 계속해서 복용하면 그 증세가 없어질 것이다.

우황포룡환(牛黃抱龍丸) : 이 약은 경풍증에 통치방이나 믿을만한 약을 구하기가 힘드니 조심해서 좋은 약을 얻도록 하면 특효가 있다.

◇ 민간요법

• 웅담을 물에 개어 하루 세차례씩 먹이되 4~5일간 계속해서 복용토록 한다. 웅담은 이러한 질환을 치료하는데 최상의 상약으로 널리 인정을 받고 있다.

14) 일반외과 계통 질환

* 타박상

◇ 원인 및 증세

타박상은 어떤 물체와 그와 근사한 것에 부딪혔거나 맞았거나 해서 생기는 상처인데 타박상도 중요한 부분을 다치면 생명이 위독하게 된다. 그러므로 타박상 치료는 신속히 받아야 한다.

◇ 한방치료

당귀수산가택란(當歸鬚散加澤蘭) : 높은 곳에서 떨어졌거나 몰매를 맞았거나 혹은 교통사고를 입어 피하(皮下)에 출혈되어 시퍼렇게 피멍이 군데군데 들면 온몸에 영향을 받고 움직일 수 있는 자율을 갖지 못하고 심한 통증을 느끼며 신음을 하게 된다. 이러한 경우에 이 약을 쓰면 곧 어혈이 풀리며 혈액순환을 촉진시키게 되는 좋은 처방약이다.

치자 찜질 : 치자 10개 정도를 곱게 찧어서 밀가루를 조금 넣고 초를 조금 떨어뜨려서 잘 섞어가지고 개여 비닐 같은 것에서 두껍게 펴서 2회분으로 만든다. 이것을 조석(朝夕)으로 바꾸어 가면서 환부에 붙여 주면 어혈이 끝으로 모이게 되어 낫게 된다.

◇ 민간요법
• 황벽(黃蘗) 껍질을 잘 말려 가루로 만들어서 초를 넣고 섞어서

이긴 다음 환부에 아침 저녁으로 하루에 두차례씩 갈아 붙이면 크게 부상한 타박상에도 놀라운 효과를 보게 된다.

● 황백분 7.5 g, 치자 가루 7.5 g, 지렁쿠 나무 7.5 g, 지렁쿠 나무의 껍질을 태워서 가루로 만든 것 3.75 g 을 섞고 달걀의 흰자를 넣어서 반죽을 한 다음 헝겊에 두껍게 펴서 아침 저녁으로 하루에 두차례씩 새 것으로 갈아붙이면 신통한 효과를 보게 된다. 이 요법은 염좌, 요통, 가벼운 루머티즘 같은 것에도 아주 효과가 놀라웁다.

● 송진에다 초를 넣고 잘 저으면 녹는데 이것을 헝겊이나 비닐에 펴서 환부에 붙이고 아침 저녁으로 새 것을 갈아 붙이는데 2~3일만 계속하면 완치 효과를 볼 수 있다.

● 지렁쿠나무의 가지와 잎을 함께 넣고 물을 부어 미지근한 불에 진하게 달여서 이 약물로 환부를 찜질해 주면 따뜻해지면서 고통이 사라지고 핏발이 가시게 된다. 또 지렁쿠나무의 잎과 껍질을 목욕탕 물에 넣어서 끓여가지고 목욕을 해도 역시 놀라운 효과를 보게 된다.

● 옥수수를 불에 구워서 알만 따가지고 헝겊주머니에 넣고 방망이로 두들겨 빻아 둔다. 이 가루에 밥풀을 섞어 약간 되게 이긴 다음 여기에 술이나 초를 약간 넣어서 섞어 질퍽하게 한 다음 환부에 붙여준다. 이 약이 말라서 굳어질 때마다 새 것으로 바꾸어서 갈아붙이면 쉽게 나을 수 있다.

● 대황(大黃) 가루를 마련하여 갓난아기의 오줌을 넣어 풀보다 약간 묽을 정도로 반죽하여 환부에 바르고 유지로 싼 다음 붕대로 감아준다. 2일만에 한번씩 새것으로 갈아 주면 놀라운 치유가 있다. 갓난아기의 오줌은 여러 가지의 약성 성분(藥性成分)이 많아서 옛부터 많은 약으로 쓰여 왔다.

● 토란의 껍질을 벗기고 강판에 갈아서 밀가루를 섞어 잘 반죽하

여 환부에 두껍게 바른 다음 가제로 싸고 붕대를 감아 준다. 열이 빠지고 약이 굳어지면 새 것으로 바꾸어서 붙여 준다. 이 약은 염파나 좌상에도 특효가 있을 뿐만 아니라 두부의 부스럼(두창)에 발라주어도 2~3일 후면 벌집 같이 구멍이 생기면서 고름이 빠지고 상처도 없이 깨끗이 낫는다. 아주 놀라운 효과가 있다.

• 참기름으로 맛사지를 하면 만병에 신효라는 옛부터 전해오는 말이 있다. 참기름을 바르고 나서 그 위를 손바닥으로 300번 정도 가볍게 맛사지를 해주면 움직일 수도 없을 정도로 심한 고통이 있는 다리도 이튿날은 옮겨 놓을 수 있을 정도의 놀라운 효과가 있는 특효 요법이다.

• 죽순의 껍질을 질그릇 속에 넣어 구워서 꺼내가지고 밥풀을 약간 넣고 짓이겨서 으깬다. 여기에 다시 지렁쿠나무의 잎을 약간 섞고 다시 으깬다. 여기에 식초를 약간 넣고 묽게 한 다음 헝겊에 펴서 환부에 붙여 준다. 이 밖에도 염좌·찰과상·치통·어깨가 뼈근하게 절이는데, 손바닥 다친 곳 등에 붙여도 놀라운 효과가 있다.

• 생강을 강판에 갈아 생즙을 내고 같은 양의 청주를 넣은 다음 갈분을 섞어서 잘 반죽하여 환부에 아침 저녁으로 하루에 두차례씩 새것으로 갈아 붙이면 특효가 있다.

• 싱싱하게 살아 움직이는 붕어의 비늘을 벗기고 내장과 뼈를 함께 난도질하여 1홉 가량의 밀가루와 강판에 곱게 간 생강을 한줌 정도 섞어서 종이에 펴고 환부에 붙여 준다.

• 하루에 한차례씩 약이 말라서 굳어질 때마다 새것으로 갈아서 붙여 주면 차츰 부기가 빠지고 열이 내리면서 고통이 사라지고 낫는다.

• 쑥의 줄기와 잎을 막 찧어서 환부에 그대로 붙이고 붕대를 감아

준다. 하루에 한차례씩 약이 굳어질 때마다 새것으로 바꾸어 갈아붙이는데 계속 4~5일간만 치료하면 놀라운 효과가 있게 된다.
- 미꾸라지의 배를 따서 뼈를 발라내고 넓죽하게 편채 그대로 환부에 대고서 붙여 준다. 말라버리면 다시 새것으로 바꾸어 주면 신효한 효과가 있으며 2~3일간만 계속해서 갈아 붙이면 쉽게 낫는다.
- 소황백(燒黃栢) 7.5g, 황백(黃栢) 11g, 치자가루 7.5g, 장뇌(樟腦)를 약간 섞고 식초를 부어 반죽을 한 다음 이 약을 헝겊에 두껍게 펴서 환부에 붙여 주는데 아침 저녁으로 하루에 두차례씩 새것으로 갈아 붙여 주면 차츰 고통이 사라지고 빨리 치료가 되는 놀라운 효과가 있다. 이 약은 염좌에도 신효가 있다.
- 고추가루 1.8g에 치자가루을 잘 섞은 다음 달걀의 흰자로 반죽을 해서 환부에 듬뿍 바르고는 유지로 덮고 붕대로 감아 준다. 굳어질 때마다 새것으로 3~4회 정도만 갈아 붙이면 차츰 열이 내리고 고통이 사라지며 신통한 효험을 보게 된다.
- 치자가루 7.5g, 메밀가루 7.5g을 섞고 달걀 흰자로 반죽해서 환부에 붙이고 붕대로 감아 준다. 굳어질 때마다 아침 저녁으로 하루 두차례씩 2~3일만 계속해서 치료를 하면 놀라운 효과가 있다.
- 무우의 생즙을 내어 술을 반절 가량만 넣고 잘 섞어서 헝겊에 적셔 환부를 하루 10여회씩 찜질을 계속해서 2~3일만 치료하면 완치가 된다.
- 노루발풀(鹿蹄草)를 생즙을 내어 환부에 두껍게 붙이고 붕대로 감아 준다. 약이 말라서 굳어질 때마다 새것으로 바꾸어서 자주 갈아 주면 놀라운 효과가 있다.
- 낙상을 하였을 때는 파잎을 찧어서 환부에 붙이는데 하루 두차례씩 아침 저녁으로 갈아 붙이면 좋은 효과가 있다. 또 한컵의 술에

5분의 1가량의 웅담을 4~5시간 가량 담구었다가 마시거나 한컵의 술에 수수깡을 잘게 썰어서 5~6시간 정도 담구었다가 마셔도 놀라운 효험이 있다. 한번에 그치지 말고 계속 3~4회만 복용하면 웬만한 낙상으로 겪는 고통은 거뜬하게 낫게 된다.

● 매를 맞았을 때는 할미꽃 생즙이나 머위 생즙을 내어 환부에 아침 저녁을 하루 두차례씩 3~4일간 계속해서 발라 주면 치료 효과가 아주 놀랍다. 또 소 쓸개 10분의 1 가량을 1홉의 소주에 타서 2~3시간이 지난 뒤에 마셔도 신효가 있는데 3~4회 계속해서 이 약을 복양해도 효과가 좋다.

● 일반적인 보통 타박상일 때는 감자의 생즙이나 모시뿌리의 생즙 또는 생지황(生地黃)의 생즙을 내어 환부에 하루 세차례씩 계속해서 2~3일간만 발라 주면 통증이 차츰 개면서 열도 내리고 치유가 된다.

● 교통사고나 타박상을 입었을 때는 밀가루 1홉 청주 1홉을 섞어서 반죽을 하여 즉석에서 마시도록 한다. 단 상처를 입은 지 20~30분이내에 마셔야 하며 아무리 심한 타박상도 후유증이 없게 된다.

* 찰과상(擦過傷)

◇ 원인 및 증세
어떤 물체에 스쳤거나 아니면 긁혀서 상처가 생기는 것을 의미하는데 상처는 비록 대단치 않다고 하더라도 잘못하면 곪을 염려가 있으므로 서둘러서 치료를 하지 않으면 흉터가 생기게 되므로 조심해서 치료를 하도록 해야 한다.

◇ 민간요법
● 밥풀에다가 담배진을 섞어 잘 으깬 다음 종이에 펴서 환부에

붙이는데 하루에 한번씩 새것으로 갈아서 계속 2~3일만 치료하면 속효가 있다.

● 머루 잎을 찧어서 환부에 아침 저녁으로 두차례씩 새것으로 바꾸어서 계속 2~3일만 붙여 주면 놀라운 효과가 있다. 그리고 이 약을 붙이면 물이 들어가도 안심이 되며 그 잎의 생즙은 지혈의 작용을 하며 뿌리의 즙은 상처를 속히 치료하는 효과가 우수하다.

● 환부 둘레에 옥도정기를 발라서 소독을 하고 깨끗이 씻어낸 다음에 환부 전면에 생달걀을 깨서 껍질을 붙이고 솜을 대고서 붕대를 감아주면 한 두바늘 정도 꿰매주어야 할 상처라도 깨끗이 낫는 특효가 있다. 이 생달걀 껍질을 3~4회 가량 계속해서 발라주도록 한다.

● 못이나 바늘 같은 것에 찔렸을 때는 오징어의 뼈를 곱게 빻아서 가루를 바르거나 파잎이나 조개껍질 가루 또는 담배잎을 자주 발라주면 곧 낫는 효과가 있다.

● 넘어져서 외상을 입을 때는 까마중잎과 달팽이를 짓이겨서 환부에 하루 한차례씩 2~3회 정도 발라 주면 속효가 있다.

● 살갗이 상처를 입었을 때는 달걀의 노른자와 치자를 짓이긴 것에 빨래비누나 설탕 혹은 담배가루를 잘 섞어서 환부에 3~4회 가량만 새것으로 바꾸어서 계속 붙여 주면 깨끗이 낫는다.

● 총에 맞은 상처일 때는 닭고기와 호박을 쪄서 환부에 자주 붙여 주거나 혹은 이것을 먹어도 특효가 있다.

● 칼 같은 것으로 살갗을 베었을 때는 새우젓이나 성냥껍질, 약쑥 혹은 오징어의 뼈가루를 환부에 2~4회 정도 발라 주면 효과가 아주 좋다.

* 찔렸을 때

◇ 원인 및 증세

쇠붙이나 나무 같은 것에 찔렸을 때 이것을 그대로 내버려 두면 곪기가 쉬어 부작용이 일어나면 크게 고생할 염려가 있으므로 곧 치료하도록 서둘러야 한다.

◇ 민간요법

• 모밀가루를 식초에 개어 환부에 하루에 두차례씩 조석으로 5~6일만 계속 갈아 붙이면서 치료를 하면 완치가 된다. 단 불순물이 살속 깊숙히 박혀있을 때는 외과 전문의의 치료를 받도록 서둘러야 한다.

• 대나무에 찔렸을 때는 작약의 생즙을 내어 환부에 2~3회 정도 발라 준다.

• 나무 그루에 찔렸을 때는 두부나 간장을 환부에 3~4회 정도 계속해서 발라 준다.

• 못에 찔렸을 때는 모밀가루나 석유·된장·소금을 환부에 2~3회 정도 발라 준다.

• 바늘에 찔렸을 때는 콧김을 1분 정도씩 몇 차례 쏘이도록 한다.

• 가시가 살에 박혔을 때는 참기름을 환부에 2~3회 정도 발라 준다.

• 가시를 뺄 때는 콩꽃을 짓이겨서 환부에 2회 정도 발라 준다.

* 손발(手足)을 벤데

◇ 원인 및 증세

칼이나 기타 연장으로 손발을 베었을 때 상처를 하찮게 알고 내버려 두면 오히려 큰 화을 당하여 불구자가 되기 쉽다. 그러므로 빨리 치료토록 할 것이며, 상처가 생겼을 때에는 먼저 지혈 소독 치료의 순서를 밟아서 조치를 취하도록 해야 한다.

◇ 민간요법

• 통증은 없어도 뼈마디가 자유롭지 못할 때에는 솔잎을 쪄서 찜질을 하면 좋은 효과가 있다. 솔잎을 찔 때에는 솥에다 반드시 쪄서 하루에 세차례씩 3~4일만 계속하면 완전히 치유가 되어 후유증이 없다.

• 피가 심하게 날 때에는 자소(紫蘇, 차조기)의 잎을 짓이겨서 상처에 붙이면 지혈과 아울러서 치료제로 효력이 좋다. 환부에 따라 2~3일간 하루 세차례씩 계속 붙이도록 한다.

• 금박으로 상처를 덮을 정도로 넉넉하게 뿌려 두면 이 약으로 흉터가 없이 깨끗이 낫는다. 금박은 살균성이 매우 강한 금속성이므로 효력이 놀랍도록 좋은 치료제이다.

• 파초 잎이나 뿌리의 생즙을 내어 환부에 하루 두차례씩 2~3일만 계속 치료를 하면 직효가 있다.

• 달걀의 흰 속껍질을 환부의 전면에 붙이고 환부의 둘레를 옥도정기를 발라서 소독한 다음 솜을 대고 붕대를 감아 준다. 약간 심해서 두어바늘 정도 꿰매 주어야 할 상처도 흉터없이 깨끗이 낫는 특효요법이다. 만일 상처가 심할 경우에는 아연화(亞鉛化)가루 1g에 20g의 꿀을 넣고 반죽해서 상처에 바르고 붕대로 감아 주면 효과가 놀랍다. 3~4일간 계속 치료를 해 주는데 하루에 두차례 아침 저녁으로 새것을 갈아 붙여 주어야 한다.

• 참기름이나 혹은 들기름, 아세린 등을 발라 주고는 간단하게 붕대로 감아 주면 화농균의 침입을 막고 상처가 저절로 아물어서 쉽게 낫는다.
• 머위 잎사귀를 짓이겨서 생즙을 환부에 발라 주면 지혈작용과 아울러 치료의 이중 효과가 있다. 치료는 하루 한차례씩 새것으로 바꿔서 붙여 주며 2~3회 정도 계속해야 완전 치유가 된다.
• 산초(山草) 가루를 밀가루와 같이 7.5g의 동량으로 섞어서 붙이면 효과가 놀라운데 잎사귀보다도 뿌리의 껍질을 그늘에 말리어 가루를 내어가지고 쓰도록 한다. 치료를 할 때에는 하루에 한차례씩 새것으로 갈아 붙이되 일주일 가량 계속적으로 치료를 해야 완전히 치료를 하게 된다.
• 지네를 병 속에 넣고 참기름이나 들기름을 부어서 꼭 막아두면 맑은 액체의 약물이 생긴다. 이것을 환부에 하루 세차례씩 2~3일만 발라 주면 곪지 않고 흉터도 없이 깨끗하게 낫는다.
• 황백 가루를 식초에 개어 약간 묽게 해가지고 환부에 하루 한차례씩 3~4일간 계속 발라 주면 신효가 있다.

* 골　절

◇ 원인 및 증세
뼈가 부러진 현상을 말하는 것인데 빨리 치료를 받아 접골을 시키지 않으면 불구자가 되기 쉬우며, 치료를 받고 나면 가정요법으로 정양하는 것이 좋다.

◇ 민간요법
• 희금자 열매를 볶아서 말린 다음 가루로 만들어 소주에 타서

하루에 한차례씩 한번에 한컵 정도 계속해서 오랫동안 장복을 하면 좋은 효과가 있다.

* 개에 물린데

◇ 원인 및 증세

갑자기 개가 달려들어서 물어 가지고 이빨자욱이 나고 시퍼렇게 자욱이 나는데 개의 독기가 퍼지면 부작용이 일어나 심한 통증이 나며 열이 오르고 소변을 보는 데도 시원스럽지 못하다. 특히 미친개에 물리면 생명의 위험성이 많다.

◇ 민간요법

• 물린 윗쪽을 바로 꼭 매서 독기가 퍼지지 못하도록 한 뒤에 상처를 꼭 눌러서 짠다. 개의 침과 상처의 피를 많이 짜내고 식초를 바르면 독기를 제거하게 된다.

• 호육(虎肉)을 구해서 한번 정도만 먹으면 신비한 효력이 있다.

* 쥐에 물린데

◇ 원인 및 증세

쥐한테서 물리면 쥐의 독기가 인체 내에 퍼져서 부작용이 일어나 붓고 통증이 나며 열이 오르기도 한다.

◇ 민간요법

• 고양이의 털을 태워서 가루로 만들어 하루 세차례 정도로 2일 정도만 발라 주면 특효가 있다.

• 사향(麝香)을 한약방에서 사다가 상처에 2~3회 정도 발라 주면 거뜬하게 낫는다.

* 뼈골이 쑤시고 아픈데

◇ 원인 및 증세
과거에 타박상이나 찰과상을 입은 것이 원인이 되어 날씨가 흐릴 때는 심한 통증을 일으킨다.

◇ 민간요법
떫지 않은 감을 생즙을 내어 매일 한잔씩 일주일 정도만 계속해서 먹으면 좋은 효과가 있다.

* 뱀에 물렸을 때

◇ 원인 및 증세
뱀에게 물리면 뱀은 특유한 독기를 가지고 있어서 체내에 퍼지면 금시에 몸이 붓고 열이 오르며 통증이 심하다. 뱀에게 물렸을 때는 먼저 물린 윗쪽을 꼭 동여매고 독기가 퍼지지 않도록 응급조치를 해야 한다.

◇ 민간요법
• 노루발톱(鹿蹄草)의 생엽(生葉)으로 생즙을 내어 환부에 자주 이 즙액을 발라 준다.
• 과메기(청어를 간하지 않고 말린 것)를 푹 고와서 그 물을 계속적으로 먹으면서 환부에 바른다.
• 망강남(望江南)의 잎과 줄기를 짓이겨서 환부에 계속적으로 바르면서 그 생즙을 내어 마신다.

* 절상출혈(切傷出血)

◇ 원인 및 증세

칼 같은 쇠붙이나 유리, 나무칼 같은 것으로 살갗을 베어서 피가 계속적으로 나오는 현상인데 만일 출혈이 심하면 생명이 위독하며 또 다른 병이 병발하거나 화농할 염려가 있으니까 속히 치료를 하도록 서둘러야 한다.

◇ 민간요법

• 딱지꽃 뿌리를 그늘에서 말리어 가루로 만들어 이것을 벤 곳에 뿌려 주면 곧 피가 멈추게 된다.

• 벽오동(碧梧桐) 나무의 잎을 그늘에서 말리면 이색(二色)의 흑갈색(黑渴色)으로 된다. 이것을 가루로 만들어 상처에 뿌려 주면 곧 지혈이 됨과 아울러 소독 및 치료 효과를 곁들이게 된다.

• 오이풀(地楡) 뿌리를 잘 말리어 가루로 만들어서 상처에 뿌려 주어도 역시 지혈작용과 아울러 소독 치료가 된다.

• 되막이풀(止血草)의 잎을 짓이겨서 환부에 붙여주면 지혈작용이 좋아 바로 피가 멈춘다.

* 치질(痔疾)

◇ 원　인

항문 둘레에 화농균이 들어와서 발생하는 염증의 일종으로써 항문 둘레의 피부 상처나 또는 항문 내의 상처, 세균의 감염으로 항문선와염(肛門腺窩炎)이라는 질환이 생기며, 이어서 항문 주위염이 일어나고 나아가서 농양을 형성해서 질환이 차츰 깊어진다.

◇ 증　세

농양을 형성하게 되면 병세가 깊어져 참을 수 없을 만큼 아프며 항문 주위가 붓고 살갗이 단단해지며 열이 오르고 전신적 증상이 일어난다. 치질이 저절로 터져서 피고름이 나며 치루로 변하기도 한다.

◇ 한방치료

삼황사심탕(三黃瀉心湯) : 대황(大黃)·황령(黃苓)·황련(黃連) 각 1g을 0.6홉의 물에 넣고 4~5분간 달여서 짜가지고 1회에 복용한다. 단 이 약은 치가 나타날 때 복용해야 효과가 좋다.

가미괴각탕(加味槐角湯) : 숫치질을 앓는데 치가 항문 둘레에 삐죽이 나오고 고름과 피가 가끔 흘러 오랜 시일이 지났을 때 20~30첩 정도를 복용하면 완전히 치료가 되는 처방 약이다.

진범창출탕(倉朮湯) : 치질에 걸린 초기에 주로 쓰는 약인데 갑자기 대변을 보려고 할때 심한 자열통이 일어나 처음 알게 되거나 전에 앓았던 것이 재발되어 용변이 불편하고 앉기가 고통스러울 때 이 약을 5~6첩 정도를 쓰면 각 증세가 나아진다.

◇ 민간요법

• 속새(木賊) 20g 가량을 태워서 참기름에 개어 헝겊에 펴서 탈항을 싸는 것 같이 해서 항문으로 밀어 넣어 주면 효과가 좋다. 계속적으로 2일마다 새것으로 갈아서 10회 가량만 치료를 하면 완전 치유가 된다.

• 중약(重薬)의 뿌리를 생즙을 내어 한번에 3~4g씩 하루 세차례만 몇일간 계속 복용하면 놀라운 효과가 있다. 또 생약을 달여서 참기름을 넣고 개어서 환부에 하루 세차례씩 4~5일간만 발라 주어도 효과가 놀랍다.

• 꽈리의 잎이나 뿌리를 캐어 깨끗이 씻어서 달여가지고, 이 물로 하루에 5~6차례씩 10일간만 계속적으로 환부를 씻어 내면 특효가

있는데 반드시 약물은 약간 뜨거울 정도라야 한다.
- 거미를 이겨서 환부에 듬뿍 붙여주는데 하루에 한차례씩 5~6일간만 계속적으로 발라 주면 특효가 있다.
- 상추대를 비에 마치지 않고 말린 것을 개의 똥을 빼지 않은 창자 속에 꽂아서 다시 말려 여기에 불을 꽂고 그 연기를 환부에 쪼이면 대효를 볼 수 있다. 3~4회만 계속하면 완치가 가능하다.
- 달걀을 후라이판에 놓고 가열을 하면 타면서 한쪽으로 기름이 1~2g쯤 나온다. 이 기름을 하루에 두차례 정도 3~4일간만 환부에 발라 주면 신통한 효험이 있다.
- 치출혈(痔出血)이 있을 때는 오이풀(地楡) 뿌리를 말린 것 100g에 1.5홉의 물을 붓고 달여서 공복에 하루 세차례 1회에 30g씩 4~5일만 복용하면서 이 약물을 환부에 발라 주면 좋은 효과가 있다.
- 무화과 열매의 생즙을 내어 하루에 한차례씩 5일 정도만 계속적으로 환부에 발라 주면 그 효과가 놀랍다.
- 무화과 열매를 따서 말려두었다가 한차례에 10알씩 하루 세차례만 오랫동안 계속 먹으면 효과가 좋다.
- 통증이 심할 때는 생연근(生蓮根)의 생즙을 내어 하루 세차례 한번에 찻숟갈로 하나씩만 공복에 2~3일간만 계속적으로 복용하면 통증이 씻은 듯이 갠다.
- 참기름 속에 민달팽이를 넣고 뚜껑을 꼭 덮고 흙 속에 약 1주일 정도를 묻어 두면 다 녹아서 물이 된다. 이 물을 하루 두차례씩 환부에 발라 주면 효과가 놀라운데 너무 묽어서 바르기가 곤란할 때에는 불을 서서히 가열하면 즙(汁)이 되는데 적당하게 되었을때 꺼내서 발라도 좋다.
- 물끼가 있는 말똥을 냄비에 담고 약간 물을 부어 끓이되 냄비뚜

껑의 손잡이를 떼어 약간 구멍이 열리도록 하면 구멍으로 김이 나온다. 이 김을 환부에 쬐이면 신기하게 낫는다. 좀 심한 중증이라도 한차례에 20분 가량 두차례 정도만 쬐이면 신통하게 낫는다.
 • 살구씨를 깨면 속에서 흰 것이 나온다. 이것을 가루로 만들어 5g에 0.1홉의 물을 붓고 달여서 하루 한차례씩 4~5일만 먹으면 특효가 있다.

 * 탈홍(脫肛)

◇ 원인 및 증세
 치질의 일종으로써 소위 미주알이 빠진다 하여 홍문이 쑥 벌어져 나와서 용변시 괴로움을 느끼게 하는 질환이다.

◇ 민간요법
 • 속새(木賊) 20g을 태워서 가루로 만들어 참기름에 개어 헝겊에 펴서 탈항을 싸는 것 같이 해서 홍문 속으로 밀어 넣는다. 2일마다 새것으로 갈아 3회 정도만 계속하면 치유가 된다.
 • 미꾸라지를 병속에 넣고 설탕 50g 정도를 넣으면 미꾸라지가 죽는데 10시간 뒤에 이 미꾸라지를 꺼내고 이 물을 하루 두차례씩 3~4일간 계속 환부에 발라 주면 신효가 있다.

 * 암내(腋臭)

◇ 원인 및 증세
 겨드랑이에서 심한 인내(노린내)가 나서 옆 사람의 비위를 상하게 하는 고약한 냄새다. 이 암내는 혼담의 성립에도 영향이 클 뿐 아니라 결혼생활을 파괴에 몰아넣는 일이 많으며 불행한 사태를 빚어내게 되므로 근본적인 치료가 시급하다.

◇ 한방치료

• 시호(柴胡)·택사(澤瀉) 각 3.7g, 차전자(車前子)·목통(木通) 각 1.9g, 생지황(生地黃)·당귀(當歸)·용담 각 1.1g, 황금·황련·대황 각 0.4g을 3홉의 물이 2홉이 되게 달여서 하루 세차례 나누어 2개월 가량 장복하면 심한 암내도 쉽게 낫는다.

• 질산은(窒酸銀)을 20~30배 정도로 묽게 하여 목욕에서 나와 붓으로 이 약을 겨드랑이에 칠하고 위를 상하게 하므로 극히 조심해서 취급을 해야 한다. 그리고 이 약을 바르면 검게 변하기 때문에 손가락이나 의복에 묻지 않도록 해야 한다.

• 구은 명반으로 악취가 나는 겨드랑이를 매일 3회 정도 문질러 주면 냄새의 발산을 막을 수가 있다.

• 겨드랑이를 깨끗이 씻고 팥밥을 뭉쳐서 주먹밥으로 만들어 뜨거울 때 겨드랑이에 낀다. 식으면 다시 새것으로 바꾸면서 3~4회 계속하면 냄새 발산을 막을 수 있다.

• 겨드랑이에 끼었던 팥밥을 보면 노란빛으로 변해져 있다.

15) 기타 계통 질환

* 개스 중독

◇ 원인 및 증세
 연탄 개스가 스며 들어 개스의 독을 마시면 정신이 마비되고 호흡이 질식되어 생명을 잃게 된다.

◇ 민간요법
 • 무우의 생즙을 내어 될 수 있는대로 많이 마시면 개스 중독이 제거되며 원상으로 복구하는 효과가 있다.
 • 시원한 김치국물을 많이 마시면 속이 후련해지면서 개스 중독이 제거되면서 가슴속이 후련해진다.
 • 겨울철에는 동치미 국물이 좋다.

* 복쟁이알 중독

◇ 원인 및 증세
 복쟁이 알이나 국을 잘못 다스리면 알이 음식속에 들어가게 되어 이것을 먹게 되면 독기있는 음식물이 체내에 들어가 온몸에 퍼져서 독기가 발산하여 부작용이 일어나 생명을 잃게 된다.

◇ 민간요법
 배나무 잎이나 꽃껍질을 진하게 달여서 두컵 정도를 먹으면 독기를 토하고 낫는다.

* 학　질

◇ 원인 및 증세
여름철에 모기에 물리면 학질균이 감염되어 하루 건너 주기적으로 심한 열과 고통을 받으면서 앓게 된다. 그러나 다음날에는 또 아무렇지도 않다는 듯이 거뜬하다. 그러나 이것을 오래 앓게 되면 기력을 잃고 식욕이 없어지며 다른 병을 병발할 염려가 있다.

◇ 민간요법
• 익모초의 잎에 3조각 정도의 마늘을 넣고 생즙을 내어 밖에 내놓아 밤이슬을 마쳐서 아침 새벽 공복에 오모가리로 하나쯤 계속해서 2~3회 먹으면 학질도 떨어지고 식욕도 돌아난다.
• 학질을 앓는 전날 아침에 호육(虎肉)을 조금 먹어도 학질이 떨어진다.

* 쥐약을 먹었을 때

◇ 원인 및 증세
취급 부주의로 쥐약을 먹게 되며, 그외 어린 아이가 쥐약을 모르고 집어 먹는 경우가 생기는데 이 약을 먹으면 소화기관인 식도가 우선 부작용을 일으키며 입안이 헐고 생명이 위독하다.

◇ 민간요법
• 과만암산가리수(過滿庵酸加理水) : 3.7g을 1.5홉의 물에 넣고 먹여서 쥐약을 자꾸 토하도록 한다. 이 때 물을 먹어서는 절대 안된다.

* 아편을 먹었을 때

◇ 민간요법
● 브랜디·술이나 커피를 먹고 손가락을 목에 넣어 아편물을 토하도록 하고 잠을 못자게 얼굴에 자꾸만 냉수를 뿌려 주며, 꼬집고 머리털을 뽑으면서 흔들어 준다.

* 임파선염

◇ 민간요법
● 수세미나 뿌리를 가늘게 잘라서 물을 부어 가라앉힌 다음 침출한 생즙을 하루에 한컵씩 몇 차례만 먹도록 하면 특효가 있다.

* 각 기

◇ 원인 및 증세
비타민 B의 영양 부족이 원인이 된다. 신경이 마비되는 각기병과 심장과 신장의 기능과 활동을 해치는 각기병도 있으며 혈액 활동을 장해하는 병세가 있으므로 치료를 속히 서둘지 않으면 큰 일이 일어나게 된다.

◇ 한방치료
● 생강 3개, 대추 2개, 빈정자 7.5g, 목향 7.5g, 양활(羌活) 7.5g, 토중(杜仲) 7.5g, 당귀 5.5g, 숙지황(熟地黃) 7.5g, 방풍(防風) 7.5g, 인삼 7.5g, 작약(芍藥) 7.5g, 복령(茯苓) 7.5g, 주구 7.5g, 우칠(牛膝) 7.5g, 천궁(川芎) 7.5g, 상기생(桑寄生) 7.5g, 육피

7.5g, 세신(細辛) 7.5g, 독활(獨活) 11g을 5홉의 물을 붓고 3홉이 되도록 달여서 하루 세차례 나누어 공복에 장복을 하면 치유가 되는 처방약이다.

◇ 민간요법

• 날팥을 가루로 만들어 좋은 분겨(粉糖=속겨)를 섞어서 볶아가지고 큰숟가락으로 하나를 하루 세차례씩 계속해서 장복하면 놀라울 만큼 신기한 효과가 있다.

• 차전초(車前草)를 하루에 150g 가량 생(生)으로 생식을 하듯 씹어먹거나 19g을 2홉의 물에 넣고 1홉이 되도록 달여서 하루에 세차례씩 1회에 6g 정도를 공복에 계속적으로 장복하면 놀라운 효과를 보게 된다.

• 무우씨 3.75g에 2홉의 물을 붓고 1홉 정도가 되게 달여서 하루에 2회씩 공복에 복용하면 특효가 있다.

• 각기 기운이 있어 다리가 붓기 시작할 때에는 팥과 하부차를 함께 넣고 삶아서 하루에 세차례씩 공복에 장복하면 신통한 효과가 있다. 단 소금이나 설탕은 넣지 않아야 약효가 있다.

• 파초의 잎이나 뿌리 또는 줄기는 그늘에서 깨끗하게 말린 것 19g을 3홉의 물에 넣고 2홉 가량이 되도록 약간 진하게 달여서 하루에 두차례씩 공복에 10여일만 장복을 하면 신기하게 낫는다.

이 책을 펼치는 순간 당신의 운명은 바뀐다!!

이것은 실상이며, 진실이며, 정체이다

- 영혼이란 무엇인가?
- 전생의 인연은 무엇인가?
- 사람은 왜 죽어야만 하는가?

왜 내 인생은 이다지도 고달플까? 죽지도 살지도 못할 인생이라면 당신에게도 희망은 있다!!

이런 사람들은 지금 운명을 바꿔라

인과응보 上

안동민 / 저

저자와의 대화

저자와 당신의 전생, 금생, 내생의 인연과 운명을 이야기해 보고저 하시는 분은 책속의 대화 신청서를 작성, 우송 해주십시오

전생의 인연과 금생, 내생의 비밀

- 임신 출산을 못하는 분
- 돈에 허덕이거나 사업이 부진한 분
- 취직이나 시험운이 없는 분
- 밤의 여인들이나 주벽, 도벽이 있는 분
- 원인모를 병에 시달리는 분
- 역마살이 끼었다고 생각하는 분
- 인생이 꽉 막혀버려 자살직전에 있는 분
- 가운이 쇠퇴하거나 몰락한 분
- 부부간에 애정이 없거나 이혼 직전에 있는 분
- 원한을 갖고 계신 분

전국유명서점에서 절찬판매중!!

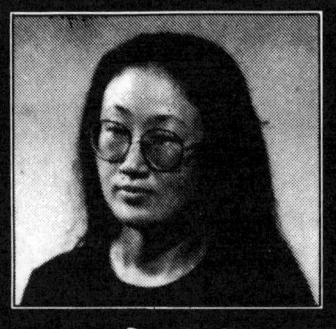

내영혼 사랑에 묶여
― 제대에 ―

유한신 연작시집〈전 3권〉

한국 시문학사상 최초로 이룩한 연작시 280연!

듣지는 못해도 말할줄 아는 청각장애 여류시인 유한신!

● 이 연작시는 영혼의 노래이며, 육체의 투신이다. 또한 자기 성찰의 명상시이며, 기도문이기도 하다.

● 이 시에는 놀라울 정도로 정확한 논리성과 이성의 밝음, 철학적 통찰력과 종교적 경건성이 깃들여 있다. 폭넓은 사상체계위에 진리의 세계를 넘나들며 자기 자신의 인간됨과 신자됨의 진실을 순진무구한 영혼의 목소리로 쏟아놓는 명상과 기도와 찬미의 시이다.

서음출판사

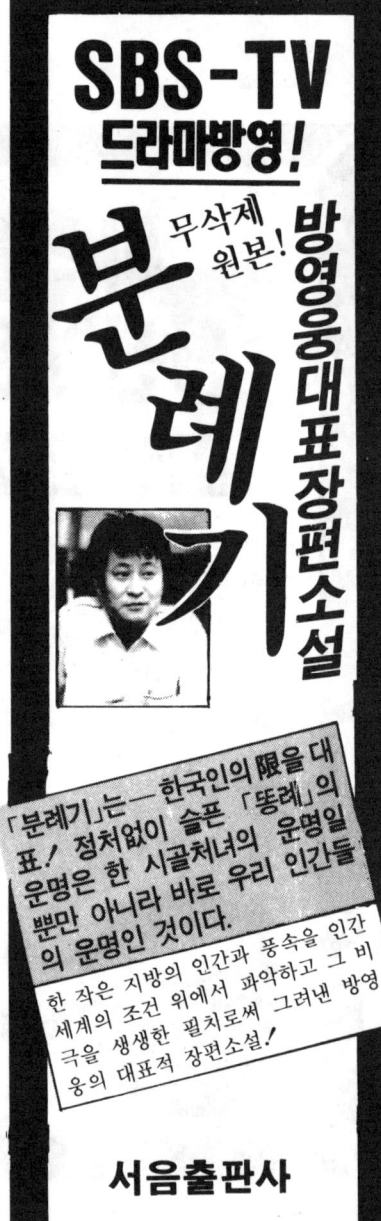

SBS-TV 드라마방영!

분례기

무삭제 원본!

방영웅대표장편소설

「분례기」는 ― 한국인의 限을 대표! 정처없이 슬픈 「똥례」의 운명은 한 시골처녀의 운명일 뿐만 아니라 바로 우리 인간들의 운명인 것이다.

한 작은 지방의 인간과 풍속을 인간 세계의 조건 위에서 파악하고 그 비극을 생생한 필치로써 그러낸 방영웅의 대표적 장편소설!

서음출판사

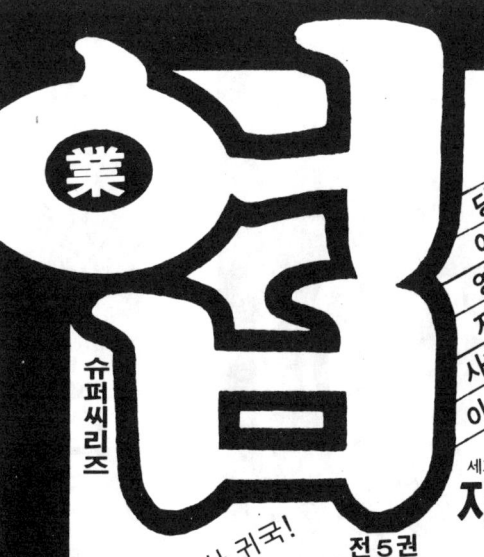

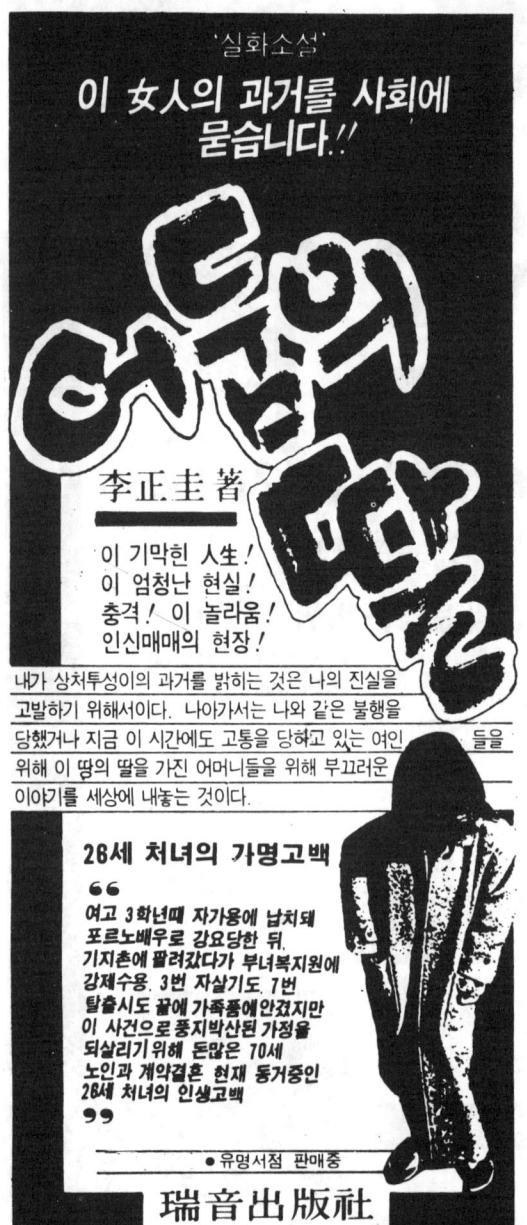

최신가정의학백과
한방의학백과

著者檢省 者認略

1998년 8월 20일 3판 발행

發行處 : 瑞音出版社
등록 : 1976. 5. 14. No. 1-220
서울特別市 東大門區 新設洞 94
Tel : (253) 5292~3
FAX : (253) 5295

著者
李 喆 鎬
發行人
李 光 熙
校正
柳 仁 燮
徐 玄 淑

Printed in Korea
※破本은 바꾸어 드립니다.

정가 15,000원